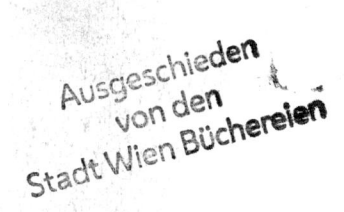

Hans Jürgen Scheurle

Das Gehirn ist nicht einsam

Resonanzen zwischen Gehirn, Leib und Umwelt

Mit einem Geleitwort von Thomas Fuchs

2., überarbeitete Auflage

Verlag W. Kohlhammer

Dieses Werk einschließlich aller seiner Teile ist urheberrechtlich geschützt. Jede Verwendung außerhalb der engen Grenzen des Urheberrechts ist ohne Zustimmung des Verlags unzulässig und strafbar. Das gilt insbesondere für Vervielfältigungen, Übersetzungen, Mikroverfilmungen und für die Einspeicherung und Verarbeitung in elektronischen Systemen.

Die Wiedergabe von Warenbezeichnungen, Handelsnamen und sonstigen Kennzeichen in diesem Buch berechtigt nicht zu der Annahme, dass diese von jedermann frei benutzt werden dürfen. Vielmehr kann es sich auch dann um eingetragene Warenzeichen oder sonstige geschützte Kennzeichen handeln, wenn sie nicht eigens als solche gekennzeichnet sind.

2., überarbeitete Auflage 2016

Alle Rechte vorbehalten
© W. Kohlhammer GmbH Stuttgart
Bildbearbeitung: Johanna Lippmann
Gesamtherstellung: W. Kohlhammer GmbH, Stuttgart

Print:
ISBN 978-3-17 029847-7

E-Book-Formate:
pdf: ISBN 978-3-17-029848-4
epub: ISBN 978-3-17-029849-1
mobi: ISBN 978-3-17-029850-7

Für den Inhalt abgedruckter oder verlinkter Websites ist ausschließlich der jeweilige Betreiber verantwortlich. Die W. Kohlhammer GmbH hat keinen Einfluss auf die verknüpften Seiten und übernimmt hierfür keinerlei Haftung.

Inhalt

Geleitwort von Thomas Fuchs — 11

Vorwort zur zweiten Auflage — 13

Aus dem Vorwort zur ersten Auflage — 15

Übersicht — 17

Einleitung — 19

A Zur Einführung

1 Ein Patient erwacht aus dem Koma — 25

2 Ausgangspunkte — 29

3 Fragen und Thesen — 36
3.1 Warum benötigt die neuronale Weckung von Leistungen keine Informationsübertragung? — 36
3.2 In der Physiologie wird das Gehirn als höherrangiges Organ angesehen, das den übrigen Leib steuern soll. – Besteht ein Hierarchiegefälle zwischen Gehirn und übrigem Organismus? — 38

3.3	Gibt es Willensfreiheit? Wird im Organismus die Kontinuität der Lebensvorgänge unterbrochen? Lässt das Gehirn neues Handeln zu?	40
3.4	Warum sind Bewusstsein, Geist und Ich-Erleben nicht im Gehirn zu lokalisieren?	41
3.5	Zu Sprache und Terminologie von Gehirn und Geist	42
4	Leben und Er-Leben: Polaritäten des Bewusstseins	46
5	Lebensphänomene und Konstitution der Wirklichkeit	49
6	Sterbeprozesse – Der vergessene Tod oder wie der Mensch Nein sagen kann	64
B	**Leib und Hirnfunktion**	
1	Emanzipation und Kohärenz – warum Individuation kein Hirnprozess ist	73
2	Resonanz und Synchronisation – zur Neuroplastizität des Gehirns	79
3	Spiegelneurone und die Untrennbarkeit von Sensorik und Motorik	85
4	Eigenaktivitäten der Glieder und Sinne – die Autonomie des Leibes (Konzept von Leibniz)	96

5	Hirnfunktion und Willensfreiheit	102

C	Die Selbsthemmung der Willkürorgane	

1	Die periphere Hemmung	119

2	Zur Evolution der peripheren Hemmung	123

3	Die »schöpferische Pause« – Manifestation des Geistes?	125

4	Periphere und zentrale Hemmung als Bedingungen des Übens (»askesis«)	129

5	Periphere Nervenlähmung und lokale Betäubung – die einheitliche Funktion motorischer und sensibler Nerven	133

6	Das fehlende Zwischenglied der Hirntheorie	136

7	Doppelte Verneinung: Bejahung, Ich-Identität, Bewusstsein	138

D	Neuronale Schrittgeber und Resonanzen	

1	Rhythmische Schrittgeber im Gehirn	145

Inhalt

2	Denkmodell der Herzphysiologie und Prinzip der Hirnstimulation	152
3	Bewegungsrhythmus und -gestalt – Synchronisation und Bindungsproblem (Konsequenz von Singers Theorie)	160
4	Inhibition: Rück- und Neubildung von Fähigkeiten – Lernen und Sprache	167
5	Die frontale Hemmung	174
6	Wahrnehmungsentscheidungen in unsicherer Umwelt	178
7	Phänomenologie der Sinne – Verkörperung (embodiment)	182
8	Wahrnehmungsstörungen	192
9	Neuronale Gedächtnisspuren und Leibgedächtnis – die Delokalisation von Fähigkeiten	196
10	Gewohnheit – wie kommt Neues in die Welt?	210
11	Wirklichkeit und Freiheit – wahnkrankes Subjekt und selbstverantwortliches Ich	213

E Abschluss

Zusammenfassung 223

Literaturverzeichnis 225

Sachregister 243

Geleitwort

Das Gehirn ist keine Insel; es kann nur in und mit seiner Umgebung seine Funktionen erfüllen. Das scheint einleuchtend. Doch welche Art von Beziehung besteht eigentlich zwischen Gehirn, Organismus und Umwelt? Die vorliegende Studie fasst sie unter dem Aspekt der *Resonanz* zusammen. Synchronisierte Schwingungsprozesse sind das verknüpfende Prinzip der Interaktion von Gehirn, Körper und Umwelt. Durch sie wird das Gehirn zu einem responsiven Wahrnehmungs- und Aktivierungsorgan für Prozesse innerhalb und außerhalb des Körpers. Es erscheint dann nicht mehr als isolierter Apparat, sondern als Organ eines Lebewesens in Beziehung zu seiner Welt.

In den gegenwärtigen Neurowissenschaften wird das Verhältnis von Gehirn und Umgebung mit dem Begriff der »Repräsentation« beschrieben: Das Gehirn soll eine innere Nachbildung oder »Stellvertretung« der Umgebung erzeugen. Diese Vorstellung beruht auf einer überholten Trennung von »Innen« und »Außen«: Die sogenannte Repräsentation wird zwar in Form bestimmter Gehirnprozesse von den eingehenden Reizen hervorgerufen, stellt jedoch kein eigentliches Abbild der Umwelt im Organismus dar. Tatsächlich kommt Wahrnehmung nur durch fortwährende Interaktion zwischen dem tätigen Organismus und der Umwelt zustande, wie schon das einfache Beispiel des Tastsinns zeigt: Nicht einzelne Tastreize, sondern nur die kreisförmige Koppelung von Eigenbewegung, Tastempfindung und Oberflächenstruktur vermittelt die Wahrnehmung des Gegenstandes. Nicht anders verhält es sich mit dem Blick, der die Dinge »abtastet«: Nur durch fortwährende Interaktion von Motorik und Sensorik nehmen wir die Umwelt wahr. Stellt man die Augenmuskeln durch Injektion eines Betäubungsmittels vorübergehend still, verschwindet das Wahrnehmungsbild – trotz intakter Sehwege und Sehzentren. Wahr-*nehmen* ist keine bloße Konstruktion des Gehirns, sondern eine aktive Leistung des Organismus insgesamt.

Das phänomenale Erleben ist durch den Repräsentationalismus zum bloßen Epiphänomen des Gehirns abgewertet worden. Diese Auffassung muss heute revidiert werden. Erleben ist ein selbständiger, nicht aus den isolierten Hirnprozessen erklärbarer Sachverhalt, der zum zentralen Gegenstand der Untersuchung erhoben werden sollte. Bewegen und Wahrnehmen stehen mit den Resonanzen der Hirnfunktion im Zusammenhang, ohne daraus inhaltlich ableitbar zu sein. Bewusstsein ist keine »Denkblase« von Repräsentationen im Gehirn, sondern der Ausdruck von Resonanzbeziehungen zwischen Gehirn, Körper und Umwelt. Wie Bewusstsein nur als *Beziehung zwischen Mensch und Umwelt* zu verstehen ist, so ist auch die Funktion des Gehirns nur aus seinem Resonanzverhältnis zur Umgebung zu begreifen.

Geht man vom rhythmischen Erregungsverhalten des Gehirns aus, eröffnet sich ein neuer Denkansatz zum Verständnis seiner Funktion. Er beruht auf der Annahme, dass sich das neuronale System auf das jeweils aktuelle Musterangebot der Umgebung einschwingt. Erst wenn die zerebralen Erregungen durch Synchronisierung so weit verstärkt worden sind, dass sie Sinnes- und Bewegungsorgane ausreichend aktivieren, kann das Gehirn mit der Umwelt in Resonanz treten, so dass Wahrnehmen und Handeln möglich werden. Indem das Resonanzprinzip an die Stelle des früheren kausalen Denkmodells der Hirnfunktion rückt, wird die dualistische Spaltung von Gehirn und Geist überwindbar.

In der vorliegenden Arbeit wird dargelegt, warum Bewusstsein, Wahrnehmen und Handeln nicht durch das Gehirn allein, sondern erst durch die Wechselwirkung mit *hemmenden Vorgängen in der Körperperipherie* (»periphere Hemmung«) möglich werden. Damit tritt die Bedeutung der Peripherie des Leibes, sowohl was die auftretenden Leistungen als auch was die lokalen Hemmungsprozesse betrifft, neu ins Blickfeld der Hirntheorie. Hier liegt ein neuer Ansatz zum Verständnis der Hirnfunktion des Menschen vor, der die seit langem festgefahrene Debatte zum Verhältnis von Gehirn und Geist aufbrechen und ihr eine neue, erfolgversprechende Richtung geben kann. Somit wünsche ich diesem Buch viele neugierige Leser.

Prof. Dr. Thomas Fuchs
Karl-Jaspers-Professur für Philosophische Grundlagen der Psychiatrie
Psychiatrische Universitätsklinik Heidelberg

Vorwort zur zweiten Auflage

Die vorliegende Untersuchung stellt ein neues Konzept der Hirnfunktion vor. In der Hirnforschung sind in den letzten Jahrzehnten zahlreiche neue Ergebnisse zutage gefördert worden. Sie steht damit vor der Aufgabe, die Fakten neu zu durchdenken und zu ordnen um zu gültigen und allgemein verständlichen Aussagen zu gelangen – dies auch schon deshalb, weil die traditionelle Hirntheorie an einem ungelösten Widerspruch leidet: Einerseits wird dem Zentralnervensystem die Aufgabe zugewiesen, Träger und Produzent des Geistes sowie Steuerorgan des übrigen Organismus zu sein, andererseits sind im Gehirn weder geistige Prozesse noch entsprechende neuronal kodierte Informationen nachweisbar. Dadurch besteht eine *Erklärungslücke* (Levine), die das Gehirn zu jenem rätselhaften und unverstandenen Organ macht, das bis heute zu vielfältigen Spekulationen Anlass gibt. Entsprechend ist die heute verbreitete, überholte neurokonstruktivistische Theorie der Hirnfunktion durch eine geeignete und plausiblere zu ersetzen.

Den Hauptpunkt dieser Untersuchung bildet die Entdeckung einer Selbsthemmung der Willkürorgane. Sie sind im Ruhezustand physiologisch gehemmt und bedürfen zu Bewegung und Wahrnehmung daher der Auslösung durch Nervenerregungen vom Gehirn bzw. Rückenmark. Infolgedessen wird der Körper-Geist-Dualismus durch ein den empirischen Forschungsergebnissen entsprechendes *Konzept der Resonanz* zwischen Gehirn, Organismus und Umwelt abgelöst.

Bei Sichtung der Literatur ist dem Autor deutlich geworden, dass schon heute eine Resonanztheorie der Hirnfunktion in mehreren medizinischen Bereichen praktisch Realität geworden ist. So werden beispielsweise in der Grundlagenforschung in den Bereichen *Spiegelneurone* und *Synchronisation von Hirnwellen*, sowie in der klinischen Neurologie im Bereich der *Hirnstimulation* (THS, TMS) und der Anwendung von *Neuroprothesen* schon Resonanzprozesse als wesentliche Funktion des Nervensystems voraus- bzw. eingesetzt. Die neurokonstruktivistischen Thesen der Hirntheorie sind soweit ich sehen kann ohne Sinnverlust durch den Resonanzbegriff zu ersetzen.

Damit einher geht ein Bedeutungswandel in der Terminologie. In der aktuellen Forschung haben neurokybernetische Begriffe wie »kodierte Information« und »Informationsverarbeitung« im Gehirn etc. – im Unterschied zur dogmatischen Verwendung in vielen Lehrbüchern – schon länger keine inhaltliche Bedeutung mehr, sondern sind, wo noch gebraucht, leere Begriffshülsen geworden. Worte wie »Kodierung«, »neuronaler Informationsfluss«, »Signalübertragung« etc. haben ihren ursprünglichen Sinn verloren und werden meist gleichbedeutend mit neuronaler Repräsentation, verweisender Abbildung oder zerebraler Lokalisation gebraucht. Die schleichend fortschreitende Erosion der neurokybernetischen Kernbegriffe ist bislang jedoch kaum explizit thematisiert worden. (Ausnahmen Fuchs und vor allem Rizzolatti, der den von ihm und seiner Arbeitsgruppe entdeckten »*Resonanzmechanismus*« der Spiegelneurone als neues Erklärungsprinzip behutsam gegen die traditionelle Hirntheorie in Stellung bringt.) Ein Paradigmenwandel erscheint unvermeidlich, ja ist bereits im Gange. Man darf gespannt sein, was sich in der Hirntheorie in nächster Zeit bewegt!

Neben der Überwindung der traditionellen Subjekt-Objekt-Spaltung ist ein zentrales Anliegen dieser Untersuchung darzulegen, dass die Erforschung des Geistes nicht von den Naturwissenschaften nebenbei geleistet werden kann, sondern in die Geisteswissenschaften, und hier insbesondere zu den zentralen Fragestellungen der Phänomenologie gehört. So treten Ich-Bewusstsein und Geist nur in der Gegenwart auf, sind *nicht erinnerbar* und deshalb nur mit einer sog. *phänomenologischen Einstellung* zu erfassen. Allein die phänomenologische Methode erlaubt zudem gewisse notwendige Begriffsklärungen, die in der Physiologie notwendig, bislang jedoch unterblieben sind. Mein Doktorvater Herbert Hensel hat deshalb den Begriff der *Phäno-Physiologie* in die Sinnesphysiologie eingeführt. – Für das Verständnis der Hirntätigkeit und der Ganzheit des Leibes erweist sich weiterhin ein ziemlich vergessenes philosophisches Konzept des Organismus, die *Leib-Seele-Geist-Einheit* der Willkürorgane von Leibniz (sog. Monadenlehre) hilfreich, dem in dieser Untersuchung ein eigenes Kapitel gewidmet ist. Erfreulicher Weise erscheint diese Neuauflage im Leibniz-Jahr 2016!

Ich bin dankbar dafür, dass das Anliegen dieser Untersuchung bei Kollegen und Therapeuten auf Resonanz gestoßen ist. In der zweiten Auflage habe ich einige Hauptpunkte aktualisieren und den gesamten Text gründlich überarbeiten können. Weitgehend umgestaltet bzw. neu sind die Kapitel »Übersicht«, A 3.4 und 3.5, A 4., C 5. und C 7. sowie die Farbtafel »Nachbilder« auf Seite 52. Dem Kohlhammer-Verlag sei hier für die gute Zusammenarbeit und das großzügige Entgegenkommen herzlich gedankt.

Badenweiler, Sommer 2016
Hans Jürgen Scheurle

Aus dem Vorwort zur ersten Auflage

In dieser Studie wird eine altbekannte Frage untersucht, die noch immer ungelöst ist: Die Beziehung zwischen Geist, Gehirn und Leib. Wie stellt sich die Verbindung von Mensch und Umwelt her, die wir im bewussten Wahrnehmen und Handeln erleben? Dass das Rätsel dieser Beziehung als nicht auflösbar gilt, liegt einerseits daran, dass das Ich kein räumlich fassbares, im Gehirn lokalisiertes Wesen ist, aber dennoch oft so vorgestellt wird, andererseits daran, dass Gehirn und Geist in einem kurzschlüssigen Kausalzusammenhang gedacht werden: Das Gehirn soll den Geist produzieren. – Methodisch ist hervorzuheben, dass neben naturwissenschaftlichen auch geisteswissenschaftlichen Sichtweisen, der Phänomenologie von Hirnfunktion, Körperbewegung und Umwelterleben eine zentrale Rolle zukommt.

Die Darstellung ist aus der Sicht des Arztes und Physiologen geschrieben, für den insbesondere die physiologischen Zusammenhänge einen hohen Stellenwert haben. Allerdings besteht gerade hier ein erheblicher Revisionsbedarf. So kämpft die Neurophysiologie bis heute mit dem fast 400 Jahre alten »Irrtum Descartes'« (Damasio), dem psycho-physischen Dualismus, wonach Leib und Seele, Körper und Geist in fragwürdiger Weise auseinander dividiert werden. –

Gegenüber meinen früheren Studien zur »Gesamtsinnesorganisation« (1984) und dem Fragenkreis von »Hirnfunktion und Willensfreiheit« (2009) hat sich in diesem Buch der Schwerpunkt verschoben. Das wichtigste Ergebnis der Untersuchung ist, dass positive und negative Leistung (Hemmung) primär vom übrigen Leib und erst sekundär vom Gehirn ausgehen. Die Polarität von Lebens- und Sterbeprozessen bildet den Ausgangspunkt der Untersuchung. Ich knüpfe dabei an die Phäno-Physiologie von Herbert Hensel (»Allgemeine Sinnesphysiologie« 1966, 1985) sowie an Viktor von Weizsäckers »Gestaltkreis« (1943, 1997) an, zwei zukunftsweisende Ansätze, die meines Erachtens noch lange nicht ausgeschöpft sind. In Bezug auf den Vorgang der *Verkörperung* (»embodiment«) und das Leibgedächtnis beziehe ich mich auf die phänomenologischen Untersuchungen von Thomas Fuchs (2008, 2013), dem auch eine gründliche Kritik des Neurokonstruktivismus zu verdanken ist. –

Das Buch wendet sich an Natur- und Geisteswissenschaftler, Biologen und Ärzte, Informatiker und Philosophen, Phänomenologen und Künstler sowie andere an der Hirnforschung interessierte Zeitgenossen. In der Diktion habe ich mich um Einfachheit und Verständlichkeit bemüht. Fachwissenschaftlich physiologische Erklärungen sind nach Möglichkeit kurz gehalten oder in Anmerkungen verlagert. Der durchgehende Normaltext kann dadurch auch von Laien ohne Verständnislücken gelesen werden.

Auf dem Weg zu diesem Buch danke ich für Hilfe und kritischen Beistand Thomas Fuchs (Heidelberg) und Rüdiger Safranski (Berlin/Badenweiler). Weiterhin bin ich Otto Eimer (Villingen), László Krasznai (Reutlingen) und Gottfried Kranz (Wien) für freundschaftlichen Austausch und fachliche Unterstützung dankbar, letzterem insbesondere auf dem Gebiet der Neuroprothetik und Hirnstimulation. Gerhard Florschuetz bin ich für mehrjährige Zusammenarbeit an der Klinik für Neurorehabilitation in Tonbridge (Kent, UK) verbunden. Schließlich danke ich besonders den Mitgliedern unserer Arbeitsgruppe *Gehirn und Willensfreiheit* an der Universität Witten/Herdecke (Leitung: Peter Matthiessen) für fruchtbare Anregung und kritischen Dialog.

Badenweiler, Juni 2013
Hans Jürgen Scheurle

Übersicht

Dieses Buch verfolgt zwei Leitgedanken: Einmal untersuche ich den Begriff des menschlichen Geistes wie er aus dem unmittelbaren Erleben hervorgeht. Das Geistige ist mit dem Leib in untrennbarer Einheit verbunden und als Ich im ganzen Leib verkörpert (embodiment). Dagegen führt der Begriff des Geistes auf einen Irrweg, wenn er vom phänomenologischen Erleben abgekoppelt wird. Denn damit wird, neben dem real gegenwärtigen Selbsterleben, zusätzlich ein subjektives Wesen, ein abgesonderter Geist im Gehirn postuliert, welcher der Träger unseres Handelns und Denkens sein soll. Da der reale Geist jedoch mit dem *unmittelbaren* Erleben und Bewußtsein eins ist, wird auf diese Weise ein unwirkliches, nicht existentes zweites Ich, somit eine Art Doppelwesen konstruiert. Alles was wir in der Welt erleben scheint damit zusätzlich noch einmal im Gehirn repräsentiert zu sein (sog. Repräsentationalismus – Fuchs 2013). Das vom Leib abgespaltene Subjekt, das als inneres Konstrukt von den Nervenzellverbänden hervorgebracht werden soll, bleibt jedoch irreal, unauffindbar, substanzlos und illusionär. Zwischen den materiellen Nervenprozessen und dem qualitativen Erleben einer Farbe, eines Schmerzes, einer Bewegung, eines Gedankens, des eigenen und des fremden Ich usw. klafft die genannte unüberbrückbare »Erklärungslücke«. – Ein Verständnis des Menschen bei dem der Geist im Gehirn lokalisiert wird bleibt auch deshalb unbefriedigend, weil es weder das gesunde noch das krankhafte Verhalten verständlich machen kann.

Der andere Leitgedanke betrifft die Stellung des Gehirns im Organismus. Dem Gehirn wird heute eine pseudokreative Funktion, unter anderem die genannte Produktion des Geistes zugesprochen (sog. Neurokonstruktivismus). Die These vom geistproduzierenden Gehirn ist jedoch nicht durch die Forschung fundiert, sondern verdankt seine Suggestivkraft dem materialistischen Glaubensdogma, wonach das Dasein aus materiellen Teilchen herzuleiten sei, die letztlich als deus ex machina der Welterklärung herhalten sollen. Eine davon abgeleitete Variante ist die Theorie, die den menschlichen Geist auf materielle Prozesse im Gehirn zurückführt. Dass dieser weniger ein empirisch-wissenschaftliches als vielmehr ein weltanschaulich-ideologisches Konzept zugrunde liegt (etwa im Sinne von Feyerabend 1981) wird abschließend dargestellt. –

Im Folgenden wird das Gehirn in Übereinstimmung mit der empirischen Forschung als Rhythmus- und Resonanzorgan für die Auslösung physischer und psychischer Aktivitäten dargestellt. Neuronale Resonanzprozesse haben Auslöser- wie auch Verstärkerfunktionen. Wie neuere Forschungen gezeigt haben (Singer 1994; Uhlhaas und Singer 2006; Dupont et al. 2006; Buzsáki 2006; weitere Literatur s. Singer 2007), sind die Hirnfunktionen erst durch einen eigenrhythmischen Vorgang, nämlich die *Synchronisation* der elektrischen Entladungen, in der Lage die Willkürorgane zu wecken und zu Eigenleistungen anzuregen. Durch differenzierte Resonanzbildung im Gehirn werden die Schwellenstärken zur Erregung der Willkürorgane überschritten (Exzitation). Der Vollzug höherer Körperfunktionen wird erregt, erleichtert (fazillitiert) und stabilisiert. *Eine Informationsübertragung im Nervensystem findet dabei nicht statt.* Bewegung und Wahrnehmung gehen nicht aus dem Gehirn hervor, sondern aus dem ganzen Leib und seiner responsiven Interaktion mit der Umwelt.

Dabei ist wissenschaftsgeschichtlich auf Leibniz zurückzugreifen. Nach ihm sind die der Willkür unterliegenden Bewegungs- und Sinnesorgane als selbständige *Leib-Seele-Geist-Einheiten* (sog. *Monaden*) zu verstehen. Im Ganzen von Körper und Geist erfährt der übrige Leib gegenüber dem Gehirn damit eine Rehabilitierung: Statt zu bloßen Mechanismen abgewertet zu werden, interagieren und kooperieren die Willkürorgane mit dem Gehirn als gleichberechtigte Partnerorgane. – Die Hirnfunktionen lösen die höheren Leistungen des Organismus zwar aus, bereiten sie vor und synchronisieren sie, verursachen sie aber nicht.

Allerdings setzt dies notwendig eine weitere Klärung voraus. Es ist nämlich die Frage, wie es zum Ruhezustand der Willkürorgane kommt aus dem diese durch die Nervenerregungen geweckt werden. Wie ich schon früher beschrieben habe, wird der Ruhezustand des Leibes durch eine physiologische Selbsthemmung der Willkürorgane bewirkt (*periphere Hemmung*; Scheurle 2001; 2009). Durch die dem Leib innewohnende Trägheit verharren Bewegungs- und Sinnesorgane im Ruhezustand in einer Art Lähmung, einem »Dornröschenschlaf«, der erst durch die neuronale Erregungsübertragung beendet wird.

Ich schlage in dieser Studie vor, das Gehirn nicht als Steuer-, sondern als Resonanzorgan des Organismus zu verstehen. Seine rhythmischen Erregungsmuster sind weder kodierte Informationen noch Repräsentationen des Geistes, sondern stehen im Dienst der Koexistenz und Partnerschaft von Gehirn, Leib und Umwelt. – Höhere Leistungen wie Selbstorientierung und Empathie, Widerstand und Anpassung, Tun und Lassen bedürfen zum Gelingen der Resonanz der Neurone – ohne eine kausale Wirkung derselben zu sein. An die Stelle der traditionellen Steuerungstheorie tritt eine Art musikalisches Konzept, eine *Resonanztheorie des Gehirns*.

Einleitung

Eine Untersuchung des Gehirns darf die Frage nach dem Ich, dem menschlichen Geist nicht einfach übergehen. Denn jene wird sich indirekt aufdrängen, sobald von der Weckung seelischer und geistiger Leistungen durch das Gehirn die Rede ist. Das personale Selbst, das sich im bewussten Wahrnehmen und Handeln darlebt und verwirklicht, ist daher von Anfang an in die Forschung mit einzubeziehen. So ist 1. zu fragen nach dem Verhältnis zwischen Gehirn und Ich-Erleben, 2. nach dem von Gehirn und übrigem Leib.

1. Als Organ zeigt das Zentralnervensystem keine geistigen Eigenschaften. Das Ich ist nicht im Gehirn, sondern im ganzen Leib verkörpert. Der menschliche Geist ist nur in der Selbsterfahrung der *ersten Person*, nicht als objektives wissenschaftliches Faktum gegeben. Die neurokonstruktivistische These, wonach persönliches Erleben aus den Hirnprozessen kausal hervorgehen soll, ist von Fuchs (2013) gründlich untersucht worden. Sie ist als gescheiterter Versuch einer Theorie anzusehen, die nicht überzeugender wird, wenn sie heute immer wieder in verschiedenen Varianten unter erheblichem intellektuellem Aufwand dargestellt und gebetsmühlenartig wiederholt wird. –

Dem Geheimnis des Bewusstseins kann man sich nur durch eine *Phänomenologie des Geistes* nähern. Geistiges Erleben, so lautet eine Botschaft dieser Studie, ist keine exotische Absonderung des Gehirns (Emergenz), sondern Inhalt einer phänomenologischen Forschung, in der der Mensch sich selbst zum Gegenstand wird. Weil Ich-Erleben kein hartes Faktum ist, das sich mit naturwissenschaftlichen Methoden erforschen ließe, bedarf es dazu eines eigenen *phänomenologischen Zugangs* (Husserl 1950, 1952; Rang 1990, 13ff; Böhm 1966, V–VII; Scheurle 1997b, 25f; Fuchs 2013).

Erleben und Bewegen entspringen nicht im Gehirn, sondern im ganzen Leib und in der Umwelt. Sie werden nicht über neuronale Informationen ins Zentralnervensystem hinein bzw. in die Leibesperipherie hinaus projiziert, sondern sind schlicht dort, wo der Mensch etwas fühlt, Dinge erkennt und bewusst handelt. Sie sind im Bewegen und Wollen, in Denken und Fühlen, in Taten und Gesten der Hand, in Antlitz und Miene, in Freude und Kummer, in Lachen und Weinen, in der Körpersprache usw. unmittelbar anwesend. Das erlebende Ich ist in den Sinnesfeldern unmittelbar präsent.

2. Zwischen Gehirn und übrigem Leib besteht eine Arbeitsteilung, eine Partnerschaft, in der beide komplementär und gleichberechtigt miteinander interagieren. Das Gehirn ist dem Organismus nicht hierarchisch übergeordnet. Das Nervengewebe steht *funktionell* auf der gleichen, *morphologisch* sogar auf einer niedrigeren Stufe als Willkürmuskulatur und Sinnesrezeptoren, die von ihm geweckt werden. *Funktionell* sind die Nervenzellen oder Neurone auf Generierung und Weiterleitung elektrischer Entladungen (Aktionspotentiale) spezialisiert, welche die mitunter weit voneinander entfernten Bewegungs- und Sinnessysteme koordinieren. Ihre wissenschaftlich gesicherte Funktion ist die Weckung (Evozierung) der Willkürorgane, nicht die Übertragung kodierter Informationen. Die Eigenschaft des Nervensystems, monotone Entladungen zu produzieren, ist die Voraussetzung seiner beiden Haupteigenschaften, nämlich der Weckungs- und *Schrittgeberfunktion*. Durch beides verschmelzen Gehirn, Organismus und Umwelt zum Funktionskreis. Gliedmaßen und Sinnesorgane müssen dabei vom Gehirn zwar geweckt (evoziert) werden, vollziehen ihre Leistungen jedoch im Übrigen autonom, *in Eigenregie* (▶ B. 4).

Morphologisch ist das Gehirn gegen Ende der Fetalzeit bereits weitgehend ausgebildet. Als Parallelorgan des übrigen Leibes schwimmt es zeitlebens im Hirnwasser (Liquor), was als Ausdruck eines ursprünglicheren Zustands (Verbleib im Wasserorganismus!) gelesen werden kann. Zurückhaltend und diskret, ohne unmittelbaren Umweltkontakt und eigene Bewegungs- und Wahrnehmungsfähigkeiten – und wie gesagt auch ohne empirisch fassbare geistig-seelische Funktionen – steht es von der Embryonalzeit bis zum letzten Lebensaugenblick mit dem übrigen Organismus in Resonanz.

Wie gesagt ist die Phänomenologie für das Verständnis der Hirnfunktion grundlegend. Sie vermag nicht nur die Bedeutung von Gehirn und Erleben für die *Erforschung der Gegenwart*, sondern auch bestimmte physiologische Zusammenhänge aufzuzeigen, die in der naturwissenschaftlichen Forschung selbst unberücksichtigt bleiben. Von diesen seien hier nur die zerebral organisierte *Multimodalität der Sinnesfunktionen* (▶ D. 7) und die *Ruhehemmung des Leibes bzw. der Willkürorgane* genannt (▶ C).

Wissenschaftler überspringen oft die Phänomenologie und erklären persönliches Erleben kurzerhand zur »subjektiven Tatsache«, die als Epiphänomen aus dem Gehirn abzuleiten sei. Damit verkennen sie jedoch die Unmittelbarkeit des Erlebens, das nicht auf andere Fakten, somit auch nicht auf Hirnfunktionen reduzierbar, sondern axiomatisch, das heißt primär durch sich selbst gegeben ist (Hensel 1966, 16). Die Phänomene des

Erlebens sind irreduzibel und entsprechen so gesehen den *Axiomen* der Mathematik. Die wissenschaftliche Forschung setzt sie ebenso voraus wie die Existenz des Gehirns. Man kann den Zusammenhang beider nur ergründen, wenn man sie zunächst unabhängig voneinander mit den jeweils für sie geeigneten Methoden untersucht: Objektive empirische Fakten sind nur mit naturwissenschaftlichen, geistig-seelisches Erleben ist allein mit phänomenologischen Methoden zu erforschen.

Das Verhältnis von Gehirn und Bewusstsein bzw. Erleben betrifft, über das rein wissenschaftliche Interesse hinaus, das menschliche Selbstverständnis, das Menschenbild überhaupt. Um sich selbst zu verstehen und sich in der Welt zu orientieren bedarf der Mensch der Selbsterfahrung. Er muss sich mit den veränderlichen und oft widersprüchlichen Elementen seiner psychischen und mentalen Existenz auseinandersetzen. Die Funktion des Gehirns ist damit in einer Weise verknüpft die jeden interessieren muss. Wenn die materialistische Hirntheorie, statt die Selbsterfahrung zu untersuchen, den Organismus durch einen angenommenen »Geist im Gehirn« zu erklären sucht, tut sie es weniger um den Menschen zu verstehen, als um ihn zu beherrschen. Je mehr der *lebende Organismus* auf einen *unlebendigen Körpermechanismus* reduziert wird, je weniger Autonomie er besitzt, desto eher erscheint es wissenschaftlich gerechtfertigt, ja notwendig, von außen in ihn einzugreifen, ihn zu dirigieren und zu manipulieren. Hier ist auf die ideologische Komponente der modernen Hirntheorie zu verweisen: Die Selbständigkeit und Würde des Individuums schwindet, seine Abhängigkeit und Unterwerfung unter die Wissenschaft wächst in demselben Maße in dem der Geist zum Produkt des Gehirns erklärt wird (▶ D. 11).

Der Preis dafür ist indessen allzu hoch: Dem Machtzuwachs auf biotechnischem Gebiet steht ein entsprechender Erkenntnisverlust im Bereich des Lebens selbst gegenüber. Die materialistische Theorie erklärt den lebendigen Leib zur mechanischen, seelen- und geistlosen Körperschale, Lebewesen zu Robotern, geistbegabte Menschen zu hirngesteuerten Zombies. Der menschliche Geist findet in der materialistisch-kybernetischen Hirntheorie keinen angemessenen Ort.[1] Stattdessen kommt es

---

1 »Ein entscheidendes Erklärungsdefizit der neurowissenschaftlichen Welt- und Selbstmodelle besteht [...] darin, dass sie keinen Ort für den semantischen und phänomenalen Gehalt menschlichen Bewusstseins einräumen. Das neurowissenschaftliche Weltmodell schließt vom Ansatz her die Bereiche personalen Lebens aus, die einen Anhalt für semantische Bestimmungen bieten [...]« Sturma 2006b, 192.

zur Einseitigkeit materieller Nutzenbetrachtung, damit zu einer Überbetonung des Ego und Leugnung des eigentlichen lebendigen Ich-Erlebens.²

Der Glaube, dass Bewusstsein aus den neuronalen Prozessen des Gehirns auftauche (Emergenz) birgt neben den schon gestreiften wissenschaftstheoretischen Schwierigkeiten noch ein weiteres hochaktuelles ethisches Problem: Es ist die Bestimmung des Todeszeitpunkts, die sich an der Hirnfunktion orientiert. Im Jahre 1968 ist der Tod des Menschen von Forschern der Harvard-Universität als sogenannter *Hirntod* wissenschaftlich neu definiert worden (Wijdicks 2011, 8–12). Dieser Definition liegt die Annahme zugrunde, dass, weil der menschliche Geist vermeintlich vom Gehirn produziert werde, er nach dem Hirntod (sog. Null-Linien-EEG) nicht mehr existiere: »*We learned that consciousness, personality, insights, perception, motion, emotion, memory, learning, language, and things we do every day all originate in the brain*« (Wijdicks eb., 3). Der Tod des Individuums erscheint somit gleichbedeutend mit fehlender Produktion des Geistes durch das Gehirn. Aus diesem Grund sei die Explantation lebenswichtiger Organe aus dem noch warmen Leib mit schlagendem Herzen möglich, ohne sich einer Tötung des Individuums schuldig zu machen. Der mit der Organentnahme verbundene »Tod des Restkörpers« sei entsprechend zu vernachlässigen.

Die der Hirntod-Definition zugrunde liegende Annahme ist jedoch durch keine wissenschaftlichen Fakten gesichert oder beweisbar. »Die Produktion des Geistes durch das Gehirn« ist nur eine Hypothese, keine Tatsache. Das gilt auch für die Behauptungen Wijdicks im Einzelnen, wir hätten »*erfahren, dass Bewusstsein, Persönlichkeit, Einsicht, Wahrnehmung, Bewegung, Empfindung, Lernen, Sprache und alles, was wir tagtäglich tun aus dem Gehirn entspringen*«. Tatsächlich kann man eine solche Hypothese wegen der von Levine aufgezeigten Erklärungslücke (▶ A. 2) weder erfahren noch wissenschaftlich belegen, da sie, wie in Folgendem gezeigt wird, irreführend und falsch ist. – Das ist von erhöhter Wichtigkeit wenn es um etwas so Fundamentales geht wie das Sterben des Menschen. Das Todesereignis ist nicht nur ein längerer Funktionsstillstand eines einzelnen Organs, sondern das Lebensende des ganzen Organismus (▶ A. 5). Damit bleibt die Hirntod-Definition *medizinisch-wissenschaftlich angreifbar, ethisch bedenklich* und *juristisch ein Menetekel* – wesentliche Gründe, über Funktion und Stellung des Gehirns im Organismus neu nachzudenken!

---

2 Schirrmacher 2013, 66; s. a. S. 32, Anm.¹¹

A

Zur Einführung

1

Ein Patient erwacht aus dem Koma

Am 10. Mai 2005 schlug Joseph[3] die Augen auf und fragte: »Und wer soll für mich sorgen, wenn ich fort bin?« – Die Frage war insofern erstaunlich, als der Patient zum ersten Mal wieder sprach. Er war vor zweieinhalb Jahren nach einer schweren Schädelhirnverletzung ins Wachkoma gefallen und gerade erstmals wieder zum Bewusstsein erwacht. Der wachkomatöse Zustand folgte auf eine mehrwöchige Phase völliger Bewusstlosigkeit. Danach hatte er zwar wieder die Augen geöffnet, dann aber mehr als zwei Jahre lang weder auf Ansprache reagiert, noch gesprochen, noch sonst irgendeine seelische Regung gezeigt. Seine Augen hatten sich selbständig gemacht. Er konnte sie nicht mehr auf Dinge richten, nicht fixieren; sie hafteten nicht an den Menschen die ihm begegneten, mit ihm sprachen und ihn versorgten, sondern glitten wie unbeteiligt über sie hinweg. Bei Ansprache reagierte er meist durch Änderung der Blickrichtung, jedoch ohne erkennbare Anteilnahme. Er musste mit einer Magensonde künstlich

---

3 Name verändert. Es handelt sich um einen meiner Patienten aus einer Klinik für Neurorehabilitation bei London.

ernährt werden, atmete aber selbständig. Seine Gliedmaßen, die Beine und die über der Brust angewinkelten Arme und einwärts gebogenen Hände, die teils gekrümmten, teils abgespreizten Finger wirkten hölzern verkrampft. Jeden Morgen verfiel er in den spastischen Zustand, der sich löste wenn er wieder einschlief.

Der Zeitpunkt, an dem Joseph wieder zu sprechen begann, war der Vorabend einer geplanten Operation. Es sollte ein fehlendes Stück Hirnschale am Stirnschädel durch ein Implantat ersetzt werden. Die Gespräche und Vorbereitungen zur Verlegung in die chirurgische Klinik weckten ihn offenbar aus jenem stumpfen Wachschlaf, von dem niemand wusste, ob er von der Umwelt etwas mitbekam. *Er hatte* etwas mitbekommen! Seit diesem Abend wurde alles anders. Joseph konnte sogleich Fragen beantworten, mit einfachen Zahlen rechnen und die Farben im Zimmer auf Anhieb richtig benennen. Die Spastik der Glieder begann sich schrittweise zu lösen. Man hatte ihn zu füttern begonnen. Jetzt begann er mit Unterstützung wieder selbständig zu essen, was anfangs ziemlich schwierig war, da er nur allmählich die Herrschaft über Muskelgruppen, Sinnesorgane und Glieder wiedererlangte. In den nachfolgenden Monaten lernte er, zu stehen, sich selbst zu waschen und unbeholfen ein paar Schritte zu gehen. Seine Gesichtszüge drückten wieder Stimmungen und Emotionen aus; die Entspannung der mimischen Muskulatur ging der übrigen voran.

Auch wenn es noch Jahre dauern sollte – von jenem Abend an ging es mit Joseph ständig aufwärts. Er begann von sich aus einfache Konversationen mit anderen, die er allerdings meist nach Kurzem abbrach. Er zeigte soziales Engagement, lachte gern, meist ohne ersehbaren Grund. Er lebte auf einfachem Niveau. Aber er war wieder da! War Joseph vorher ohne aktive Interaktion mit der Außenwelt gewesen, begann er nun wieder *in derselben Welt* mit anderen zu leben und auch wieder mit sich selbst umzugehen. Nach zwei Jahren Rehabilitation war es so weit. Er konnte die Klinik verlassen und zuhause bei seiner Mutter unter besonderen Pflegebedingungen ein beschränktes, aber eigenes Leben aufnehmen.

Wie kommt es, dass Josephs Großhirn gerade an jenem Abend wieder zu funktionieren begann? Seit mehr als zwei Jahren hatte eine intensive klinische Rehabilitation stattgefunden, die aber bis dahin nicht zum gewünschten Erfolg geführt hatte. In der Klinik war etwa sechs Wochen vor dem Aufwachereignis mit einer besonders intensiven Übungsbehandlung (basale Stimulation, Padovan-Methode u. a.) begonnen worden. Nun hatten die Umstände und die Vorbereitung zur Operation ihn offenbar unbewusst in Angst und Furcht versetzt. Die Situation hatte sich entscheidend verändert. Es war gleichsam wie die Schlafloskeit am Vorabend einer

Schlacht, an dem sich alle Kräfte des Menschen für den kommenden Tag anspannen. Bei Joseph schien eine solche innere Anspannung ebenfalls stattgefunden zu haben. War sie es, die das Gehirn wieder in seinen Eigenrhythmus versetzte, so dass es wieder mit dem übrigen Organismus zusammenstimmen, ihn wachrütteln und die Wiederkehr des Bewusstseins ermöglichten konnte?

Wie ist der Weg Josephs zurück ins Leben zu verstehen? Wie kommt es überhaupt, dass der Mensch erst durch die Funktion des Gehirns erwachen und bewusst mit der Welt interagieren kann? In welcher Weise hängen die Eigenrhythmen des Gehirns mit den Leistungen des übrigen Organismus zusammen? Diesen Fragen nachzugehen erscheint angesichts der unsicheren Prognose und Behandlung von Wachkomapatienten von vorrangigem Interesse.

Zunächst steht die Frage nach den evozierenden[4] Funktionen des Gehirns im Vordergrund. Die jeweiligen Hirnregionen wirken auf unterschiedlichen Ebenen des Organismus stimulierend. Areale im sogenannten *Stammhirn* wecken und fördern vitale Lebensfunktionen durch Ausschüttung von Hormonen und Neurotransmittern; sie ermöglichen die Koordination vegetativer Prozesse von Stoffwechsel und Wärmebildung, Atmung, Kreislauf usw. Diese sog. autonomen Körperregulationen funktionieren großenteils auch im Wachkoma. Dagegen betreffen die Funktionen des *Großhirns* (*Neokortex*) das bewusste Erleben und Bewegen sowie die Sinnesreaktionen und Interaktionen mit der Umwelt. Diese Funktionen ermöglichen dem Gesunden auf unbekannte Weise Denken und Wahrnehmen, Erinnern und Planen, Bewegen und Handeln. Sie fehlen im Wachkoma.[5] Wie neuere Forschungen gezeigt haben, wird die plastische Regeneration des Großhirns durch längere Übungsbehandlung mit verstärkter Anregung seiner Funktionen und Rhythmen gefördert.

---

4 Evozieren, von lat. evocare = wörtlich aufwecken, den Wachzustand herbeiführen und Exzitation = wörtlich Aufrufung, Weckung sind die etablierten physiologischen Begriffe, welche die Nervenfunktion wertfrei charakterisieren, ohne damit schon eine kodierte Informationsübertragung zu unterstellen.

5 Dennoch gibt es auch ohne Großhirnfunktion manchmal Bewusstsein. Ein Neurochirurg berichtet von seinen Erlebnissen nach einem einwöchigen Koma, bedingt durch schwere Hirnhautentzündung und kommt zum Schluss: »*Wir müssen akzeptieren [...], dass das Gehirn selbst kein Bewusstsein erzeugt. Das Gehirn wirkt mehr reduzierend, wie ein Filter, der ein größeres, nicht-physisches Bewusstsein, das wir in nicht-physischen Welten besitzen, umformt in die mehr begrenzten Kapazitäten unseres sterblichen Lebens*« (Alexander 2012, zit. nach Heisterkamp 2012, 35).

Andererseits fällt hier insbesondere die Plötzlichkeit auf, mit der sich die Verbindung zwischen Organismus und Umwelt wieder hergestellt hat. Man hat den Eindruck, als ob der Hirnrhythmus auf einmal wieder »angesprungen« sei. Die plötzliche Restitution des Gehirns erinnert an die Therapie schwerer Herzrhythmusstörungen (zum Beispiel bei Kammerflimmern), wobei sich der regelmäßige Herzschlag durch Elektrokonversion (Defibrillation) schlagartig wieder herstellen kann. Sollte sich die Resonanzfähigkeit des Großhirns auf ähnliche Weise wieder restituieren können? Das plötzliche Erwachen scheint jedenfalls auf Resonanzeigenschaften des Gehirns hinzuweisen. Offenbar haben sich Nervenaktivitäten synchronisiert und die Interaktion mit der Umwelt wieder hergestellt. Der Tanz der Neurone im Gehirn, so die in dieser Studie verfolgte These, leitet die Aktion und Kommunikation des Menschen mit der Welt ein und erhält sie während des Lebens aufrecht. Könnten es, lautet demnach die Frage, die wiederkehrenden Resonanzfunktionen des Gehirns sein, die das rätselhafte, allzu seltene Erwachen von Wachkoma-Patienten herbeiführen?

2

Ausgangspunkte

Der Mensch mag einsam sein; das Gehirn ist es nicht. Die Übertragung von Eigenschaften des Menschen auf das Gehirn entstammt dem Kausalbedürfnis, geistige Erfahrungen durch materielle Gegebenheiten zu erklären. Die Ergebnisse der Hirnforschung werden heute diesem Bedürfnis entsprechend interpretiert. Im Großhirn sollen Gedanken und Wahrnehmungen, im sogenannten limbischen System Gefühle und triebhafte Regungen entstehen, in Hippokampus und Hirnrinde soll das Gedächtnis beheimatet sein usw. Für nahezu sämtliche seelischen und geistigen Erlebnisse sind inzwischen Korrelate im Gehirn entdeckt worden, die als Ursprung oder Repräsentationen der jeweiligen Erlebnisse und Aktvollzüge gedeutet werden. Dabei wird unterstellt, dass die Hirnaktivitäten auch die eigentliche *Ursache* des Erlebens und Handelns seien. Wie gesagt spricht jedoch einiges dagegen, die Hirntätigkeit zur Ursache des Geistes zu erklären:

1. Bewusstsein ist nicht reduzierbar; es stellt einen letzten, nicht weiter hintergehbaren, das heißt nicht durch andere Ursachen erklärbaren

Endpunkt der phänomenologischen Analyse dar. Es gibt nichts, was die Fähigkeit, bewusst wahrzunehmen und vernünftig nachzudenken erklären könnte. Sie liegt vielmehr selbst allen anderen rationalen Begründungen und Ursachen zugrunde (Searle 1996).
2. Bewusstsein und Denken ereignen sich in einem phänomenologischen Raum, der umfassender und vor allem anders ist als das dreidimensionale Gehirn. Erleben und Denken sind phänomenologisch delokalisiert.[6]
3. Geist und Bewusstsein existieren nur im Erleben der ersten Person. Dagegen werden neuronale Prozesse stets von außen, das heißt in der Dritte-Person-Perspektive wahrgenommen. Wird die entsprechende Selbsterfahrung, das primäre Ich-Erleben unterschlagen (*Selbst-Vergessenheit*), lässt sich das Versäumte nicht mehr nachholen. Wer das Ich nachträglich, additiv, als Geist zum Leib hinzufügt, hat ein zweites Ich aus der Dritte-Person-Perspektive konstruiert das nicht wirklich existiert.
4. Das Auftauchen von Geist aus dem Gehirn (Annahme der Emergenz) ist ein Fehlschluss, ist nicht verstehbar. Die behauptete Kausalbeziehung von Gehirn und Geist wirft ein zusätzliches Problem auf statt das ursprüngliche zu lösen. Statt zu einem besseren Verständnis des Gehirns führt sie zu einer unüberbrückbaren *Erklärungslücke* (Levine[7]).

Wenn kein Kausalzusammenhang zwischen Gehirn und Bewusstsein besteht, welcher Art ist dann ihre Beziehung? Die Physiologie spricht hier von einer *Weckung* (Exzitation, Evozierung) der im gesamten Leib schlummernden Fähigkeiten und Potenzen.[8] Deren Lokalisierung bleibt jedoch

---

6 Indem für die Phänomene des Erlebens kein bestimmter Ort auszumachen ist, besteht hier, ähnlich wie in der Physik Werner Heisenbergs, eine Unschärfe-Relation: Von den Leistungen zum Beispiel des Gehens, Denkens oder Sprechens kann nicht festgestellt werden, ob sie lokal aus den exzitierenden Hirnarealen oder direkt aus den Willkürorganen selbst entspringen. – Zum Lokalisationsproblem des Geistes im Gehirn s. a. McGinn 1996.
7 Levine erörtert das von ihm entdeckte »Erklärungslücken-Argument« (»explanatory gap«) im Hinblick auf die sogenannten Qualia (»Sinnesqualitäten« = Sinnesempfindungen). Das individuelle Erleben erweist sich als nicht reduzierbar auf materielle Vorgänge: »*[...] das Grundproblem bei der Behandlung des qualitativen Charakters als eine intrinsische Eigenschaft besteht für Materialisten darin, dass es [...] keinen Weg der Erklärung gibt, wie sie aus dem materiellen Prozess unseres Nervensystems hervorgeht*« (Levine 1996, 330).
8 Besonders relevant ist die Frage der Lokalisierung und damit der o. g. »Erklärungslücke« beim Phänomen des Gedächtnisses. Zwar spielt das Gehirn für die Weckung von Gedächtnisleistungen eine entscheidende Rolle. Zugleich ist jedoch der

offen. Phänomenologisch erlebt man Angst und Freude nicht im Gehirn oder in den sogenannten Mandelkernen (Amygdalae), sondern im ganzen Leib, in Kopf und Bauch, Händen und Füßen, vielleicht auch »im Herzen«, wie der Volksmund sagt; sie werden lediglich von den Hirnkernen geweckt. Der Wille zum Handeln geht nicht vom Kopf (auch nicht vom sog. *Bereitschaftspotential* im Großhirn, ▶ B. 5), sondern von den auf die Umweltsituation antwortenden Gliedmaßen und Sinnesorganen aus. – Statt einer monokausalen finden sich lediglich *kreisförmige Beziehungen* zwischen Gehirn, Leib und Umwelt (»Gestaltkreis«, Weizsäcker 1943). Das Nervensystem ist als weckendes Verbindungsglied in den Funktionskreis von Wahrnehmen und Handeln eingeschaltet. Fällt eines der Glieder in der Kette aus, bricht die gesamte Funktion zusammen. Das Gehirn hat dabei keine übergeordnete, höhere Funktion als die anderen funktionellen Glieder. Es gibt hier, wie bei Henne und Ei, keine »erste Ursache«. –

Wie kommt es überhaupt zur Lokalisation von Seele und Geist im Gehirn? Die These eines vom eigenen Leib und von der Welt getrennten Geistes tritt zuerst bei René Descartes (1596–1650) auf. Dabei werden bewusster Geist und Materie einander unvermittelt gegenübergestellt (Dualismus; ▶ B. 4, Anm.[59]). Der Geist soll nach Descartes keine direkte Verbindung zur Welt haben. Er tritt mit dem Gehirn in Kontakt und empfängt hier die Bilder von der Umwelt. Auch für spätere Philosophen wie etwa Locke ist der Verstand wie ein Zimmer, das nur einige kleine Löcher hat, um äußere Bilder und Ideen von den Dingen einzulassen als Repräsentanten oder Ideen der Dinge, die er selbst niemals zu sehen bekommt.[9]

Die Auffassung, Bewusstsein entstehe im Gehirn, unterstellt eine im Innern der Schädelkapsel gelegene, für Andere unzugängliche *Innenwelt*, deren Verbindungen nach beiden Seiten gekappt sind: Der vermutete *Geist im Gehirn* erscheint vom übrigen Leib ebenso abgeschnitten wie von der Welt. Damit erhalten die Wahrnehmungen, die auf bloße Hirnkonstruktionen zurückgeführt werden, einen illusionären Charakter. – Der moderne Neurokonstruktivismus hat die Bildtheorie von Locke übernommen. Nur empfängt jetzt nicht mehr der Geist im Gehirn die kartesischen

---

These entgegenzutreten, dass das Gedächtnis durch die Ergebnisse materieller Hirnforschung erklärbar sei (Spitzer 2012, 28f; Kandel 2006). Explizite Erinnerungen und implizite Gedächtnisleistungen sind nicht aus den neuronalen Verschaltungen z. B. in Hippokampus und Hirnrinde abzuleiten, die dabei aktiviert werden (Leibgedächtnis ▶ D. 9).

9 Nach Brandt, zit. bei Fuchs 2008, 28.

Ideen, sondern das Gehirn selbst, sei es in Form eines hypothetischen doppelten Ichs, sei es, dass Gehirn und Ich überhaupt gleichgesetzt werden (sog. Identitätstheorie ▶ A. 3.5).

Das lebendige, wirkliche Bewusstsein hat jedoch weder Ähnlichkeit mit dem *Geist Descartes'* noch mit dem doppelten Ich der Neurokonstruktion. Persönliches Erleben kann von Leib und Umwelt nicht abgelöst, nicht isoliert werden. Ein vom Leib getrennter »Geist im Gehirn« ist ein ausgedachtes, irreales Phantom; ein sogenannter »Beobachter im Gehirn« ist nicht verifizierbar, ist ein *Neuromythos* (Fuchs 2006). Der erlebende Geist hat keinen bestimmten Ort im Körper. Geist lebt im gegenwärtigen Wahrnehmen, das heißt, er ist überall und nirgends – und damit auch nicht im Gehirn lokalisierbar (▶ D. 9).

Die Auffassung, der Mensch sei ein in seiner Innenwelt gefangenes Subjekt, ist nicht wertfrei, sondern stellt vielmehr eine *Bewertung des menschlichen Geistes* dar. Sie macht aus dem Individuum einen »Gefangenen des Gehirns« ohne eigenes Dasein.[10] Wird das menschliche Ich von der Welt getrennt und als Ego gedacht[11], dem nur ein illusionäres, unwirkliches Bewusstsein zukommt, sind die Konsequenzen weitreichend (▶ D. 11).

---

10 Von einem »Gefängnis des Gehirns« spricht etwa Wolf (1987): »Wir können aus diesem Gefängnis nicht heraus, können nicht durch die Nerven nach außen dringen um in die wahre Wirklichkeit zu gelangen« (zit. nach Fuchs 2008, 26).
11 Menschliches Ich (*Geist*) und Ego sind nicht gleichzusetzen. Das Ego umfasst nur einen Teilbereich menschlicher Wahrnehmung und Selbsterfahrung. Zu den Eigenschaften des Egos gehören sogenannte Introspektion (»Innenschau«), Selbstbezogenheit und Egoismus u. ä., während der universale menschliche Geist, das erlebende Ich, vom wahrnehmbaren Weltganzen nicht abgetrennt werden kann. – Das »Ego Nummer 2« im Buch von Schirrmacher (2013) hat große Ähnlichkeit mit dem von der Hirntheorie supponierten »Subjekt im Gehirn«. Das Ego der Spieltheorie ist eine rein theoretische Größe, mit der sich zwar in Computersystemen nutzbringend rechnen lässt, wobei ein Wesen unterstellt wird, das nur seinen Vorteil kennt und verfolgt, das aber wenig mit dem universalen menschlichen Ich zu tun hat: »[...] Die Moderne hatte – mit Sigmund Freud & Co. und mit wachsenden moralischen Selbstwidersprüchen des kapitalistischen Systems – das »Ich« aufgelöst. Die Entschlossenheit, mit der nun zum Weltgesetz erhoben wurde, dass rational sei, was einem selbst nutzt, machte Nummer 2 zu einer willkommenen Alternative. [...]« (Schirrmacher 2013, 66). – Dass die mechanistische Welterklärung, im Verein mit einer abgewerteten Innerlichkeit, in der Folge zu sozialer Inkohärenz und ökologischen Problemen führen muss, hebt auch Charles Taylor hervor: »[...] Schon den Romantikern war die bloß als Mechanismus, als Anwendungsbereich der instrumentellen Vernunft gesehene Welt als seicht und verdorben erschienen. Zu Beginn des 20. Jahrhunderts sind die Übergriffe der instru-

Mit der Isolation des Subjekts erheben sich zwei Erkenntnisklippen: Zum einen die Negierung der Freiheit, zum anderen die Eliminierung der Wahrheitssuche. Beides sind Hauptprobleme der heutigen Wissenschaft. Ein hirngesteuertes Individuum unterscheidet sich nicht von einem programmgesteuerten Automaten. Wissenschaftler welche die Auffassung vertreten, dass der Mensch in seinem bewussten Tun und Lassen vom Gehirn gesteuert sei, sehen in ihm ein grundsätzlich unfreies Wesen. Er sei das Opfer der Konditionierung seines Gehirns, Freiheit sei nur *eine Illusion* (Singer 2004; Roth 2003). Singer und Roth bestreiten dezidiert die Möglichkeit der Willensfreiheit. In der Konsequenz kommen nur zwei Denkmöglichkeiten infrage: Entweder ist die heutige Hirntheorie richtig – dann gibt es keine Willensfreiheit; oder es gibt diese – dann muss jene falsch sein.

Im Hinblick auf diese Konsequenz kann der Fragenkreis von Gehirn und Geist nicht mehr nur die Domäne der Naturwissenschaft sein. Vielmehr wird es nun zur Aufgabe der Philosophie, ja zur Sache des gesunden Menschenverstandes,

> »das Menschenbild der Naturwissenschaften aufzuklären und den oft fragwürdigen Subtext ihrer ›reinen‹ und ›wertfreien‹ Erkenntnisse zu untersuchen. Denn was wird aus der offenen Gesellschaft, wenn man den Empfehlungen von Hirnforschern folgen und die Idee der Freiheit aufgeben würde, um sich in subalterner Demut dem Spiel der Evolution anzupassen?« (Assheuer 2011).

Die Behauptung einer generellen Unfreiheit des Menschen entzieht den heute gültigen modernen Rechtsvorstellungen den Boden. Wenn nämlich allein das Gehirn unsere Handlungen hervorbringen würde, könnte der Mensch für seine Handlungen nicht verantwortlich gemacht werden. Denn den genetischen Anlagen wie der Umwelt kommt ein erheblicher, wenn auch nur bedingt auszumachender Anteil an der Ausbildung des Gehirns zu (▶ B. 5, Anm.[70]).

Einer Preisgabe der *Idee der Freiheit* folgt die der Wahrheitssuche. Sieht man im menschlichen Erkennen lediglich eine Produktion des Gehirns – wird der Geist nur im materiellen Organ statt in der realen Interaktion des Menschen mit der Welt verortet – erscheint das Individuum von der äußeren Wirklichkeit abgeschnitten. Damit verliert das Bemühen um

---

mentellen Vernunft schon unvergleichlich viel schlimmer und die modernen Schriftsteller und Künstler protestieren nunmehr gegen eine Welt, die dominiert ist von Technik, Standardisierung, Verfall des Gemeinschaftslebens, Massengesellschaft [...]« (Taylor 1996, 789f).

Wahrheit jeden Sinn.[12] Ohne Zugang zur Wirklichkeit lassen sich Sätze nicht überprüfen, ihre Gültigkeit weder bestätigen noch widerlegen. In letzter Konsequenz trifft das Fehlen von Wahrheitskriterien die Wissenschaft selbst ins Mark (▶ D. 11).

Hinter dem Paradigma wonach das Gehirn den Geist produziere steht letztlich die Weltanschauung des Materialismus. Nach materialistischer Auffassung existiert in Wirklichkeit nur die Materie, während die übrige Welt bloßer Schein sein soll. Nach Demokrit (um 400 v. Chr.) gibt es »nur die Atome und das Leere«.[13] Die Theorie einer Welt aus Atomen, Molekülen, Teilchen etc. stellt allerdings nur *eine* Denkmöglichkeit unter vielen dar. In der Hirntheorie stoßen die materiellen Prozesse des Gehirns un-

---

12 Die Aufgabe des Wahrheitsanspruchs setzt Hutter (2009, 219f) in Beziehung zum Begriff der *Halbbildung*: »Bildung muss zur Halbbildung werden, sobald der Wahrheitsanspruch, der jeden Bildungsprozess initiiert und in Atem hält, aufgegeben wird, weil er sich dem modernen Verfügungswillen und seinem Ziel, der instrumentellen Optimierung, notwendig entziehen muss. [...] Es ist geradezu das Erkenntnismerkmal der Halbbildung, dass sie auf ihre vermeintlich überlegene Einsicht pocht, dass es so etwas wie Wahrheit nicht gibt, dass der Gegenbegriff zu jedem Schein selbst nur ein Schein ist [...]. Auf diese Weise wähnt sich die Halbbildung ein für allemal gesichert gegen ihre Entlarvung als Schein.«

13 Demokrits Definition des Materialismus durch »Atome und Leere« ist in ihrer Einfachheit unübertroffen. Für manche Wissenschaftler stellt sie ein persönliches Glaubensbekenntnis dar, wie etwa in folgendem Zitat: »Für mich bedeutet die Wissenschaft [...] die Gewissheit, dass es im Universum keine Veränderung – keine Bewegung eines Atoms und keine Bewusstseinsempfindung – gibt, die nicht absolut in Übereinstimmung mit den Naturgesetzen kommt und geht; die Gewissheit, dass außerhalb des riesigen Mechanismus der Ursachen und Wirkungen nichts existieren kann; Notwendigkeit setzt die Gemütsbewegungen in meinem Bewusstsein in Gang.« (Münsterberg, zit. nach Taylor 1996, S. 795). – Als Gegenentwurf zur materialistischen Atomtheorie ist hier Leibniz' Monadenbegriff zu erwähnen, der die »einfachen (oder individuierten, das heißt unteilbaren) Substanzen« zu den »wahren Atomen« des Universums erklärt (Leibniz 1949, 132). Charles Taylor sieht im modernen Materialismus ein beunruhigendes Problem und weist auf kritische Gegenstimmen im 20. Jahrhundert hin, insbesondere auf die Phänomenologie und die Denker Bergson, Husserl, Heidegger, Merleau-Ponty u. a.: »Die offensichtliche Zuflucht, um dieser alles erfassenden Nivellierung abzuhelfen, war die Innerlichkeit: Es sei nicht möglich, die erlebte Welt – die Welt, wie sie im Empfinden und Bewusstsein erfahren, erkannt und umgestaltet werde – von der vermeintlich alles umfassenden Maschine absorbieren zu lassen. [...] Dieser Schachzug, [...] die unterdrückten und vergessenen Elemente der Erfahrungsbedingungen zu retten, ist im 20. Jahrhundert viele Male gemacht worden« (Taylor 1996, 796).

mittelbar mit der Realität des Erlebens zusammen. Indem nun das materialistische Paradigma die messbaren Vorgänge im Gehirn zur primären, ja zur einzigen Wirklichkeit erklärt, verkommen die Phänomene des Erlebens, Denkens, Wahrnehmens, der Wahrheitssuche, des Gewissens, der Moral usw. zu bloß subjektiven Einbildungen und Illusionen. –

Mit der These vom »Geist im Gehirn« hat sich die Hirntheorie eine schwere Hypothek aufgebürdet. In dieser Untersuchung geht es in zweierlei Hinsicht um Entlastungsversuche. Zum einen gilt es die Hirntheorie von fachwissenschaftlichem Detailwissen und informationstechnischem Theoriengestrüpp zu entlasten. Sie ist befrachtet mit biophysikalischen Detailfragen, die aus einer physiologischen eine technologische Disziplin machen, die entscheidenden Fragen zur Hirnfunktion verdecken und das Verständnis der Wissenschaft verbauen (Feyerabend 1981, 12). Von der Auffassung, der menschliche Geist könne durch die Erforschung physiologischer Prozesse im Gehirn erklärt werden, gilt es in der Tat die Hirnforschung zu entlasten. An die Stelle komplexer unbeweisbarer Theorien von Hirnsteuerung und neurokybernetischer Informationsübertragung und Verarbeitung können dann vertiefte humanphysiologische und anthropologische Überlegungen treten, die den naturwissenschaftlichen Tatsachen ebenso wie dem phänomenologischen Erleben gerecht werden.

Zum anderen kann und soll das Individuum von der Bürde der Selbstverantwortung und Freiheit gerade *nicht* entlastet werden. Einem derartigen Entlastungsversuch durch die Wissenschaft ist entschieden zu widersprechen. Persönliche Entscheidungsfreiheit ist zwar auch eine Bürde, die jedoch nicht nur für das Selbstverständnis des Individuums wesentlich (▶ D. 11), sondern auch für das Leben in einer freiheitlichen Gesellschaft und schließlich für die Wissenschaft selbst unverzichtbar ist.

3

Fragen und Thesen

Zur Übersicht des Ganzen exponiere ich einige Hauptpunkte der Untersuchung in fünf Thesen, die ich anschließend kommentiere. In den Kommentaren sind in Klammern die Kapitel angefügt, in welchen die jeweiligen Gesichtspunkte näher ausgeführt werden.

3.1 Warum benötigt die neuronale Weckung von Leistungen keine Informationsübertragung?

> *These: Bewegung und Emotionen, Selbsterleben und andere geistige Aktivitäten werden vom Gehirn zwar geweckt, aber nicht produziert. Die Weckung der Willkürorgane ist ein unspezifischer Vorgang und bedarf daher keiner inhaltlichen (kodierten) Informationsübertragung.*

Hirnprozesse lösen die seelischen und geistigen Leistungen des Menschen aus, ohne sie als solche hervorzubringen. Die Auslöserneurone für Muskeln und Sinnesprozesse sind in Rückenmarks- und Hirnarealen (sog. »Hirnzentren«) lokalisiert, die bei der Interaktion von Leib und Umwelt mit Resonanz reagieren. Dadurch scheinen die jeweiligen Leistungen in den Hirnzentren »repräsentiert« zu sein. Auf solchen Abbildungen oder »Repräsentationen« beruht die *Kartierung des Gehirns* (▶ Abb. 1). Allerdings bilden sich hier nicht die Leistungen selbst, sondern nur die jeweils aktiven neuronalen Auslöser ab.

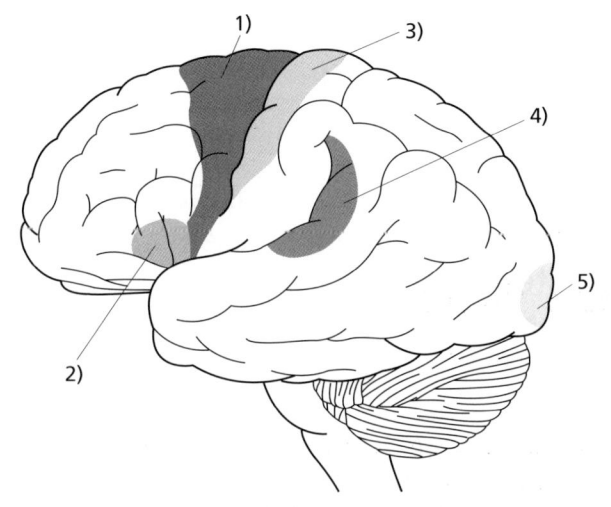

Abb. 1: Kartierung des Großhirns, Ausschnitt. Der besseren Übersicht wegen sind nur einige Hauptgebiete eingetragen. Diese wecken die Gliedmaßen, die Haut, die Sprachorgane und das Sehorgan: 1) Motorisches Primärgebiet (sog. motorischer Kortex) 2) sog. motorisches Sprachzentrum nach Broca im Stirnhirn 3) sensibles Primärgebiet (somatosensibler Kortex im Scheitellappen 4) sekundäres Hörzentrum für Wort- und Klangerinnerungsbilder im Schläfenlappen (Wernickesches Zentrum) 5) optisches Primärgebiet im Hinterhauptlappen, sog. Sehzentrum (modifiziert nach Frick et al. 1987, 361; Strik und Dierks 2008).

Die Resonanzprozesse zwischen Gehirn und Leib stellen *quantitative* Vorgänge der Verstärkung bzw. Dämpfung dar. Der Sinn der Resonanzbildung im Zentralnervensystem liegt darin, dass die Intensität der Nervenerregungen (Amplitude und Frequenz der Aktionspotentiale) gesteigert wird und somit die Schwelle zur Aktivierung der Willkürorgane überschritten werden kann. Dazu bedarf es keiner Übertragung *qualitativer* Informationen. Handeln wird nicht durch festgelegte Programme vom Gehirn gesteuert, sondern entsteht jedes Mal neu im Gestaltkreis Organismus – Umwelt. Bewegung und Wahrnehmung sind unmittelbare spontane Antworten der Vollzugsorgane auf die Umwelt (▶ B. 4). Gliedmaßen und Sinnesorgane verfügen selbst über die jeweiligen Fähigkeiten (*Leibgedächtnis*, ▶ D. 9).

Hirnfunktionen können die Kommunikation mit der Umwelt sowohl exzitieren als auch hemmen oder blockieren. Weckung und Hemmung (Exzitation und Inhibition) sind als Ja-Nein-Antworten die einzigen konkret fassbaren Kommunikationsfunktionen des Gehirns. Darüber hinaus sind keine inhaltlichen Nachrichten oder Signale im Nervensystem zu finden. Für ein Verständnis der aktuellen Interaktion von Gehirn, Leib und Umwelt genügt das Schrittgeber- und Resonanzprinzip der Neurone (▶ D. 1).

3.2 In der Physiologie wird das Gehirn als höherrangiges Organ angesehen, das den übrigen Leib steuern soll. – Besteht ein Hierarchiegefälle zwischen Gehirn und übrigem Organismus?

These: Das Gehirn steht als »Organ unter Organen« auf derselben Stufe wie die Sinnes- und Bewegungsorgane. Die neuronale Evozierung oder Weckung der Willkürorgane ist zwar eine essentielle, aber keine höherrangige Funktion, die hierarchisch über die Eigenaktivitäten des übrigen Leibes zu stellen wäre. Im Übrigen ist das Gehirn geistig leer; es enthält über die genannten Resonanzfunktionen hinaus weder kodierte Informationen noch Steuerprogramme, die eine höhere Stellung gegenüber dem übrigen Leib begründen könnten.

Bekanntlich gibt es sowohl innerhalb der phänomenologischen Leistungen als auch im Nervensystem eine hierarchische Funktionsordnung, aufgrund welcher niedrigere Funktionen durch höhere gehemmt werden.[14] Generell

---

14 Auf einer unbewussten Stufe werden Reflexbewegungen durch erlernte Gewohnheitsbewegungen, diese wiederum durch bewusste Willkürhandlungen, unterdrückt. So wird etwa beim gewohnheitsmäßigen Gehen der Kniesehnenreflex gehemmt, der sonst mit jedem Schritt ausgelöst und zu einem spastischen Gangbild

unterdrücken bestimmte Nervenfunktionen untergeordnete Leistungen. So werden z. B. die Reflexe und die unbewussten Gewohnheitsbewegungen gehemmt um den ungestörten Vollzug hierarchisch höher stehender Willkürakte zu ermöglichen (▶ C. 4). Die Hierarchie dieser Funktionsordnung gilt jedoch nur im neuronalen Binnensystem wie zum Beispiel in der Rangordnung von Hirnrinde, Hirnstamm und Rückenmark sowie im Verhältnis der Leistungen untereinander (Lurija 1996, 39ff; Wiest 2009). Sie gilt aber nicht für das Verhältnis zwischen Gehirn und übrigem Leib, die als Glieder eines festgelegten Gestaltkreises auf derselben Stufe stehen.

Ähnliches gilt für die Konstanthaltung von vegetativen Lebensprozessen wie Wärmegleichgewicht, Selbsterhaltung, Homoiostase (Aufrechterhaltung des Elektrolythaushalts, des Säure-Basen-Gleichgewichts etc.). In einschlägigen Lehrbüchern ist zu lesen, dass dafür im Gehirn übergeordnete Steuerzentren und -programme existieren, welche die Lebensleistungen des Organismus steuern. Man kann deren Annahme nun für sinnvoll halten oder nicht. Für ihre Existenz gibt es jedenfalls bis heute keine Beweise, ihre Behauptung ist ohne belastbare empirische Grundlage. So findet sich etwa für die zentralnervöse Wärmeregulation kein lokalisierbares Wärmezentrum (Banet et al. 1982[15]). Entsprechendes gilt für die Annahme eines sog. Schmerzzentrums im Gehirn, das der Wahrnehmung und Abwehr von Schäden dienen soll, dessen Existenz jedoch gleichfalls nicht belegbar ist (▶ C. 5, Anm.[83]). – Was steht aber tatsächlich hinter der Idee einer

---

führen würde (▶ D. 4). Auf höher bewusster Stufe wird der habituelle Gehrhythmus wiederum durch bewusst willkürliches Setzen des Fußes unterbrochen (»Achtsamkeit«, »Innehalten«). Das Ineinandergreifen stabilisierender Haltungsfunktionen (wie der Sehnenreflexe) und der Aufbau übergeordneter bewusster Leistungen (wie des feinmotorischen Greifens und des Gehens) bilden sich zwar im Nervensystem ab, haben aber ihren Ursprung im ganzen Organismus (▶ B. 4).

15 Die konstante Körpertemperatur der Warmblüter (Homoiothermie) liegt der homoiothermen Wärmeregulierung mit Haut- und Muskelreaktionen (Gänsehaut, Muskelzittern, Gefäßerweiterung, Schwitzen etc.) zugrunde. Sie wird von den vegetativen Zentren im Hirnstamm aufrechterhalten, weshalb man hier die Existenz eines Regelzentrums mit vorgegebenen Zielgrößen angenommen hat. Allerdings zeigt auch schon isoliertes Gewebe in einer Nährlösung eine zur Temperaturhöhe reziproke autonome Stoffwechselregulation: Wird die Umgebung kälter, nehmen Stoffwechsel und Eigenwärme im Gewebe zu und umgekehrt. Eine homoiotherme Temperaturregulation findet somit grundsätzlich auch ohne Nervenfunktion statt. Ein eigenständiges, lokal abgrenzbares Wärmezentrum im Gehirn, dessen Existenz oft behauptet worden ist, ist trotz intensiver Forschung nicht gefunden worden (Banet et al. 1982).

Hirnsteuerung? In der Tat gibt es dem ganzen Organismus übergeordnete Vorgänge: Es sind die *Lebensprozesse* wie zum Beispiel die konstante Wärmebildung, Selbsterhaltung und Homoiostase, Wachstum und Regeneration usw. Indem die Lebensprozesse durch Resonanzfunktionen des Gehirns stabilisiert werden, ist die irrige Auffassung entstanden, dass die dabei aktiven Hirngebiete entsprechende Programme beinhalten müssten (▶ A. 5).

Warum sind körperliche Prozesse und seelische Regungen überhaupt an hierarchisch geordnete Hirnaktivitäten gebunden? Diese Tatsache hängt offenbar mit der Höherentwicklung der Lebewesen und ihrer zunehmenden Emanzipation von der Umwelt zusammen (▶ B. 1). Differenziertere Leistungen können sich nur ausbilden, wenn gleichzeitig untergeordnete basale Regungen gehemmt werden. Damit höhere Akte und Reaktionen sinnvoll abgerufen werden können, müssen sie einer hierarchischen Ordnung unterliegen, in der das Individuum vor dem Rückfall in ältere, primitivere Reaktionen bewahrt wird (▶ D. 5). Während Lebewesen in der Regel nur solche Aktivitäten beibehalten die sich in vergleichbaren Situationen bewährt haben, werden andere unterdrückt und gehemmt, mit denen es negative Erfahrungen gemacht, die es gemieden oder aus anderen Gründen nicht gebraucht hat. Neuronale Hemmungsprozesse begleiten deshalb sämtliche höheren Akte. So sind zum Beispiel Wahrnehmungsentscheidungen in unsicherer Lebenssituation auf hemmende Nervenfunktionen (neuronale Inhibition) angewiesen, welche die zur Täuschung führenden gewohnheitsmäßigen Gedächtnisleistungen unterdrücken (▶ D. 6).

3.3 Gibt es Willensfreiheit? Wird im Organismus die Kontinuität der Lebensvorgänge unterbrochen? Lässt das Gehirn neues Handeln zu?

These: Freiheit ist durch die Hirnfunktionen nicht erklärbar, weil diese untereinander und mit den höheren Körperfunktionen in lückenloser Resonanz stehen und Wahlfreiheit nicht oder kaum zulassen. Indem die Hirnfunktionen das ererbte oder erworbene (gewohnheitsmäßige) Verhalten auslösen und stabilisieren, ist das Gehirn ein konservatives Organ, das von sich aus weder Freiheit zulässt noch Neues hervorbringt. – Wie

> *zu zeigen ist, werden Lebensvorgänge jedoch durch einen Prozess im übrigen Leib unterbrochen der zum Innehalten führt und den Ausgangspunkt für neues Handeln bildet: Die Selbsthemmung der Willkürorgane (▶ C). Neues Handeln geht nicht aus dem Gehirn, sondern aus der lebendigen Interaktion der Gliedmaßen und Sinne mit der Umwelt hervor.*

Freiheit setzt die Möglichkeit voraus, von den festen Bahnen gewohnter Handlungsweisen abzuweichen. Wenn unmittelbar auf die Absicht mechanisch lückenlos die Handlung folgen würde, wenn zwischen Willensentschluss bzw. Gedanke und neuronaler Auslösung kein freier Raum bliebe, wäre auch keine Freiheit denkbar. Es muss somit, wenn es Freiheit geben soll, im Organismus einen offenen Raum des Nicht-Tuns, der Negation, des Vetos (Libet) geben, einen Spielraum zwischen Wollen und Handeln. Ein solcher tritt beispielsweise immer dann auf, wenn man sich nicht gleich zu etwas entschließen kann, sondern zögert und abwartet (▶ C. 4).

Freies Handeln erfordert prinzipiell die Möglichkeit Dinge *unterlassen zu können* (»*Verneinungsfreiheit*« bei René Descartes; *negativer Wille* bei Arthur Schopenhauer; »*Veto-Funktion*« bei Benjamin Libet; ▶ B. 5). Soweit Lebewesen dem unbewussten Willen, dem Drang oder Zwang zu Leistungsvollzügen unterliegen, die reaktiv vom Gehirn getriggert werden, kann es keine Freiheit geben. Da der Organismus von Lebensprozessen durchzogen ist die sein Verhalten bestimmen, kann beim Menschen ein Freiraum nur durch *Unterlassen* von Aktivitäten entstehen. Wenn aber im Gehirn kein physiologisches Korrelat für willentliches Unterlassen, für bewusstes Nein Sagen (Veto) zu finden ist, kann der negative Wille seinen Ursprung nur im übrigen Leib haben. Die physiologischen Prozesse im übrigen Leib, nicht jedoch die Hirnprozesse emöglichen ursprünglich das Unterlassenkönnen, die Verneinung (▶ C).

3.4 Warum sind Bewusstsein, Geist und Ich-Erleben nicht im Gehirn zu lokalisieren?

> *These: Die Phänomene des geistigen und seelischen Erlebens sind selbstgegeben, sie werden von den Hirnprozessen nicht kausal erzeugt, sondern le-*

> *diglich geweckt. Die Lokalisierung des Geistes im Gehirn ist ein Denkfehler, der auf eine theoretische Verdoppelung des Ich-Erlebens zurückgeht.*

Die Neurowissenschaften nehmen eine materielle Verankerung oder Repräsentation des Erlebens im Gehirn an. Damit scheinen sie sich zwar auf einem Umweg auch einer Erfahrung des Geistes zu nähern, laufen aber dabei Gefahr, das Gewicht der materiellen Beweise zu überschätzen und den (immateriellen) Geist selbst zu übersehen oder überhaupt zu leugnen. Geistiges Erleben kann nicht objektiv bewiesen, sondern nur unmittelbar erfahren werden. Wer außer dem realen Erleben des eigenen Leibes und der Umwelt fälschlich noch ein (zweites) Ich-Erleben im Gehirn postuliert, hat damit einen irrealen »Geist« erfunden, der weder erfahrbar noch vorstellbar ist.

Das Gehirn ist die Voraussetzung dafür, dass Bewusstsein entstehen kann. Nervenimpulse müssen den Leib wecken, *bevor* sich das Bewusstsein auf die Welt richten kann (▶ B. 3). Das Bewusstsein selbst tritt nicht im Gehirn, sondern unmittelbar im Leib bzw. in der Umwelt auf. Der Denkfehler des neuzeitlichen Repräsentationalismus ist es, einen abgesonderten Geist im Gehirn zu postulieren, statt eine höhere Ebene *delokalisierten* bewussten Erlebens zu konzidieren. Indem das Ich-Erleben ins Gehirn projiziert wird, gerät die Hirntheorie in eine Aporie, eine labyrinthische Verirrung, aus der sich kein Ausweg mehr findet. Da ein *»Geist im Gehirn«* nicht zu finden ist, scheint – und das ist wohl das noch größere Problem als der eigentliche Irrtum selbst – der menschliche Geist überhaupt nicht zu existieren (▶ D. 11). Der dogmatischen Leugnung des Geistes im Materialismus wird eine pseudowissenschaftliche Rechtfertigung nachgeschoben. Es ist freilich pure *Selbstvergessenheit*, wenn der Mensch als geistiges Wesen mit logischen Argumenten die Erfahrung des (eigenen) Geistes dementiert.

3.5 Zu Sprache und Terminologie von Gehirn und Geist

> *These: Aussagen der Hirnforschung sind häufig zu verwaschen und ungeeignet, um korrekte und verständliche Aussagen zu machen, wie sie für eine Sachdiskussion der wissenschaftlichen Grundfragen notwendig ist. Sprache und Terminologie der Hirntheorie sind daher zu revidieren.*

Aufgrund des Körper-Geist-Dualismus bewegt sich die Sprache der Hirnforschung irgendwo im Niemandsland zwischen Geistes- und Naturwissenschaften. Sie wurzelt wissenschaftshistorisch in der Zeit zwischen 1800 und 1960, in einer Phase, in der Seele und Leib, Subjekt und Objekt zwar scharf, aber nicht ganz richtig geschieden werden (zum Beispiel im sog. psycho-physischen Parallelismus). Zu Recht ist heute erkannt worden, dass die traditionelle dualistische Terminologie widersprüchlich ist und durch eine monistische Sprach- und Begriffsbildung ersetzt werden muss. Allerdings ist die Umsetzung dieser Forderung solange unerfüllbar wie der kausale Körper-Geist-Dualismus weiterhin die herrschende Denkfigur bleibt.

Beispiele einer unklaren oder falschen Begriffssprache sind zum einen die neurokybernetischen Ausdrücke *kodierte Information, Signalübertragung, zerebrale Verarbeitung* und entsprechende Begriffe (▶ B. 3). Beispielsweise ist eine Informations- oder Signalübertragung *ohne einen Inhalt*, der von einem Sender an einen Empfänger übertragen wird, *keine* eigentliche Information, *kein* wirkliches Signal. Eine *Kodierung*, durch die nichts kodiert, das heißt verschlüsselt, wird, ist eine sachlich unrichtige Bezeichnung. Die angebliche *Verarbeitung von Informationen* im Gehirn, bei der sich weder Informationen noch eine Umwandlung derselben durch neuronale Prozesse empirisch nachweisen lassen, ist schlicht Unsinn. Wie schon eingangs bemerkt (▶ Vorwort) hat in Forschung und Klinik inzwischen eine schleichende Erosion der genannten neurokybernetischen Kernbegriffe stattgefunden, wonach neuronaler Informationsfluss, Signalübertragung etc. inzwischen nicht mehr beinhalten was die Worte aussagen. Sie werden deshalb im Folgenden einer terminologischen Kritik und Korrektur unterzogen.

Ein weiteres Missverständnis bezieht sich ebenfalls auf den Begriff der Information: Eine Information ist ein mehr oder weniger fest umrissener Inhalt. Dieser bezieht sich grundsätzlich auf Fakten aus der Vergangenheit, die unveränderlich sind, während das gegenwärtig bewusste Wahrnehmen noch offen, noch im Werden ist. Hier bedarf es einer sorgfältigen phänomenologischen Unterscheidung zwischen *gegenwärtiger* und *erinnerter Wahrnehmung*. Die Gegebenheiten des unmittelbaren Bewusstseins dürfen nicht mit empirischen Fakten vermengt werden. Eben dies geschieht jedoch, wenn man gegenwärtiges Wahrnehmen mit (erinnerter) Information gleichsetzt. Diese Sünde wider den Geist der Sprache ist in der zeitgenössischen Literatur und Wissenschaft leider heute etabliert und mit einer der wesentlichen Gründe dafür, warum das anscheinend unlösbare Gehirn-Geist-Problem entstanden ist: Das Gehirn ist als fest umrissenes Gebilde mit empirischen Begriffen zu beschreiben. Das Phänomen der Wahrnehmung ist dagegen grundsätzlich ergebnisoffen, kreativ und oft mehrdeutig. Sämtliche Fundierungsversuche der Wahrnehmung durch einen angeblichen Informationsfluss oder andere kybernetische Prozesse im Gehirn sind daher verfehlt (▶ A. 3.1). –

Zum anderen haben psychologische Begriffe wie sensorisch und sensibel, willkürlich und motorisch in der Hirntheorie nicht mehr die ursprüngliche Bedeutung von Empfinden und Wollen, sondern sind einem *technomorphen* Bedeutungswandel unterlegen: Mit »*sensorisch*« wird heute lediglich die Wirkung einer Substanz oder eines Prozesses auf spezifisch modifizierbare Aufnahme- bzw. Rezeptorstrukturen bezeichnet. »*Motorisch*« bedeutet soviel wie Auslösung von Körperakten, die Bewegungs- wie auch Sinnesakte sein können. Damit ist nicht mehr ernsthaft die Rede davon, dass die sogenannten sensorischen Nerven isolierte Empfindungen bzw. die motorischen Nerven Willensintentionen übertragen würden. (Letzteres hat aus grundsätzlichen Erwägungen Steiner kritisiert; s. Hensel/Scheurle 1979, Schad 2014). Dass Bewegung und Empfindung untrennbar sind und einem gemeinsamen Gestaltkreis angehören hat Weizsäcker herausgearbeitet (1943); dass die Dichotomie von Motorik und Sensorik mit dem jetzigen Forschungsstand kollidiert, wird von Rizzolatti moniert; darauf gehe ich unten (▶ B. 3) näher ein.

Bedenklich sind weiterhin ambivalente *anthropomorphe* Begriffe wie etwa die der sogenannten *Entscheidungsneurone* (»decision-making neurons« ▶ D. 6). Hier werden durch verführerische Assoziation scheinbare Hirnfunktionen vorgetäuscht, wo menschliches Erleben, Wahrnehmen und Entscheiden vorliegen.

Schließlich gipfelt die Gruppe sprachlicher »Täuschungsdelikte« in dem so verfehlten wie unglücklichen Terminus der sogenannten *Identitätstheorie*. Diese setzt Gehirn mit Ich und Geist, mit Denken und Fühlen gleich und behauptet, *das Gehirn* denke, fühle, entscheide, plane, tue und mache – wie man es richtigerweise nur vom Menschen sagen kann. Die sprachliche Korruption erreicht hier ihren Höhepunkt: Wer als Arzt und Wissenschaftler, Psychologe und Psychotherapeut vom Ich spricht, meint damit nicht das Gehirn und wer Gehirn sagt, meint umgekehrt nicht das menschliche Ich. Wenn jedoch derart unterschiedliche, nicht zu verwechselnde Begriffe als identisch bezeichnet werden, verliert sich mit den Worten auch der Sinn, mit dem Sinn auch der Zugang zu den jeweiligen Ideen und Gedanken, in diesem Falle der Zugang zum Ich-Erleben bzw. Geist. Die falsche Identitätstheorie und das Fehlen differenzierter Begriffe walzt die begriffliche Landschaft der Neurowissenschaft gleichsam wie mit einem Bulldozer zu einer gleichförmig gestaltlosen Oberfläche platt. – Gerade in der Wissenschaft von Gehirn und Geist sind es häufig ambivalente oder falsche Begriffe und Worte, die zu den scheinbar unauflösbaren Irrtümern und Aporien geführt haben.[16]

---

16 Erinnert sei hier an Konfuzius (2012, 79), der vor der verheerenden Wirkung einer ungenauen, die eigentliche Bedeutung verfehlenden Sprache warnt, dadurch Staat und Gesellschaft vom Zerfall bedroht sieht und daher »*zuerst die Sprache in Ordnung bringen*« will: »*Stimmen die Worte nicht / so ist das was gesagt wird nicht das, was gemeint ist. / Ist das was gesagt wird nicht das, was gemeint ist, so kommen die Werke nicht zustande. / Kommen die Werke nicht zustande, so gedeihen Moral und Kunst nicht. Gedeihen Moral und Kunst nicht, so trifft die Justiz nicht. Trifft die Justiz nicht, so weiß das Volk nicht, wohin Hand und Fuß setzen./ Darum dulde man keine Willkür mit den Worten. Das ist alles, worauf es ankommt.*«

4

Leben und Er-Leben: Polaritäten des Bewusstseins

Die Einbeziehung von Erleben und Geist in die Hirnforschung überschreitet, wie deutlich geworden ist, den Begriffsrahmen der traditionellen Naturwissenschaft[17] und verlangt eine umfassende phänomenologische Fragestellung. Erforderlich ist hier, mit Thomas Fuchs, eine

> »Neubestimmung des Verhältnisses von Personalität und menschlicher Natur [...] Eine zentrale Voraussetzung dafür bildet insbesondere eine Klärung des Begriffs des Lebens, der nicht nur den ›Lebenswissenschaften‹ – allerdings weitgehend unreflektiert – zugrunde liegt, sondern der auch das entscheidende Bindeglied von Personalität und Naturalität bildet [...]« (Fuchs 2010b, 3).

---

17 Der Begriffsrahmen der Biowissenschaften wird durch die Methoden der Physik und Chemie gesteckt und reicht für ein Grundverständnis des Lebens nicht aus, noch weniger für das humane Erleben und Bewusstsein, den »*höchsten Ausdruck des Lebendigen*« (Taylor 1996, 794).

Unter Naturalität verstehe ich hier den naturhaften lebendigen Leib, unter Personalität das Empfinden, Erkennen und Handeln des Ichs. Lebensprozesse liegen ebenso leiblichen wie seelischen Vorgängen, den physischen Organen wie dem personalen Geist zugrunde. Um personales Er-Leben darzustellen ist das Leben selbst, über seine engeren physiologischen Bedingungen hinaus, in einem umfassenden Spannungsbogen zu thematisieren.

Grundphänomene des Lebens sind Wachstum und Selbsterhaltung, Produktion und Reproduktion, Kommunikation und Gewöhnung, aber auch Bedürfnis und Entbehrung (Mangel), Hemmung und Störung, Altern und Tod. Leben manifestiert sich stets als Polarität. Produktiv aufbauenden stehen negativ hemmende, abbauende Vorgänge gegenüber. Das Leben hat »Sterbeprozesse« zur notwendigen Antithese (▶ A. 6).[18] Während sich die *positiven Wissenschaften* im Wesentlichen mit den produktiven Lebenserscheinungen befassen, haben für die Phänomenologie Leben und Sterben eine vergleichbare, komplementäre Bedeutung.[19]

Die Polaritäten von Aufbau und Abbau sind für die Konstitution des geistigen Lebens grundlegend.[20] Das geistige, seelische und leibliche Leben

---

18 Steiner 1917/1983, 167f – Der Todesbegriff ist in diesem Zusammenhang als Polarität zum Lebensbegriff aufzufassen und daher nicht mit Sigmund Freuds *Todestrieb* (Thanatos) zu verwechseln. Freud (1920) geht auch hier vom Triebbegriff aus, der als Eigenschaft des Lebens mit einer Wendung ins Psychische, unter anderem durch eine Tendenz zur Selbstaggression gekennzeichnet ist. – Der hier gemeinte umfassende *Todesbegriff* bezeichnet dagegen gerade keinen Trieb, sondern die Negation, die Verneinung des Lebens. So ist das teilweise *Absterben* angeborener Triebe in der Kulturentwicklung die primäre Folge der im Leib wirksamen Selbsthemmung (▶ C) und damit gerade nicht auf einen weiteren Trieb zurückzuführen.
19 Störung, Hemmung, Lähmungs- und Sterbeprozesse sind, wie im folgenden Kapitel gezeigt werden kann, als Unterbrechung des Lebensgeschehens von maßgeblicher Bedeutung für die Ausbildung der Sinne und des Bewusstseins. Dewey (1931) sieht in einer »*Störung der Gewohnheit*« die Voraussetzung für das Entstehen von Bewusstsein (Bollnow 1970, 40ff). – Steiner (1983, 167f) spricht von der »*ablähmenden Kraft des im gewöhnlichen Bewusstsein lebenden Seelenseins*«, wobei das Bewusstsein der Gegenpol zum vitalen Leben sei, der zur »Herablähmung« des letzteren führe.
20 Zum Komplex von Gehirn, Vitalität und Geist schreibt Peter Matthiessen, zwischen Evolution und Devolution (Rückbildung) unterscheidend: »Zudem würde ich die Grundlagen einer um anthroposophische Aspekte erweiterten Anthropologie skizzieren, der zufolge Wahrnehmung und Denken nicht auf dem Boden evo-

unterliegt einem dauernden Entstehen und Vergehen, einem »Stirb und Werde«. Erleben und Bewusstsein können nur dort entstehen, wo das organische Leben unterbrochen wird, eine Störung erfährt, einem tendenziellen Sterbeprozess unterliegt. Im Unterschied zu den organischen Lebensprozessen wie zum Beispiel der Wärmebildung, der Regeneration usw. sind die seelisch-geistigen Vorgänge des Erkennens, Denkens, Fühlens, Wahrnehmens, Wollens, Planens usw. flüchtiger Natur. Sie sind immer nur in der unmittelbaren Gegenwart, im Augenblick des Entstehens, *in statu nascendi* erfassbar.[21] *Sie bilden sich jeden Augenblick neu, sind nicht festzuhalten und werden deshalb als unkörperlich, immateriell oder geistig erlebt.*

Trotz der Immaterialität gegenwärtigen Erlebens ist das menschliche Geistesleben von erstaunlicher Beständigkeit. Es kommt für das Ich-Erleben offenbar nicht so sehr auf das Was als vielmehr auf das Wie, auf die *Qualia*, auf die unmittelbaren Sinnesempfindungen an. Nicht die Materie, nicht die jeweilige gesellschaftliche und historische Ausprägung des Geisteslebens, sondern der menschliche Geist selbst ist die wesentliche, vielleicht sogar die einzige Konstante der Lebenswelt. Während Religion und Mythologie, Kunst und Wissenschaft, Werkzeuggebrauch und Technik im Lauf der Weltgeschichte ständig Wandlungen durchlaufen, neue Formen erzeugen und frühere Anschauungen und Paradigmen aufgeben, bleibt das Geistesleben selbst mit dem Menschsein unaufhebbar verbunden.

---

lutionärer, sondern devolutionärer Vorgänge sich abspielen, also ein reziprokes, oppositionelles Verhältnis zwischen Lebensvorgängen und Er-Lebensvorgängen besteht« (Matthiessen 2011, 1).

21 Wenn seelisch-geistige Vorgänge durch das Gedächtnis reproduziert und rekonstruiert werden, sind sie nicht mehr das originäre Wirklichkeitserleben der Gegenwart. Die Spiegelung bzw. Verdoppelung der Welt im Gedächtnis ist vom gegenwärtigen Bewusstsein zu unterscheiden, das einmalig und nicht erinnerbar ist (▶ S. 109, Anm.[68]).

5

Lebensphänomene und Konstitution der Wirklichkeit

Unter Lebensprozessen verstehe ich die allgemeinen übergeordneten Phänomene, welche die materiellen Vorgänge des Organismus durchziehen und das Leben im Ganzen ausmachen. Dazu gehören im Besonderen die Vorgänge des Wachstums und der Erhaltung, der Ernährung und Absonderung, der Atmung und Wärmebildung, der Regeneration und Reproduktion (Sexualität). Lebensvorgänge sind die *immaterielle Matrix* des Organismus. Sie können phänomenologisch durch unmittelbares »Mitleben mit dem Lebendigen« (Weizsäcker 1943) erfahren, aber nicht auf Vorgänge im Gehirn oder auf molekulargenetische Vorgänge in den Zellen u. ä. zurückgeführt werden. Während die materiellen Organprozesse immer erst durch die Lebensvorgänge verständlich werden, lassen sich diese nicht umgekehrt auf jene zurückführen.[22]

---

22 »Um Lebendes zu erforschen, muss man sich am Leben beteiligen. Man kann zwar den Versuch machen, Lebendes aus Nichtlebendem abzuleiten, aber dieses Unternehmen ist bisher misslungen. [...] Leben finden wir als Lebende vor; es

Es wäre jedoch zu eng, wollte man die Lebensvorgänge allein auf *die organischen* Funktionen beschränken. Auch Gedächtnis, Wahrnehmung, Bewegung, Denken, Fühlen usw. sind Lebensprozesse, die in ihrer Gesamtheit das *Kreativpotential* des Menschen ausmachen. Beispiele für das mit den unbewussten Lebensprozessen besonders eng verbundene Kreativvermögen sind Phantasie, Vision und Traum, bei denen das in unbewussten Tiefen schlummernde Eigenleben als gedanklich-bildhafter, oft abgerissen bruchstückhafter *Text* ins Bewusstsein tritt und im Gedächtnis festgehalten werden kann.

Die Verkörperung des menschlichen Ichs (embodiment) verdankt sich im Wesentlichen dem schöpferischen Vermögen der Sinne, dem fühlenden Wahrnehmen und Bewegen (▶ D. 7). Die höheren Leistungen der Verkörperung sind stets an die Mitwirkung des Gehirns gebunden, das die Erfolgsorgane weckt und ihre Eigenaktivität auf dem erforderlichen Niveau erhält; darüber hinaus sind dem Gehirn jedoch keine eigenen kreativen Potenzen zuzuschreiben. In der Partnerschaft mit dem übrigen Leib ist seine Funktion im Wesentlichen auf *Weckung, Erhaltung und Stabilisierung* höherer Lebensprozesse beschränkt.

Die Welt der gegenwärtigen Wahrnehmung ist keine Konstruktion des Gehirns, wie oft behauptet wird. Sie wird durch die Sinne nicht konstruiert, sondern *konstituiert*. Die wirkliche Welt entsteht nicht durch Produktion oder *Konstruktion*, sondern durch *Konstitution* (▶ A. 5). Der Unterschied zwischen Konstruktion und Konstitution ist daran fest zu machen, dass zwar im Gedächtnis und in der Erinnerung Vorgänge reproduziert und konstruktiv auf- und umgebaut werden (sogenannte »Verarbeitung«), nicht aber im unmittelbaren Wahrnehmen. So lassen sich erinnerte und gegenwärtige Wahrnehmungen klar unterscheiden: Erinnerung wird *(re-)konstruiert*, was immer wieder auch zu Täuschungen führen kann. Die gegenwärtige Wahrnehmung aber wird (durch die Interaktion

---

entsteht nicht, sondern es ist schon da, es fängt nicht an, denn es hat schon angefangen. [...] die Wissenschaft hat mit dem Erwachen des Fragens mitten im Leben angefangen« (Weizsäcker 1943, S. V). Eine Erklärung von Lebensvorgängen durch mechanisch-kausale Denkmodelle bleibt stets fragwürdig, weil sie bereits voraussetzt, was man zu erklären sucht. – Steiner (1910/1970, 50ff) unterscheidet sieben Lebensprozesse: Wachstum, Erhaltung, Ernährung, Absonderung, Atmung, Wärmung, Reproduktion (oder Sexualität; Steiner bezeichnet den letzteren mit Regeneration gemeinsam als *einen* Lebensprozess). – In der Physiologie werden *Lebensprozesse* oft durch den Zusatz »Eigen-« oder »Selbst-« charakterisiert (zum Beispiel Eigenwärme, Eigenbewegung, Selbsterhaltung usw.).

von Leib und Umwelt) *konstituiert*, ohne dass dem Betreffenden eine willkürliche Beeinflussung derselben möglich wäre (s. u.). Weil die Sinne jedoch nicht nur im gegenwärtigen Erleben aufgehen, sondern auch Gedächtnisleistungen produzieren, umfassen die kreativen Lebenserscheinungen stets mehr als nur die gegenwärtige Wirklichkeit, nämlich auch das konstruktive Spiel mit Möglichkeiten. – Im Folgenden skizziere ich den Weg von den Leistungen der Sinnesorgane, einschließlich der sogenannten Sinnestäuschungen, bis hin zur Verkörperung des Menschen in der gegenwärtigen Wahrnehmungswirklichkeit.

Die Kreativität der Sinnesorgane lässt sich am Beispiel der *farbigen Nachbilder* des Auges anschaulich darstellen, einem staunenswerten phänomenologischen Paradigma. Der Naturforscher und Dichter Goethe hat die optischen Nachbilder erstmals genauer erforscht und beschrieben (Goethe 1947, 94ff). Farbige Nachbilder entstehen nach längerem Betrachten einer Farbe, zum Beispiel Rot, nach deren Entfernung an derselben Stelle im Raum auf einer weißen Fläche die Gegenfarbe, in diesem Fall ein oszillierendes blau-grünes Farblicht gesehen wird. Das Nachbild erscheint stets in der *Gegenfarbe* (wie die dem Hauptbild im Farbkreis gegenüberliegende Farbe genannt wird) und hat ungefähr dieselbe Größe wie dieses. Es kann als »inneres Licht« mit dem Blick wie mit einem Scheinwerfer auf verschiedene Stellen im Raum projiziert werden, wobei es sich je nach Abstand der Projektionsfläche vom Auge proportional vergrößert oder verkleinert. – Das Nachbild ist ein erstaunliches, für manche Menschen geradezu beunruhigendes Phänomen, das in der Umwelt gesehen wird, ohne dass dort eine solche Farbfläche objektiv vorhanden wäre. Das Nachbild ist dennoch keine bloße Täuschung sondern ein gesetzmäßiges Phänomen, das sich durch den ganzen Farbkreis durchkonjugieren lässt. So tritt nach weißem Hauptbild ein dunkles Nachbild, nach schwarzem ein helles, nach blauem ein oranges, nach rotem ein blau-grünes Nachbild auf usw.

Was haben die Produktionen des Auges mit der Wirklichkeit zu tun? Und welcher Zusammenhang besteht zwischen dem Lebensprozess der Nachbilderzeugung und dem Sinneselement *Licht*? – Sehorgan und Lichtwelt sind ihrem Ursprung nach miteinander verwandt. In der Evolution hat das Licht eine induzierende Wirkung auf die Bildung des Sehorgans, während umgekehrt die dauernde Abwesenheit von Licht zur Erblindung und Degeneration des Auges führt. Nach Goethe sind Licht- und Farbempfindungen keine bloß subjektiven Empfindungen oder gar Illusionen, sondern haben eine organbildende Kraft und gehören einem universal kosmischen Lebenszusammenhang an:

A Zur Einführung

a) Hauptbild dunkelrot – Nachbild helles blaugrün

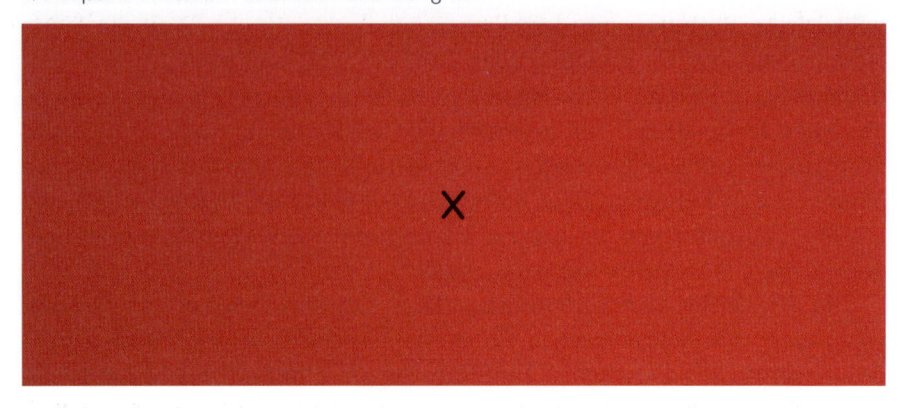

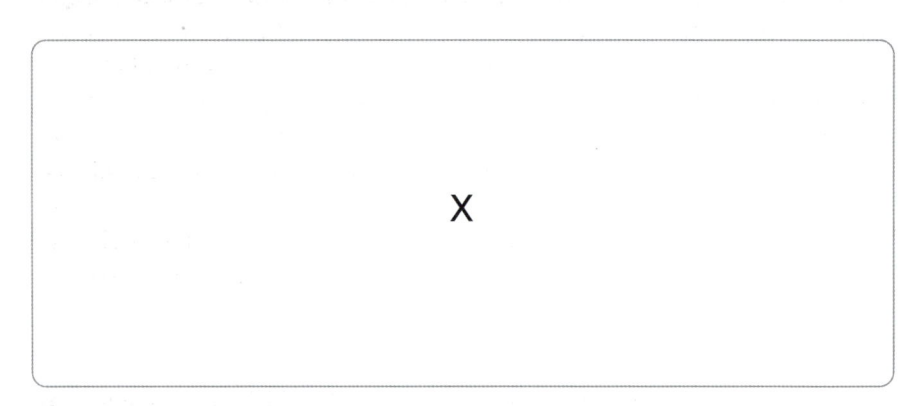

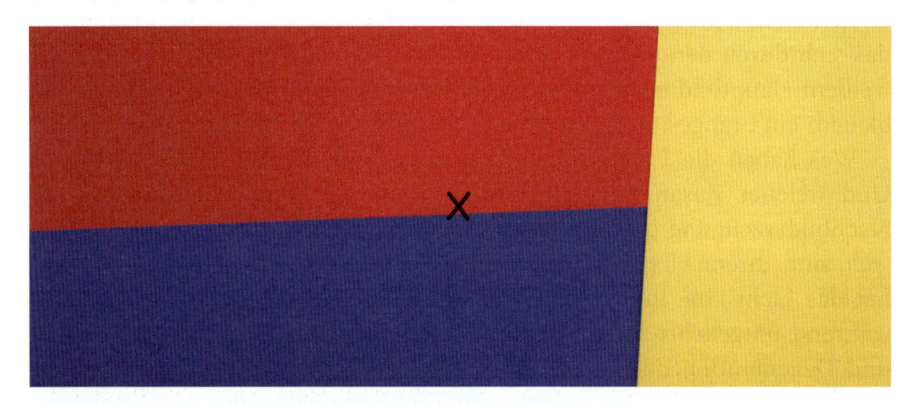

b) Hauptbild rot, cyan, gelb – Nachbilder blaugrün, orange-gelb, lila

Abb. 2: Physiologische Nachbilder – Man fixiert die Mitte eines farbigen Hauptbildes für etwa 15 Sekunden und anschließend das Kreuz im dazwischen liegenden weißen Feld (Hauptbilder abdecken!). Um das Kreuz herum erscheint nun im weißen Feld das vom Auge produzierte Nachbild in den Komplementärfarben, die zarter, aber auch *lebendiger* erscheinen als die Hauptfarben.

> »[...] Wir sagten, die ganze Natur offenbare sich durch die Farbe dem Sinn des Auges. [...] Das Auge hat sein Dasein dem Licht zu danken. Aus gleichgültigen Hilfsorganen ruft sich das Licht ein Organ hervor, das seinesgleichen werde, und so bildet sich das Auge am Licht fürs Licht, damit das innere Licht dem äußeren entgegentrete. [...] Wir können in der Finsternis durch Forderungen der Einbildungskraft uns die hellsten Bilder hervorrufen. Im Traume erscheinen uns die Gegenstände wie am vollen Tage. [...] Ja, wenn das Organ einen mechanischen Anstoß erleidet, springen Licht und Farben hervor« (Goethe 1947, 88f).

Sehwahrnehmungen entstehen durch unterschiedliche Anlässe, angefangen vom zufälligen »mechanischen Anstoß« bis zur Interaktion des Auges mit Licht und Farben in der Umwelt. Grundsätzlich führen *spezifische* wie *unspezifische* Reizung von Sinnesorganen zu ähnlichen Empfindungen[23], zunächst unabhängig von der Frage der Wirklichkeit oder Täuschung. Bei mechanischer Reizung des Sehnervs, wie zum Beispiel bei Schlag aufs Auge, werden Licht, Farben und Formen (»Sternchen«) gesehen; bei Reizung der Rezeptorzellen des Innenohrs hört man Töne und Knalle; bei lokaler Reizung des Gleichgewichtsorgans erlebt man Schwindel und Schwanken von Leib und Umwelt, bei Reizung des Riechnervs spezifische Geruchserlebnisse usw.[24]

---

23 Sog. »Gesetz der spezifischen Sinnesenergien« (Müller 1840): Die Aktivierung der Sinnesorgane setzt spezifische Empfindungsqualitäten frei. Diese entstehen bei der Begegnung der Sinnesorgane mit den qualitativen Elementen der Umwelt wie Licht, Schall, Geruch usw. (spezifische oder adäquate Reize). Ähnliche Empfindungen können aber auch durch die Reizung isolierter Nerven und Sinnesorgane mittels unspezifischer (das heißt dem Sinnesgebiet inadäquater), zum Beispiel mechanischer, elektrischer, chemischer und anderer Reize hervorgerufen werden.

24 Ähnlich wie eine *unspezifische Reizung* wirkt auch das Gegenteil, der völlige Entzug von Sinnesreizen (*sensory deprivation*). In einer geschlossenen, finsteren, schallgedämpften und der Körpertemperatur thermisch angeglichenen Kammer erleben Versuchspersonen nach einiger Zeit heftige, in der Regel beängstigende und oft unbeherrschbare Halluzinationen. Diese Wahrnehmungen gehen auf autonome, modal differenzierte Lebensprozesse in den Sinnesorganen zurück. Die jeweiligen Sinnesaktivitäten werden wiederum durch evozierende Impulse vom Gehirn erregt. Andererseits treten bei Versuchspersonen, die dabei meditieren bzw. sich intensiv auf Gedanken konzentrieren, offenbar kaum Halluzinationen und Ängste auf. Das haben entsprechende Versuche gezeigt, wie sie u. a. im Zusammenhang mit U-Boot- und Raumfahrt-Training durchgeführt worden sind (Schaefer 1964; s. a. Hebb 1955, zit. nach Lurija 1996, 51).

Die Nachbilder des Auges und andere Nacheffekte der Sinne sind oft zu Unrecht als subjektive, bloß zufällige Erscheinungen abgetan worden. In Wirklichkeit sind sie nämlich *Phänomene vitaler Kompensation*, das heißt übergeordneter Lebensvorgänge zur *Erhaltung des Lebensganzen*. Für den Organismus sind einwirkende Sinnesreize keine neutralen mechanischen Vorgänge, sondern spezifische Fremdeinwirkungen, gegen die er sich ebenso spezifisch zur Wehr setzt. Ein bestimmter Farbreiz stellt eine nötigende Einwirkung dar, auf die der Organismus mit polaren Lebensprozessen antwortet. Das längere Betrachten einer einfarbigen Fläche ist nach Goethe (1947, 298), »*eine gezwungene Lage, in der das Organ nur ungern verweilt*« und die es deshalb durch einen gegensätzlichen Lebensprozess kompensiert. Der Organismus bringt farbige Nachbilder zur Wahrung der eigenen Lebensganzheit (Totalität) hervor. Wird das Sehorgan durch eine *rote Farbe* in eine einseitige Richtung gedrängt, setzt es sich durch spontane Produktion der polaren, im Farbkreis gegenüberliegenden *grünen Gegenfarbe* ins Gleichgewicht, um sich von der erlittenen Einseitigkeit gleichsam wieder zu heilen:

> »[...] So führt uns das Bedürfnis nach Totalität, welches unserem Organ eingeboren ist, aus dieser Beschränkung heraus; es setzt sich selbst in Freiheit, indem es den Gegensatz des ihm aufgedrungenen Einzelnen und somit eine befriedigende Ganzheit hervorbringt« (Goethe 1947, 299).

Das Leben im Allgemeinen, die Sinne im Besonderen antworten auf störende Einwirkungen von außen mit responsiven Gegenprozessen (zum Beispiel auf Kälte mit erhöhter Wärmebildung, auf Hitze umgekehrt mit Wärmeabgabe durch Schwitzen usw.). Sinnesreaktionen sind primär autonome Phänomene, die nicht aus den physikalisch-chemischen Abläufen in Sinnesorganen oder Gehirn ableitbar sind. So lässt sich mit den Methoden der Physiologie nicht erklären, warum als Nachbild gerade die Gegenfarbe zur Hauptfarbe statt einer anderen Farbe auftritt (zum Beispiel folgt auf Mittelblau stets ein oranges Nachbild, weder ein gelbes noch ein rotes). Dass das Auge die genaue Gegenfarbe hervorbringt ist, im Sinne Goethes, als Streben des Organismus nach möglichst vollständiger Restitution der eigenen Ganzheit zu verstehen.

Neben den farbigen Nachbildern ist hier an weitere Eigenproduktionen der Sinne zu erinnern. Eigenproduktionen im *engeren* sind von solchen *im weiteren Sinne* zu unterscheiden. Zu den ersteren gehören außer den Nachbildern zum Beispiel die Nacheffekte des Tastsinns (mittelschwere Dinge erscheinen leichter, wenn man unmittelbar vorher schwerere Gewichte gehoben hat), des Bewegung- und Gleichgewichtsinns (nach längerem Schiffsaufenthalt wieder an Land scheint der feste Boden zu schwanken) usw.[25]

Zu den Eigenproduktionen *im weiteren Sinne* ist das reaktive Hervorbringen von Hör-, Sprach- und Gedankenempfindungen, zum Beispiel *nachklingenden* Wortbildungen, poetischen, musikalischen, bildhaften und anderen kreativen Wahrnehmungen zu zählen. Vision, Imagination und Traum sind neuschöpferische *innere Sehwahrnehmungen*, die unabhängig von der Interaktion des Auges mit der Außenwelt auftreten. Die den Sinnen zugrunde liegende produktive Einbildungskraft, die *schöpferische Phantasie*, ist unlösbar mit der Wahrnehmung, mit Imagination und Inspiration, mit Déja-Vu und Intuition verwoben.[26]

Künstlerische, philosophische sowie auch wissenschaftliche Schöpfungen entstehen offenbar nicht nur zufällig, sondern kompensieren

---

[25] Nacheffekte des Gleichgewichtssinns entstehen zum Beispiel bei Adaptation an schräge Strukturen: Betrachtet man für längere Zeit schräg stehende Streifenmuster, werden anschließend senkrecht stehende Streifen in der Gegenrichtung schräg geneigt gesehen (Hajos 1969). – Nacheffekte der Bewegungswahrnehmung entstehen beim Ansehen strömender Bewegungen etwa eines Baches, einer drehenden Spirale usw. und anschließendem Betrachten ruhender Strukturen, die danach visuelle Fließphänomene in umgekehrter Bewegungsrichtung zeigen usw. – In allen Fällen entsteht im Anschluss an die Wahrnehmung ein zur vorangehenden Empfindung polarer Prozess, der auf Wiederherstellung der Ganzheit (»*Totalität*«) als einer Grundeigenschaft des Lebens hinweist.

[26] Kant nennt die produktive Einbildungskraft »*ein notwendiges Ingredienz der Wahrnehmung selbst*«, womit er jener den Rang einer primären Wahrnehmungseigenschaft erteilt (zit. n. Safranski 2004, 168). – Auch manche Denker des 18./19. Jahrhunderts (F. Schleiermacher, S. T. Coleridge, F. v. Hardenberg genannt Novalis u. a.) räumen der schöpferischen Phantasie eine zentrale Stellung ein. Nach Charles Taylor (1996, 659) ist hier zu unterscheiden »zwischen bloß reproduktiver Einbildungskraft, die dem Gemüt nur das schon Erfahrene neuerlich vorführt [...], einerseits, und der schöpferischen Einbildungskraft, die etwas Neues und Beispielloses hervorbringt, andererseits. Diese Unterscheidung wird dann in der Romantik besonders wichtig. Coleridge formuliert sie durch seine berühmte Gegenüberstellung von (bloß reproduktiver) ›fancy‹ und der eigentlichen Einbildungskraft, der ›imagination‹«. – Entscheidende Konsequenzen folgen hieraus für »*alle menschliche Wahrnehmung*« (Taylor), die von diesem Unterschied zehrt. Die Manifestation des menschlichen Selbstbewusstseins im konkreten »Ich bin« bei Coleridge (Uehlein 1982) ist zugleich Ursprung der schöpferischen Phantasie, von Taylor (ebenda) das »*erste Agens*« überhaupt genannt: »Die primäre EINBILDUNGSKRAFT ist nach meinem Dafürhalten die lebendige Kraft und das erste Agens aller menschlichen Wahrnehmung sowie eine im endlichen Geist erfolgende Wiederholung des im unendlichen ICH BIN vollzogenen ewigen Schöpfungsakts«.

A Zur Einführung

Mangelzustände und Bedürfnisse. Sie werden durch *einseitige Lebensprozesse* angeregt und herausgefordert. Dies gilt auch für Kunst und Wissenschaft! Bringen sie nicht auch ihre Werke, hierin vergleichbar den Nachbildern, mit innerer Notwendigkeit zur *Wiederherstellung einer gestörten oder verletzten Ganzheit* hervor: als Antworten auf bohrende Fragen, erlittene Mangelzustände oder schwere Krisen? Störung, Einseitigkeit und Leiden können Menschen zu produktiver Eigentätigkeit und Selbststeigerung anregen. Indem Sinneswahrnehmung und künstlerische Tätigkeit derselben Quelle entspringen, ist wie gesagt keine scharfe Grenze zwischen physisch-organischen und seelisch-geistigen Lebensvorgängen auszumachen.

Hier ist ein wesentlicher Punkt berührt, nämlich die Frage, was eigentlich unter *Wirklichkeit* zu verstehen ist. Wahrnehmen und Denken können zwar manchmal täuschen. Dennoch bilden sie den einzigen Zugang zur Wirklichkeit des Lebens. – Wie unterscheiden sich aber reale von irrealen Wahrnehmungen, was meinen wir überhaupt mit Wirklichkeit? Die Wirklichkeit der Phänomene ist offenbar weder eine Summe physikalischer Fakten noch eine Abbildung der Dinge in Sinnesorganen und Gehirn. Wirklichkeit ist überhaupt nichts Fertiges, sondern ist ständig neu im Entstehen begriffen. Sie ist nichts Totes, sondern etwas Lebendiges, das durch Sinnes- und Denktätigkeit, ähnlich dem Werk des Künstlers, immer wieder neuschöpferisch hervorgebracht wird – nach dem Satz Heraklits »*alles ist im Fluss*«.

Die Wirklichkeit wird zwischen Leib und Umwelt konstituiert, indem laufend Interaktionen zwischen Sinnesorgan und Sinneselement (Auge und Licht, Ohr und Schall, Haut und Widerstand etc.) stattfinden. So entstehen Tast- und Sehwahrnehmung nicht durch passive Abbildung, sondern durch aktive Mitbewegung (▶ S. 11). Die Erfahrung der Wirklichkeit scheint dabei auf eine Vermittlung zwischen Eigenproduktion und Umweltinteraktion hinauszulaufen – eine Gratwanderung! Wenden wir uns zunächst wieder der visuellen Wahrnehmung zu!

Die Bilder einer Landschaft, eines Gegenstands, eines Gesichts usw. bilden sich erst durch die Interaktion von Sehorgan und Umgebungslicht heraus. So sorgt das Prinzip der Irisblende dafür, dass überschießendes Raumlicht abgehalten und Hell-Dunkel-Kontraste verstärkt werden. (Ohne Blende träfen lediglich diffuse Licht-Irradiationen auf die Netzhaut des Auges, Lichtquellen würden sich vom dunkleren Hintergrund nur verschwommen abheben; beispielsweise werden bei medikamentöser Pupillenerweiterung Sehbilder unscharf!) Die Bildentstehung ist weiter auf die Fokussierung durch Hornhaut und Linse angewiesen die das Umgebungslicht zusammenziehen. Das sichtbar werdende scharfe Bild ist das Ergebnis einer exakten Interaktion von Sehorgan und Raumlicht: *Farbe, Umriss, Räumlichkeit* (sog. Tiefensehschärfe) der Sehdinge werden *nicht bloß konstruiert oder abgebildet*, sondern vielmehr *exakt konstituiert und kreiert*.

Ebenso anschaulich wird diese Interaktion bei der Spiegelung einer Lichtquelle im Wasser, die sich als Lichtbahn zum Auge des Beobachters hinzieht, die aber *ohne Auge nicht existiert*. Kann man hier eine »objektive« von einer »subjektiven Wirklichkeit« unterscheiden? Offenbar nicht. So ist eine gespiegelte Lichtstrasse auf dem Wasser, die sich von der Sonne zum Auge des Betrachters hinzieht, sowohl Erlebnis als auch Ereignis; sie hängt zwar von dessen Blick ab, ist aber fotographierbar. Ähnliches gilt für das eigene Spiegelbild. – Die Sehwelt realisiert sich stets aus der Perspektive des Beobachters. Die Wirklichkeit ist nie rein objektiv. Sie wird aus einem bestimmten Blickwinkel konstituiert, der den Standort des Leibes mit einschließt und die Stellung des Wahrnehmenden mit abbildet. Daher gibt es weder unperspektivische noch objektive Bilder. Es gibt *keine Wirklichkeit ohne Beobachter,* kein Objekt ohne Subjekt. Der Wahrnehmungsprozess konstituiert den gegenwärtigen Augenblick, die sinnliche Wirklichkeit entsteht weder allein in der Außenwelt noch nur im Sinnesorgan. Die Existenz der Bilder verdankt sich vielmehr der exakten kreativen Interaktion von Licht und Auge.

Unterschiedliche Perspektiven bedingen das Schwebende, Mehrdeutige der Sinne, das der empirischen Einstellung oftmals als Täuschung erscheint. Beispielsweise können lern- und kulturbedingte Sehgewohnheiten dazu führen, dass dieselben Wahrnehmungsdinge unterschiedlich groß erscheinen (s. u.). – Daher werden immer wieder neue Sichtweisen der Welt zum Beispiel von Künstlern entdeckt, die oft von ihren Mitmenschen aber zunächst nicht geteilt werden. Beispielsweise zeigt die Malerei vor und nach Entdeckung der räumlichen Perspektive eine unterschiedliche Auffassung der visuellen Wirklichkeit.[27] Indem der eigene Standort und seine Beziehung zu näheren und ferneren Sehobjekten mit einbezogen werden, erscheinen dem Blick nahe Bäume größer als ferne Berge. (In der alten by-

---

27 Die physiologische Bildentstehung wird durch kulturell erworbene Sehleistungen wie die Entdeckung der Zentralperspektive modifiziert, die durch Erinnerung und Gewohnheit unser heutiges Sehen bestimmt. So malen Cimabue und Giotto im 13.-14. Jahrhundert noch nicht perspektivisch, während ein, zwei Jahrhunderte später etwa Alberti, Massacio und Ucello, dann Leonardo und Dürer u. a. die visuelle Welt aus moderner Sicht erst perspektivisch »richtig« darstellen.

zantinischen Malerei spielt die lokale Distanz eine geringere Rolle; damals werden zum Beispiel wichtige Personen unabhängig von der Entfernung größer dargestellt als weniger wichtige: sog. *Personenperspektive*.) Das zentralperspektivische Bild entspricht sogesehen einem durch Einbeziehung des eigenen Standorts entstandenen neuartigen Sehprozess.

Damit kann eine veränderte Perspektive die Wirklichkeit der Bilder in Frage stellen. Das gilt für alle durch Lernen und Denken veränderbaren Sichtweisen. So haben etwa im tiefen Dschungel lebende und an kurze Sehdistanzen gewöhnte Eingeborene eine Büffelherde in der Ferne für Fliegen gehalten, weil Büffel ihrer einschlägigen Erfahrung nach große Tiere sind. Auch sonst werden im Sehen häufig Erinnerungen und Gedächtnisbilder reproduziert, welche die gegenwärtige Wirklichkeit verdecken. Eingefahrene Sehgewohnheiten, Nacheffekte und Erinnerungsbilder werden so zur Ursache von sogenannten optischen Täuschungen (s. u.).

Auch zum *Übersehen* und *Nicht-Sehen* von Dingen kommt es offenbar u. a. deshalb, weil sich Erinnerungen und Erwartungen als *Vor-Stellungen* »vor den Blick stellen«, das heißt, die gegenwärtige Wahrnehmung im wörtlichen Sinn »verstellen« und das Erkennen der Wirklichkeit verhindern. – Allerdings lassen sich die Täuschungen des Sehsinns in der Regel ohne großen Aufwand berichtigen. So durchschauen wir etwa die »Täuschung« beim Spiegelbild, indem wir das, was daran nicht der Wirklichkeit entspricht, umdeuten und »richtig sehen« lernen. Der Autofahrer muss beim Blick in den Rückspiegel üben linke und rechte Seite vertauscht zu sehen usw.

Schwieriger ist das Durchschauen mancher optischer Täuschungen (▶ Abb. 3). Aufgrund der Erfahrung des räumlichen Sehens erscheinen zwei metrisch gleich lange Linien unterschiedlich lang (*Pfeiltäuschung*). Die scheinbare Ungleichheit erschafft im räumlichen Kontext eine perspektivische Wirklichkeit, die aber, aus diesem herausgerissen, als Täuschung wirkt. Beim *unmöglichen Dreieck* bewirkt die Erinnerung an die Perspektive, dass dieselben Linien zugleich als vorn *und* hinten gesehen werden können. Die Figur »junge oder alte Frau« springt abwechselnd um,

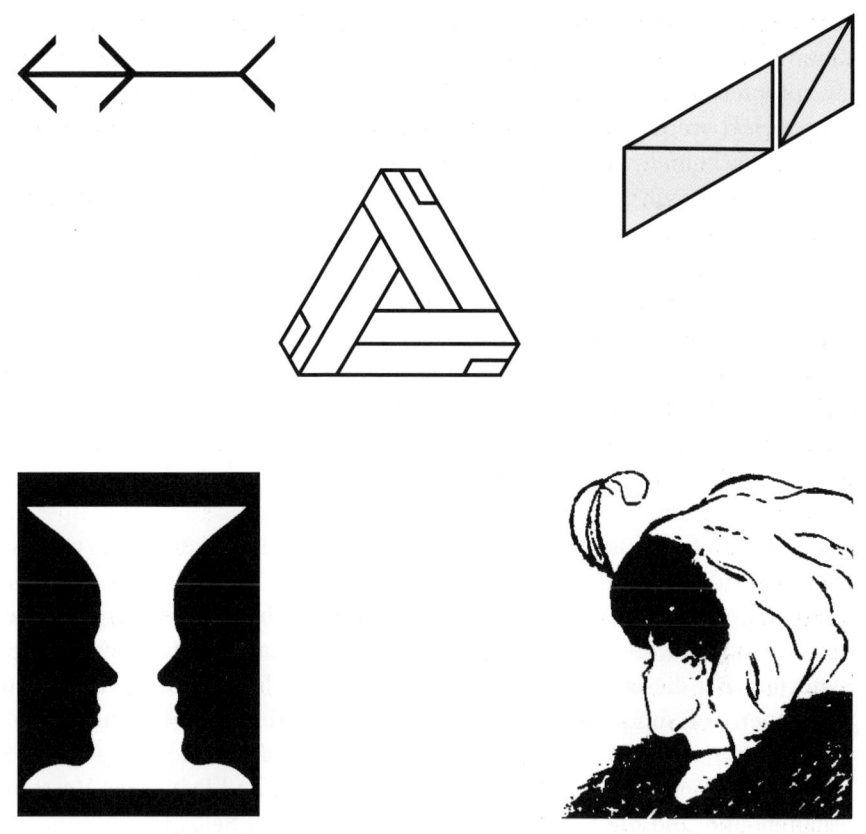

5 Lebensphänomene und Konstitution der Wirklichkeit

Abb. 3: Die beiden Pfeillinien bzw. die beiden Diagonalen der oberen Reihe wirken ungleich lang (Müller-Lyer'sche Pfeil- bzw. Diagonal-Täuschung) aufgrund der perspektivischen Interferenz. Das »unmögliche Dreieck« der zweiten Reihe gewinnt seine optische Existenz durch Linien auf der Zeichenebene, wobei der Eindruck einer räumlich unmöglichen Figur auf die unterschiedlichen Perspektiven der drei Balken zurückgeht. Unterschiedliche visuelle Erinnerungsperspektiven bedingen schließlich das Umspringen der Figuren in der unteren Reihe: Gesichter – Vase; alte – junge Frau.

keine der beiden Gestalten lässt sich mit dem Blick auf Dauer festhalten. Ähnlich kann auch das eigene Spiegelbild, je nach Absicht und Erwartung, zugleich als real und irreal erlebt werden. (In der Geschichte des Narziss zerstört die wahnhafte Identifikation mit dem Spiegelbild die Lebensrealität – psychopathologischer Hintergrund des Freud'schen *Narzissmus*.)

Zur Wirklichkeit gehört die Ausblendung und Ausschaltung bestimmter Sinneseindrücke. Wir negieren etwa visuelle Bewegungswahrnehmungen, die wir nicht ernst nehmen, wenn wir ruhende Räume oder Objekte wahrnehmen. Weizsäcker (1943, 5–11) hat darauf hingewiesen, dass wir zum Beispiel beim Betrachten eines Zimmers die Sehbewegungen des im Raum umherschweifenden Blicks einer statischen Wahrnehmung der Dinge aufopfern. Es müssen offenbar fortwährend *Bewegungsempfindungen unterdrückt* werden, um Dinge, die aufgrund veränderter Netzhautbilder bewegt erscheinen würden, *ruhend an einem festen Ort* im Raum sehen zu können (*Fixieren*). Erst das Unterdrücken der Bewegungsempfindung ermöglicht das Sehen ruhender Gegenstände. – Umgekehrt führt unfreiwilliges Miterleben der eigenen Augenbewegungen zu Sehstörungen, zu Schwankungen des Sehbildes und zu Doppelbildern, somit zu »unwirklichen Wahrnehmungen«. (Doppelbilder kann man durch seitlichen Druck auf das Augenlid bei offenem Auge leicht hervorrufen!) Bestimmte Sinneseindrücke akzeptieren wir, während wir andere gleichzeitig negieren. Dies bestätigt erneut, dass sich die visuelle Welt nicht einfach im Auge abbildet, sondern dass in der Konstitution der Bilderwelt ein unbewusster kreativer Wille waltet.

Ungeachtet philosophischer Zweifelsbetrachtungen kann der gesunde Mensch reale Wahrnehmungen meist problemlos von subjektiven Einbildungen unterscheiden. Das ist selbst bei einer besonders ausgefallenen neuropathologischen Störung der Fall, dem sogenannten Charles-Bonnet-Syndrom. Bei dieser Krankheit treten eigentümliche Seh- und Hör-Halluzinationen auf, die an der Grenze zum Wahnhaften stehen, ohne sie aber zu überschreiten. Der Zustand entspricht deshalb keinem eigentlichen Wahn mit Wirklichkeitsverlust, weil Orientierung und kritischer Verstand erhalten sind und die Halluzinationen der kritischen Selbstbeurteilung unterworfen bleiben.[28] (Dagegen verschwimmen bei Halluzinosen, unter Drogeneinfluss, bei Psychosen etc. die Grenzen zwischen Einbildung und Wirklichkeit. Dasselbe gilt auch schon für seelisch überspannte Zustände bzw. hysterische Neurosen sowie für den Traum.) Als entscheidendes Realitätskriterium dabei gilt, ob man eine Wahrnehmung auch negieren bzw. als ungültig verwerfen kann oder ob man ihr passiv ausgeliefert ist.

In vielen Wahrnehmungsbereichen spielt das *Negieren* von Eindrücken zur Beurteilung der Wirklichkeit eine entscheidende Rolle – wohl in keinem aber eine so große wie bei der *Gedankenwahrnehmung*. Im Akzeptieren bzw. Verwerfen von Gedanken besteht die eigentliche Denkarbeit. Auch im Denken lassen sich, wie in anderen Wahrnehmungsbereichen,

---

28 »*Sein Gehirn ist ein Theater, dessen Maschinerie dem Zuschauer unvorhergesehene und daher umso erstaunlichere Szenen vorführt.*« Charles Bonnet, zit. nach Fuchs 1990, 31, 181 (▶ D. 8). – Zu Symptomatik und Neurologie des Charles-Bonnet-Syndroms s. a. Hufschmidt und Lücking 2006, 17.

reaktive Eigenproduktion und proaktive *Gedankenbildung* unterscheiden. Verbal gedankliche Wahrnehmungen können sowohl real und substanziell als auch bloß eingebildet, imaginär oder illusionär sein.

Gedanken sind zum einen in einen reflexiven Kontext eingebettet. Sie stehen in Resonanz mit anderen Gedanken bzw. mit der übrigen Welt des Geistes. Zum andern entstehen gedankliche *Eigenproduktionen* auch ohne bewussten Kontext, wie zum Beispiel beim lockeren Assoziieren, beim Sich-Treiben-Lassen in Erinnerungen und Hoffnungen, in Konfabulationen und Einbildungen. Solche Eigenproduktionen können oftmals als *Nacheffekte* vorangegangener Erlebnisse und Gedanken auftreten – was sich Redner und Demagogen gern zunutze machen.

Nacheffekte des Denkens können die geistige Wahrnehmung verfälschen, ähnlich wie optische Nachbilder die visuelle Wirklichkeit. Im Hinblick auf stets mögliche Wahrnehmungstäuschungen spricht Kahnemann von Gemeinsamkeiten der Sinne und des Denkens:

> »Es gibt nicht nur optische Täuschungen. Es gibt auch Illusionen des Denkens, die wir kognitive Täuschungen nennen […]« (Kahnemann 2012, 41).

Auf kognitiven Täuschungen beruhen zum Beispiel Übertreibung und Untertreibung in alltäglichem Denken und Geschwätz, ebenso wie häufige kognitive Fehleinschätzungen. Sie sind zum ersten der beiden Systeme des Gedächtnisses nach Kahnemann zu rechnen:

System I: unbewusstes, assoziatives Denken = *Eigenproduktion* (vergleichbar mit den Nacheffekten der Sinne, den Nachbildern etc.).

System II: rational bewusstes, systematisches und kritisches Denken = aktive Gedankenwahrnehmung (entsprechend dem qualitativen Erleben neuer Gedankeninhalte, die akzeptiert oder verworfen werden können).

Gedanken wirken sich aufgrund ihres lebensweltlichen Ursprungs ebenso auf ihren Träger wie auf dessen Umgebung aus. Als reale geistige Lebensprozesse begleiten sie den Menschen überallhin. Offenbar sind nicht nur die rationalen Gedanken, die man kritisch beurteilt, sie entweder ablehnt oder nach genauerer Prüfung befürwortet (System II nach Kahnemann) als wirklich anzusehen – sondern auch die halbbewusste Gedankenwelt (System I), deren unterschwelliger Wirkung man sich oft nur schwer entziehen kann.[29] Offenbar gehören beide Systeme, jedes auf seine Weise,

---

29 Die Nutzanwendung, die Kahnemann (2012) mit einer Differenzierung der beiden Systeme verbindet, ist gerade, die unbewussten Gedanken in ihrer Bedeutung für die Wirklichkeit hervorzuheben. Politische und wirtschaftliche Interessengruppen benutzen in Presse und Werbung v. a. das System I um Menschen *ihre Wirklich-*

zur geistigen Wirklichkeit. Auch irrationale Gedanken haben eine Wirklichkeit, wenn auch deren Bedeutung oft schwerer herauszufinden ist.

Die schöpferische Welt der Dichtung und Poesie nimmt eine Zwischenstellung zwischen unbewusster Eigenproduktion und bewusstem, rationalem Weltverhältnis ein. Man denke an die Erschaffung imaginärer Persönlichkeiten in Sagen und Märchen, Epen und Romanen, an die mythischen Helden und Heroen der Vorzeit, an Fabelwesen und Chimären, Sinnbilder und Symbole der Religion, an göttliche und himmlische Wesen, Engel und Teufel usw.[30] Was ist an ihnen wirklich? Geistige Gebilde und Gestalten halten die Einen für sinnvoll, für zeitlos gültig, die Anderen für überholt und sinnlos. Was als Wirklichkeit angesehen wird, beruht zum einen auf gegenwärtiger Erfahrung, zum andern auf Tradition und Übereinkunft. Die geistige Welt ist unabgeschlossen, offen. Dadurch können auch bislang unbekannte Gedankengebilde Realität gewinnen. Indem Menschen Entdeckungen machen und bestimmten Ideen folgen, treten sie mit der geistigen Welt in Interaktion, leiten Handlungsstrategien daraus ab, richten ihr Leben danach aus und fristen es oft auch dadurch (Lehrer, Berater, Geistliche, Wissenschaftler u. a.). – An dieser Stelle ist erneut an den Traum zu erinnern, dessen eigentümlich unterschwelliger Text verborgene Lebensprozesse (Krisen, Gefahren, zukünftige Ereignisse etc.), wenn auch meist nur verworren und unzusammenhängend, ins Bewusstsein bringen kann. Auch in Ideen und Visionen, in Bildern und Gestalten der Phantasie eröffnen sich dem Menschen immer wieder neue Räume einer überzeitlichen geistigen Wirklichkeit. –

In diesem Kapitel habe ich die kreativen Leistungen der Sinne und des Denkens geschildert mit der Intention, die Kluft zwischen Leib und Seele, Leben und Geist zu verringern bzw. möglichst zu schließen. Es scheint mir wichtig zu betonen, dass die verschiedenen Ebenen von Leib, Seele und Geist gleichermaßen vom *Leben als Ganzem* getragen werden. Die höchsten anspruchsvollsten Kulturleistungen sind ebenso Lebensvorgänge wie die einfachen Reflexe, die feinsten Empfindungen ebenso wie brutale

---

keit aufzunötigen, während das System II, das Gedanken kritisch reflektiert, zur Herrschaft über die Gedankenwelt Anderer ungeeignet ist (Gedankensinn ▶ D. 7).

30 Ein gutes Beispiel für die Zwischenstellung der Gedankenwelt zwischen trivialer Wirklichkeit und kreativer Schöpfung ist der Löwe im Roman »Blumenberg« von Sibylle Lewitscharoff (2011). Der beim Philosophen nachts auftauchende und ihn fortan begleitende Löwe ersteht im unentscheidbaren Raum von Phantasie, Halluzination und Inspiration. Ob er, wie die Autorin an einer Stelle vermutet, materiell ungreifbar, ob er wirklich ist, muss der Leser selbst entscheiden.

Triebäußerungen, die bewunderungswürdigen Schöpfungen der Kunst, Literatur und Malerei ebenso wie die farbigen Nachbilder.

6

Sterbeprozesse – Der vergessene Tod oder wie der Mensch Nein sagen kann

Eine Untersuchung des Lebens schließt notwendig auch die seiner Grenzen mit ein. Negative Prozesse begrenzen das Lebewesen räumlich und zeitlich. Die Grenzen des Interagierens mit der Welt sind durch Negativereignisse wie Hemmung und Trägheit, Unlust und Ermüdung bestimmt. Den positiven Leistungen von Aufbau und Wachstum, Leistungsproduktion und Lernen stehen Leistungsbeschränkungen und Rückbildungsvorgänge gegenüber. Entspannung, Ruhe, Rückzug und Schlaf hemmen bzw. verhindern Leistungen. Sie unterbrechen die Kontinuität des Lebens und bedingen Diskontinuität. (Weil der Schlaf produktives Leben und Handeln unterbricht, hat man ihn auch den »kleinen Bruder des Todes« genannt.) Wie sich im Folgenden zeigen wird, sind es weniger die positiven Lebensleistungen als vielmehr gerade die negativen, nämlich Unterbrechung und Diskontinuität, welche das menschliche Bewusstsein mit seiner relativen Unabhängigkeit und Freiheit im Handeln und Entscheiden ermöglichen.

Die Persönlichkeit konstituiert sich im Spannungsfeld von Tun und Lassen, von Ja und Nein. Sie wächst nicht gradlinig aus der Natur heraus, sondern stemmt sich ihr in vieler Hinsicht entgegen. Weil der Mensch Dinge unterlassen, ablehnen, nein sagen kann, ist er auch in der Lage, über sein Handeln zu entscheiden. Umgekehrt wie das Ja-Sagen Lebensmöglichkeiten zulässt und fördert, unterbricht und hemmt sie das Nein-Sagen. Physiologisch ist die Bejahung ein Vorgang der Resonanz zwischen Gehirn, Leib und Umwelt, die Verneinung dagegen eine Hemmung, das heißt ein dem Leben entgegen gerichteter Vorgang. Von diesem wird noch ausführlicher die Rede sein, zumal in der Physiologie bislang zwar hemmende Nervenprozesse bekannt sind, nicht jedoch der physiologische Weg, auf dem das spontane Nein-Sagen (Veto) erfolgt. Überhaupt ist die Negation in ihren verschiedenen Formen das Gegenteil, der Widersacher des Lebendigen, des positiven Daseins. Aus diesem Grund entzieht sich das Tote, das Negative den positiven Wissenschaften. Die Verneinung rührt an die Schattenseiten des Lebens; sie grenzt gleichsam unmittelbar ans Nichts.

In der Hemmung, der Verneinung, ja schon im Innehalten wirken Sterbeprozesse mit (▶ C). Das menschliche Bewusstsein ist antinomisch mit dem Nicht-Sein verknüpft.[31] Das Selbsterleben der Persönlichkeit gewinnt in der Auseinandersetzung mit dem Tod eine eigene schicksalhafte Dramatik. Indem der Mensch einerseits an der eigenen Identität festhält, andererseits die Infragestellung und latente Bedrohung durch den Tod spürt, stellt sich ihm die Frage von »*Sein oder Nichtsein*«.[32]

Schöpferische Leistungen können sich immer nur entfalten, wo Freiräume entstehen in denen anderes *nicht* mehr ist.[33] Absterbe- und Rückbildungsprozesse schaffen neuen Spiel- und Gestaltungsraum. Die *Biologie*,

---

31 Die Bedeutung der Negation für die Daseinsanalyse haben u. a. Heidegger (1929) und Sartre (1945/2005) hervorgehoben; s. Safranski (2001, 97; 2009, 205ff). – Eine allgemeine *Phänomenologie der Negation* bleibt noch ein Desiderat (s. Scheurle 2012).

32 Hamlet sehnt angesichts eines unlösbaren Dilemmas »Sterben und Schlaf« als Ausweg herbei: »Sein oder Nichtsein – das ist hier die Frage / Sterben, Schlafen – nichts weiter! – / Und zu wissen, dass ein Schlaf das Herzweh und die tausend Stöße endet [...]« Hamlet, 3. Aufzug, 1. Auftritt (Shakespeare 1964, 53).

33 Der Spielraum des Menschen wird »eröffnet von der Erfahrung des Nichts. Das Rad kann sich drehen, weil es an der Nabe ›Spiel‹ hat – ebenso ist das Dasein in Bewegung, weil es ›Spiel‹, das heißt Freiheit hat. Zu dieser Freiheit gehört [...], dass es sich Platz schaffen kann durch Nein-Sagen [...] Das Nein und das Nichts sind für Heidegger das große Mysterium der Freiheit. Denn jener Spielraum zwischen nichts und etwas, der sich im Dasein aufgetan hat, gibt die Freiheit zum Scheiden, zum Unterscheiden und zum Entscheiden« (Safranski 2009, 206f).

die Lehre vom Leben, ist daher durch eine »Lehre vom Tod«, eine *Thanatologie* zu ergänzen.[34] Diese hat mit zwei Problemen zu kämpfen. Einmal mit der emotionalen Hemmung, sich mit dem Tod überhaupt zu befassen, zum anderen mit einer eigentümlich paradoxen Erkenntnissituation: Inhaltlich beschreiben lassen sich nämlich allein die positiven Lebensprozesse, während man sich *negativen Zuständen*, dem *Fehlen* von Etwas, immer nur durch ein Verfahren der Ausschließung nähern kann. So wissen wir zwar vom eigenen Leben, nicht aber vom eigenen Tod. Safranski weist darauf hin, dass der Geist

> »im Nachdenken über den Tod und das Nichtsein immer schon über den Tod hinaus ist, weshalb es [...] schlechterdings unmöglich ist, das eigene Nicht-Sein, das Nichtsein des eigenen Bewusstseins, den eigenen Tod also, zu denken« (Safranski 2001, 97).

Ist auch die Angst vor dem Sterben als Hindernis der Todeserforschung überwindbar, bleibt doch das Erkenntnisproblem weiter bestehen: Nämlich die Paradoxie, dass der Tod zwar prinzipiell denkbar, als negatives Sein jedoch – logisch gesehen – nicht existiert.[35] Negationen sind in der positiven Welt nicht konkretisierbar.[36] Der Tod ist zwar ein für die Phänomenologie zugängliches Ereignis[37], aus Sicht der positiven Wissenschaft aber ist er eine Leerstelle, ist – nichts. Die naturwissenschaftliche Medizin hat den Tod daher aus ihren mechanistischen Theorien eliminiert und das

---

34 Für den durch mündliche Mitteilung gegebenen Hinweis auf eine wissenschaftliche Thanatologie danke ich Wolfgang Schad (Universität Witten/Herdecke).

35 Ein Beispiel für eine derartige Paradoxie des logischen Denkens, die mit der Negation des Todes spielt, ist das Diktum Epikurs (1977, 236): »[...] *Das schauerlichste Übel, der Tod, geht uns also nichts an. Denn solange wir sind, ist der Tod nicht da, und sobald er da ist, sind wir nicht mehr.*«

36 Dass Negation den Begriffen zwar Abgrenzung und Klarheit gibt, aber zugleich zu Paradoxien und Irrwegen führt, hat schon Parmenides festgestellt: »*Nur Seiendes gibt es, aber das Nichts ist nicht*« (in der freien übersetzung Nestles 1956, 116). Wörtlich übersetzt heißt die Stelle: »*Denn es ist ausgeschlossen, dass du etwas erkennst, was nicht ist, oder etwas darüber aussagst*« (Parmenides 1983, 317).

37 Unter Phänomenologie verstehe ich die Methode, statt der Dinge und Ereignisse selbst das eigene *gegenwärtige* Verhältnis zu ihnen zu untersuchen. Für die *phänomenologische Einstellung* (▶ B. 4, Anm.[61]) gewinnen nicht nur positive, sondern auch negative Ereignisse ein Profil, da dadurch auch die eigene Beziehung zum Nein-Sagen, zum Verlust, zum Mangel und zum Tod unmittelbar erlebbar wird. Während der Tod für die *empirische Einstellung* nichts ist und deshalb logisch wegerklärt werden kann, hat er für die *phänomenologische Einstellung* eine unleugbare Wirklichkeit.

Leben zur potentiell unbegrenzten, biomechanischen Ereignisfolge erklärt, zum »Leben ohne Tod« – ein moderner Mythos der Unsterblichkeit!

Mit aus diesen Gründen erkennen moderne Mediziner, wie eingangs erwähnt (▶ Einleitung), den Tod als selbständiges Phänomen nicht an und haben stattdessen einen rein operationalen Hirntod definiert, der zum Zweck der sog. Organspende erklärt wird. Darauf ist hier nochmals zurückzukommen, weil die empirische Unfassbarkeit des Todes und die Unbestimmbarkeit seines Zeitpunkts miteinander zusammenhängen. Der unscharfe Übergang zwischen Leben und Tod entzieht sich einer exakten physikalischen Zeitbestimmung. Da bei der Organtransplantation das Leben des übrigen Leibes aufrechterhalten werden muss um dem Spenderleib funktionstüchtige Organe entnehmen und weiter verwenden zu können, *darf er* zu diesem Zeitpunkt *nicht schon gestorben sein*. Wenn aber kein Tötungsdelikt vorliegen soll, *muss er schon gestorben sein*. Damit steht die Hirntod-Definition im Widerspruch zum phänomenologischen Todesereignis, dem natürlichen Lebensende des Menschen, das erst mit der Organentnahme unwiderruflich wird. Das Bedürfnis der Angehörigen, sich von der Person des Sterbenden mit Würde zu verabschieden, wird durch diese Unstimmigkeit empfindlich gestört (Wellendorf 1993). Sie verringert oft auch die Bereitschaft der Angehörigen, der Organentnahme bei Hirntoten zuzustimmen. – Demselben Widerspruch begegnet der Arzt, der den Tod des Verstorbenen mit traditionell medizinischen Methoden feststellt: Die ärztliche Todesfeststellung unterscheidet *sichere* von *unsicheren* Todeszeichen; das Null-Linien-EEG ist jedoch aus medizinischer Sicht *kein Todeszeichen*, sondern lediglich eine für den weiteren Verlauf sehr ungünstige, sogenannte infauste Prognose (Bauer 2012; Overdick-Gulden 2011; Sahm 2010.) – Die Problematik der Hirntod-Definition rührt von der genannten Paradoxie her: Weil der Tod kein positives wissenschaftliches Faktum ist, kann auch der Augenblick seines Eintretens nicht durch naturwissenschaftliche Methoden definiert werden. Anerkennung und Würdigung des Todes sind offenbar keine Sache der positiven Wissenschaften! –

Ungeachtet der scheinbaren Leere des Todesbegriffs gibt es ein reiches Spektrum mythischer, poetischer, philosophischer, religiöser und persönlicher Begegnungen und Auseinandersetzungen mit dem Tod.[38] Die Kultur

---

38 In der frühmittelalterlichen Auseinandersetzung *Der Ackermann und der Tod* von Johannes Saaz ist der Tod das Unheil schlechthin. Positiv setzt sich dagegen Wolfgang Amadeus Mozart mit dem Tod auseinander: »[...] *Da der Tod |: genau*

des Homo sapiens sapiens ist von unterschiedlichsten Todesperspektiven geprägt, zu denen u. a. die Rituale *um* und die Gedanken *über* das Sterben gehören. So sind prähistorische Beisetzungsrituale und Grabbeigaben für die Paläontologie einer der wesentlichen Gründe, archaischen Sozialgemeinschaften das Prädikat *menschliche Kultur* zu verleihen (▶ S. 170, Anm.[103]). *Kurz, das Wissen von und der Umgang mit dem Tod scheint zu sein, was den Menschen ausmacht und ihn letztlich vom Tier unterscheidet.*

Damit hat der Todesbegriff für den Menschen noch eine ganz andere Bedeutung als nur die des Lebensendes. Es ist *die Wandlung des Lebens*, die den Weg über Einschränkung und Hemmung nimmt. Im polaren Verhältnis zum positiven Leben stehen auch die *»kleineren Geschwister des Todes«*: Innehalten, Verlangsamen und Verzögern, Abwarten und Loslassen, Nichts-Tun, Trägheit, Pause, Ruhe und der Schlaf, weiterhin die Muße, die Frei-Zeit, der Frei-Raum und schließlich die Freiheit überhaupt – sie stehen sämtlich im Gegensatz zum ungehinderten Lebensfluss. Freies Handeln setzt Fähigkeit und Bereitschaft voraus, Tätigkeiten anhalten und unterlassen zu können (Bollnow 1975, 39–42). Erst durch Unterlassen erhebt sich das Individuum auf die Höhe des freien Willens. Indem es jeden Augenblick innehalten und loslassen, in übertragenem Sinne »sterben« kann, eröffnet sich ihm mit dem Aufhören des Alten wieder Neues. Unterbrechung und Störung des gewohnten Lebens sind daher nicht nur negativ zu sehen; sie bereiten dem Neuen den Weg (▶ D. 10).

Schließlich bildet sich durch Hemmung und Innehalten erst die menschliche Sinneswahrnehmung aus. Aus unbewussten animalischen Rezeptororganen werden die bewussten, gegenwartsoffenen modalen Sinne des Menschen (▶ D. 7). Um Dinge und Ereignisse für sich gesondert erleben zu können, müssen Sinnes- und Bewegungsorgane aus der ursprünglich instinktiven Interaktion mit der Umwelt herausgelöst und vorübergehend gehemmt, *abgelähmt* werden. Indem der Lebensfluss anhält, stockt, kann sich das menschliche Ich den einzelnen Dingen und Ereignissen zu-

---

zu nehmen :| *der wahre Endzweck unseres Lebens ist, so habe ich mich [...] mit diesem wahren, besten Freunde des Menschen so bekannt gemacht, dass sein Bild nicht allein nichts Schreckendes mehr für mich hat, sondern recht viel beruhigendes und tröstendes! Und ich danke meinem Gott, dass er mir das Glück gegönnt hat, [...] ihn als den Schlüssel zu unserer wahren Glückseligkeit kennenzulernen. – Ich lege mich nie zu Bette ohne zu bedenken, dass ich vielleicht* |: *so jung als ich bin* :| *den anderen Tag nicht mehr sein werde [...]*« (Brief an den Vater v. 4.4.1787; Carr 1986, 121).

wenden. Auf dem Weg über Opfer- und Sterbeprozesse wandeln sich die Sinne zu den menschlichen Organen um, durch die das Individuum bewusst in der Gegenwart leben kann.

Solange die Sinne im unbewussten Weltverhältnis befangen sind, bleibt der Umgang mit der Umwelt *implizit*. Ein *explizites Weltverhältnis* kann erst entstehen, wenn das instinktive Reagieren angehalten und bewusst gemacht wird. Damit erst untergliedert sich der kontinuierliche Wahrnehmungsstrom in die verschiedenen Sinnesbereiche, scheiden sich die einzelnen Dinge und Ereignisse in Eigenes und Fremdes, in Besonderes und Allgemeines, in Individuum und Gattung. *Innehalten* geht dem Erleben einer denk- und wahrnehmbaren Welt von Gegenständen und Identitäten der humanen Kultur voraus.

In der Gegenüberstellung zu höheren Tierarten wird deutlich, welche Bedeutung der Umweg über Hemmung und Abbau für die menschliche Individuation hat. Rückbildungsprozesse setzen schon früh in der Entwicklung ein. Sie manifestieren sich bereits in den ersten Lebenswochen und Monaten, somit schon lange vor der Ausbildung von Sprechen und Denken. Beispiele für die Rückbildung ererbter Fähigkeiten, die sich nur beim Menschen in diesem Ausmaß finden, sind unter anderem:

1. Die Rückentwicklung der angeborenen Reflexbewegungen der Extremitäten, zum Beispiel von Greif-, Steh-, Geh- und Kletterreflex in den ersten Lebensmonaten.
2. Die Hemmung der Kaumotorik zugunsten der Sprachmotorik. Dabei weicht die Essbewegung dem Lallen (im 3. bis 9. Lebensmonat) und dem später einsetzenden Sprechen (meist gegen Ende des 1. Lebensjahrs ▶ D. 4).
3. Die allgemeine Reduktion triebhaft-animalischer Leistungen wie zum Beispiel der Nahrungsaufnahme, des Kauens, der Angst- und Orientierungsreaktionen usw. Sie gibt humanen Lebensäußerungen, wie etwa dem *Lächeln* des Säuglings in den ersten Lebenswochen Raum, das in dieser Form allein beim Menschen auftritt.

Bei Tieren baut die Fortbewegung auf den angeborenen Extremitätenreflexen auf, die durchweg erhalten bleiben; eine Hemmung der Kaumotorik zum Aufbau einer Lautsprache findet nicht statt. Charakteristischer Weise sind es überwiegend hemmende, abbauende Vorgänge, die am Aufbau der menschlichen Lebensform und an der Eingliederung des Kindes in die Gesellschaft wesentlich beteiligt sind (▶ D. 5). Sind die Abbauvorgänge im ersten Lebensjahr abgeschwächt oder unvollständig, können auch die menschlichen Fähigkeiten *Stehen, Gehen, Sprechen und Denken* nicht oder nur unzureichend aufgebaut werden. Entsprechend kann fehlender oder stark verzögerter Abbau der Reflexe ein Frühzeichen für zerebrale Störungen (Mumenthaler 1986, 3–5) bzw. für körperliche und geistige Behinderung sein (s. a. das Fehlen menschlicher Eigenschaften bei von Tieren aufgezogenen Kleinkindern, sog. »Wolfskindern«; Singh 1964).

B

Leib und Hirnfunktion

1

Emanzipation und Kohärenz – warum Individuation kein Hirnprozess ist

Lebewesen stehen in kontinuierlichem Zusammenhang (Kohärenz) mit der Umwelt. Im Laufe der Evolution emanzipieren sich höhere Organismen zunehmend von der Umgebung ohne deshalb den Zusammenhang mit ihr zu verlieren. Am Höhepunkt der Emanzipationsbewegung steht der Mensch, der sich als denkendes, fühlendes und handelndes Wesen von der Welt und anderen Mitgeschöpfen absondert und sich als Individuum verselbständigt (Individuation). Er ist nicht bloß ein Gesellschaftswesen, sondern stellt sich als Ich der Welt gegenüber. Er erlebt sich damit oft isoliert, einsam, in existenzphilosophischer Formulierung »in die Welt geworfen« (Sartre 2005; Heidegger 1986). Die existentielle Verbindung zwischen Individuum und Kosmos erscheint abgerissen.[39] – Andererseits

---

39 »Die Geschichte des Menschen als eines gesellschaftlichen Wesens begann damit, dass er aus einem Zustand des Einsseins mit der Natur heraustrat und sich seiner selbst als einer von der ihn umgebenden Natur und seinen Mitmenschen abgesonderten Größe bewusst wurde [...]« (Fromm 1990, 24). – »Obwohl aus dem

bringt der Mensch im Bemühen, die eingetretene Trennung zu überwinden, neben der natürlichen eine zweite Umwelt hervor: Die Welt der Kultur und des Geistes, der Kunst und der Sprache, der Zivilisation und der Technik. Die Isolation im Ich-Erleben einerseits und das Vermögen zu eigenständigen neuen Schöpfungen andererseits machen die besondere »Stellung des Menschen im Kosmos« aus (Scheler 1998, 46). Als Arbeiter und Konstrukteur, Künstler und Denker schafft er durch die Kultur neue Kohärenzen. Er entdeckt durch Tun und Lassen, Sprechen und Fragen unbekannte Tatsachen und Zusammenhänge und verbindet sich dadurch erneut schöpferisch mit der Welt. – Die Identifizierung mit der Kulturwelt bleibt indessen labil; der Mensch kann aus der selbst geschaffenen Welt wieder herausfallen und findet sich damit erneut isoliert.[40] Die menschliche Existenz schwankt dadurch zwischen den Extremen befriedigender oder beglückender Kohärenz – dem Gefühl, mit der Welt im Einklang zu sein – und dem deprimierenden Gefühl innerer Zusammenhanglosigkeit, Zerrissenheit oder Inkohärenz, die im egoistischen oder autistischen Rückzug[41], in Zuständen der Vereinsamung, Verfremdung oder Depression enden kann.

Der Weg zu Autonomie und Emanzipation geht mit Hemmungs-, Reduktions- und Absterbeprozessen einher, welche die primäre Umweltkohärenz unterbrechen und die relative Isolation des Individuums bedingen. Dieselbe Emanzipationsbewegung ist, wenn auch weniger weit fortgeschritten, in der Entwicklung höherer Tierarten zu beobachten: Je mehr der Organismus an bestimmte Umweltbedingungen gebunden, je stärker er an vorgegebene Räume, Elemente und entsprechende Verhaltensweisen

---

evolutiven Prozess hervorgegangen, hat der Mensch eine ausschließlich instinktmäßige Determination überschritten; der Mensch hat seinen naturalen ›Ort‹ verloren. Er wird von der Sorge um sich selbst bestimmt und bringt Geschichte hervor [...]« (Brockhaus 1991, s. u. »Mensch«).

40 Die Isolation von der Welt, die zugleich Ursprung des Schöpferischen im Menschen ist, findet im wundersamen Gedicht Rumis von der »Flöte« Ausdruck: *»Lausche du der Flöte und versteh/ Was sie singt ist immer Abschiedsweh./ Seit sie mich aus meinem Röhricht schnitten/ singt sie, sing ich was die Menschen litten./ Mein Mark zerhöhlt, zerschnitzt, ich geb es hin/ bis ich nur noch der Sehnsucht Stimme bin./ Denn wer aus seinem Urgrund ausgerissen/ mag nichts als nur den Weg zur Heimkehr wissen.«*

41 Parallel mit der Entdeckung der autistischen Behinderung um die Mitte des vorigen Jahrhunderts (Kanner 1943; Asperger 1944) haben Zivilisationsfolgen zunehmend zu Abkapselung und sozialer Isolierung des Individuums geführt, die man meines Erachtens als *autistische Züge in der modernen Gesellschaft* deuten kann.

angepasst ist, desto weniger kann und muss er sich verändern. Umgekehrt, je emanzipierter ein Lebewesen ist, umso mehr unterliegt es Abbau- und Hemmungsprozessen, das heißt, es ist darauf angewiesen, alte Strukturen aufzulösen und neue Verbindungen zur Lebenswelt zu knüpfen.

In gleichem Maße, in dem die Absonderung des Individuums von der Umwelt, die *Autonomie in der Makroevolution* (Rosslenbroich 2007) zunimmt, schreitet auch die Hirnentwicklung fort. Im Laufe der Evolution nimmt das Gehirn an Gewicht und Oberflächenfaltung zu, in der Ontogenese wie in der Phylogenese, in der Primaten- wie in der Hominidenreihe (▶ Abb. 4). Indem sich der Homo sapiens von der Natur emanzipiert und verselbständigt, baut er natürliche Bindungen ab, knüpft aber wie gesagt zugleich wieder entsprechende neue Verbindungen zur zweiten Natur, der Kulturwelt. – In der Schaffung neuer Verbindungen (Kohärenzen) von Organismus und Umwelt hat das Gehirn eine Vermittlungsfunktion, die dem jeweiligen Emanzipationsgrad proportional ist (Wiest 2009, S. 9ff).

Die Hirnstrukturen bewahren entwicklungsgeschichtlich in ihren älteren Partien (Stammhirn, Hirnkerne, limbisches System, Hippokampus usw.) die ererbten neuronalen Auslöser von Errungenschaften der Phylogenese. Diese eröffnen höheren Lebewesen den Zugang zu den Verhaltensweisen, die Säugetieren und Menschen *gemeinsam* sind (zum Beispiel Gangarten, Triebverhalten, Ernährungsweisen, Sexualität, Emotionen usw.). Demgegenüber eröffnet das später entstandene Großhirn (Neokortex) dem Individuum den Zugang zur Lebensweise, die es sich in seiner *eigenen Vergangenheit* erworben hat, das heißt zu den im Laufe der *Ontogenese* erlernten Gewohnheiten und Fähigkeiten.[42] Während die von Tier und Mensch gemeinsam erworbenen (phylogenetischen) Eigenschaften durch relativ stabile Auslöser im Stammhirn geweckt werden, bleiben die

---

42 Neben der üblichen Zweiteilung in Stammhirn und Großhirn (Neokortex) wird von MacLean eine *Dreigliederung* des Gehirns vertreten, die zwischen Ur-Hirn (oder Reptiliengehirn), Althirn (v. a. dem limbischen System) und Großhirn differenziert (sog. dreieiniges Gehirn, »triune brain«; McLean 1949). Diese Dreigliederung ist deshalb interessant, weil sie Korrelate charakteristischer Fähigkeitsstufen der aufsteigenden Reptilien- und Säugerreihe beschreibt. So ist zum Beispiel die Tränenbildung zum Schutz des Auges eine Ur-Eigenschaft des Sehorgans, die vom Urhirn abhängt, während die sich im Weinen ausdrückende emotionale Regung in der Evolution später auftritt und vom Althirn bzw. vom limbischen System geweckt wird: Die »unechten Krokodilstränen« werden vom Reptiliengehirn, die »echten Tränen« des Menschen vom »limbischen System« ausgelöst. – Zur näheren Differenzierung und Kritik von MacLeans Konzept des Triune Brain siehe Wiest 2009, 24–36.

individuellen (ontogenetischen) Fähigkeiten eher labil. Das Großhirn befindet sich in einem ständigen Auf- und Umbau (Neuroplastizität) und wird durch fortwährendes Üben »in Form« gehalten, weshalb es sonst in Gefahr ist zu degenerieren (▶ C. 4. und D. 4). Nervenverbindungen, die über längere Zeit nicht mehr benutzt werden, werden abgebaut, an ihrer Stelle werden andere aufgebaut, welche die neu erlernten Leistungen evozieren und die älteren hemmen. Durch individuelle Lernvorgänge nehmen die Vernetzungen und Kontaktstellen (Synapsen) im Gehirn zu. Die absolute Hirngröße des Menschen überragt dabei die der anderen Primaten mit großem Abstand (▶ Abb. 4). Das macht verständlich, warum aufsteigende Hirnentwicklung und Evolution parallel gehen. Je höher der Entwicklungsgrad, desto komplexer der Hirnbau, durch den die Inkohärenzen wieder überbrückt werden.

In ihren wesentlichen Zügen zusammengefasst zielt die Hirnentwicklung nicht auf die Absonderung eines Egos von der Welt, sondern im Gegenteil auf Kohärenz und Verkörperung (*embodiment*). Das Gehirn kann das Auftreten des Ich-Bewusstseins nicht erklären (s. *explanatory gap*, S. 30, Anm.[7]), obwohl es dieses begleitet. Die Ergebnisse der Hirnforschung stützen nicht die Annahme eines einsamen, ein isoliertes Bewusstsein produzierenden Organs.[43]

Hier sind offenbar zwei konkurrierende Zielsetzungen auseinander zu halten: Die Frage nach der *Kohärenzfunktion* des Gehirns und die nach dem Ursprung des Bewusstseins. Die Vorstellung, wonach letzteres aus dem Gehirn hervorgehen soll (sog. Emergenztheorie), lässt den Emanzipationsprozess außer Acht. Statt die *phänomenologische Absonderung* des Individuums, die Individuation, auf die gesamte Entwicklung des Menschen zu beziehen, wird sie fälschlich auf den Hirnprozess verkürzt. Die Absonderung des Menschen von der Welt geht jedoch gerade nicht aus der Hirnfunktion hervor. Das Gehirn ist *Organ verbindender Interaktion, nicht der Absonderung* (s. Anm.[43]). Individuelle und allgemeine Emanzipationsentwicklung gehen zwar einander parallel. Hirnfunktionen bewirken aber in erster Linie Kohärenz und gerade keine Isolation. *Im Gehirn ist kein Areal zu finden, aus dem die Produktion eines Egos abgeleitet werden könnte.* Vielmehr werden, umgekehrt, die Lebensrhythmen von Aktivität und Ruhe, Schlafen und Wachen, Ein- und Ausatmen usw., die

---

43 »Das Gehirn ist nicht dazu da, um in sich selbst hinein zu blicken und da eine Welt zu entwerfen, die mit der echten nichts zu tun hat, sondern das Gehirn ist dazu da, dass wir auf sinnvolle Weise mit der Welt um uns herum in Interaktion treten können« (Aertsen 2010, 144).

aus der ursprünglichen Kohärenz von Organismus und Umwelt hervorgehen, von den endogenen Schrittgebern im Gehirn übernommen, welche die im Laufe der Individuation zunächst unterbrochene Umweltkohärenz wieder herstellen (▶ D. 1).

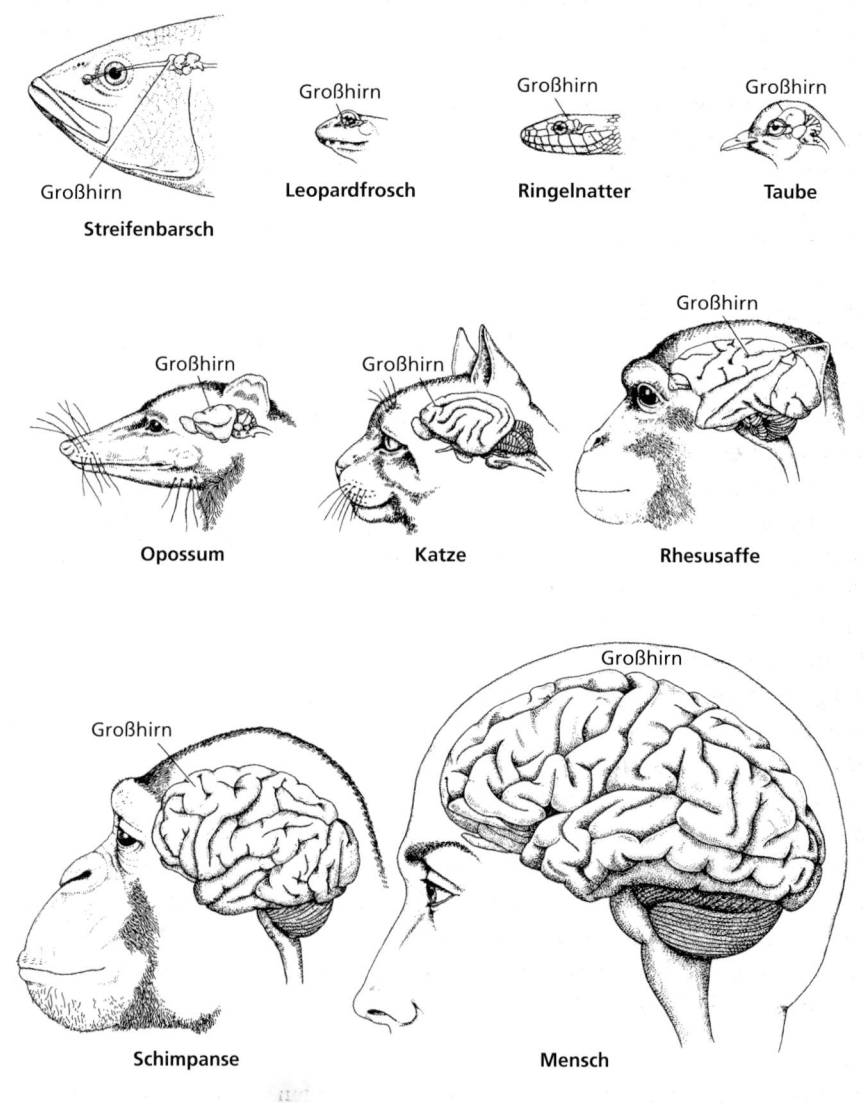

Abb. 4: Größe und Faltung des Gehirns bei Säugern unterschiedlicher Entwicklungshöhe (Quelle: The Brain by D. H. Hubel, S. 348. Copyright (c) *1979 by W. H. Freeman and Company. Used with permission*).

B Leib und Hirnfunktion

Der Sinn einer Unterbrechung des Leib-Umwelt-Zusammenhangs liegt im Freiheitsgrad, den das Individuum durch primäre Hemmung und sekundäre Wieder-Freisetzung von Leistungen erlangt. So wird zum Beispiel der Tageslauf, der ursprünglich vom kosmischen Tag-Nacht-Rhythmus vorgegeben ist, selbständig abgewandelt. Die Atmung, deren Rhythmus physiologisch primär von Lunge und Atemwegen, sekundär vom sog. Atmungszentrum im Hirnstamm vorgegeben ist, wird individuell im Sprechen und Singen, im Lachen und Weinen modifiziert usw. (▶ D). Obwohl die Interaktion mit der Umwelt auch durch die hemmenden Hirnfunktionen (Inhibition) zeitweise unterbrochen wird, bewirken diese dennoch keine Isolation, sondern stehen letztlich ebenfalls im Dienst übergeordneter Kohärenz.

2

Resonanz und Synchronisation – zur Neuroplastizität des Gehirns

Die Synchronisation von Nervenerregungen ist in den letzten Jahrzehnten zu einem international wichtigen Forschungsthema geworden.[44] Wie hängen zerebrale Synchronisierung und Interaktion von Organismus und Umwelt zusammen?

Am Vorgang des Erwachens soll zunächst die Resonanzfunktion des Gehirns verdeutlicht werden. Das morgendliche Wachwerden geht von neuronalen Schrittgebern aus, die einen Eigenrhythmus im Stammhirn generieren und spontanes Erwachen herbeiführen (▶ D. 1).[45] Dieser Eigen-

---

44 Siehe u. a. Uhlhaas und Singer 2006; Dupont et al. 2006; Literatur siehe Singer, 2007. – Zum Vorgang der neuronalen Synchronisierung findet sich umfangreiches Material unter anderem in »Rhythms of the Brain« (Buzsáki 2006). Für die Rhythmusbildung im Gehirn spielt grundsätzlich die Interaktion zwischen hemmenden Interneuronen und exitierenden Efferenzen eine Hauptrolle. Erst aufgrund vorangehender Hemmung können neue evozierende Eigenrhythmen im Gehirn entstehen (Buzsáki 2006, 62–79).

rhythmus kann durch Umweltereignisse überlagert und beeinflusst werden, auf die das Gehirn mit Resonanz reagiert, wodurch der Aufwachzeitpunkt beeinflusst wird. So treffen die morgendlichen Geräusche der Umgebung, klassischerweise etwa das Krähen des Hahns, Läuten des Weckers usw. auf eine erhöhte Erregungsbereitschaft des Gehirns. Durch Resonanz auf die Umweltgeräusche werden die neuronalen Erregungsvorgänge verstärkt und vermehrte Aktionspotentiale im Stammhirn (insbesondere in der Formatio retikularis) freigesetzt, die Sinne und Muskeln evozieren und so das aktuelle Erwachen herbeiführen. –

Was ist unter Resonanz zu verstehen? In Physik und Akustik bezeichnet man mit Resonanz ursprünglich

> »das Mitschwingen eines schwingungsfähigen Systems, [...] das an ein anderes schwingungsfähiges System gekoppelt ist oder anderweitig periodisch erregt wird [...], insbesondere bei Schwingungsfrequenzen in der Nähe einer Resonanz-Frequenz (Eigenschwingung). [...] In schwach gedämpften Systemen können Resonanzen auch bei schwacher Kopplung und/oder Erregung mit kleiner Leistung auftreten [...]« (Brockhaus Enzyklopädie 1992, s. u. »Resonanz«).

Resonanz führt zur Verstärkung physikalischer Schwingungen, etwa bei der Klangverstärkung eines Musikinstruments. – Resonanzschwingungen in kosmischer Dimension entstehen bei den die Sonne umkreisenden Planeten als Gliedern eines kohärenten Systems, des Sonnensystems. Die Umlaufzeiten der Planeten stehen zueinander im Verhältnis kleiner ganzer Zahlen, was die Resonanzbildung verstärkt. Wenn sich die Planeten auf ihren Bahnen einander periodisch annähern kommt es durch Resonanzprozesse zu verstärkten Bahnabweichungen (sog. Bahnstörungen).

Insbesondere die Eigenrhythmen des Organismus stellen ein für Resonanzbildung geeignetes System dar. Eine Vielzahl körpereigener Rhythmen stehen miteinander in Resonanz (Hildebrandt 1984; Aschoff 1989; Moore 1999). Manche, wie beispielsweise der Atmungs- und der Schlaf-Wachrhythmus, werden durch Eigenrhythmen des Gehirns getriggert und stehen mit ihnen in permanenter Wechselwirkung. Nach Buzsáki führt die Koppelung benachbarter Hirnrhythmen zu größerer Stabilität der Funktion. Dabei werden gleichfalls ganzzahlige Verhältnisse bevorzugt. Bei-

---

45 Weckungs- oder Exzitationsfunktionen gehen vom aufsteigenden retikulären System aus, dem sogenannten ARAS-System (*a*ufsteigendes *r*etikuläres *A*ktivierungs-*S*ystem), einer netzartigen Struktur des Stammhirns, welche die Eigenaktivität von Sinnesorganen und Muskeln erhöht und den Muskeltonus steigert (Lurija 1996, 45ff).

spielsweise stehen die Erregungsfrequenzen von Tages- und Nachtzeit zueinander im Verhältnis 2 : 1, das heißt die Anzahl evozierender Erregungen ist während des Tages im Durchschnitt doppelt so groß wie in den Ruhephasen der Nacht (Buzsáki 2006, 120f).

Generell muss die Resonanz von Schwingungen bzw. Nervenerregungen nicht immer positiv, sondern kann auch nachteilig und störend sein. Im extremen Fall können erhöhte Resonanzverstärkungen zur Zerstörung des schwingenden Mediums führen. (Beispielsweise kann eine Brücke, wenn eine Armee im Gleichschritt darüber marschiert, durch verstärkte Eigenschwingungen einstürzen.) Auch im Gehirn können verstärkte Eigenrhythmen nachteilig sein. So kommt es zum Beispiel bei epileptischen Anfällen zu einer krankhaften Resonanzverstärkung zwischen beiden Hirnhälften.[46]

Positiv wirkt sich die Synchronisation von Erregungen im Gehirn bei gezielten Willkürbewegungen sowie bei visuellen, verbalen, akustischen u. a. Wahrnehmungen aus. So schwingen sich die beteiligten Hirnareale beim Sehen von Gestalten, Gesichtern oder geschriebenen Wörtern usw. auf einen gemeinsamen Rhythmus beispielsweise von 30–40 Hirnwellen pro Sekunde ein (sog. Gamma-Rythmus). Liest und versteht eine Versuchsperson geschriebene Wörter, zeigt die Ableitung der Hirnströme im Elektroenzephalogramm (EEG) eine verstärkte Synchronisation der neuronalen Oszillationen. Dabei reagiert das Gehirn unterschiedlich, je nachdem ob zum Beispiel die Bedeutung echter Wörter erkannt wird oder ob nur Scheinwörter gelesen werden (Lutzenberger et al. 1994[47]). Singer fasst die experimentellen Ergebnisse zusammen:

---

46 Der Epilepsie liegen »lawinenartige« elektrische Entladungen mit Amplituden- und Frequenzverstärkung im Gehirn zugrunde. Sie entstehen durch Störungen des Hirnstoffwechsels und können zum Beispiel durch rhythmische Einwirkungen von außen ausgelöst werden (zum Beispiel durch schnellen Wechsel von Hell-Dunkel beim Durchfahren von Baumalleen, bei Flackerlicht, Disco-Beleuchtung u. ä.). – Ausbreitung und Zirkulieren der gewitterartigen elektrischen Entladungen können durch chirurgische Durchtrennung des sogenannten Balkens (split brain) reduziert werden; indem die Resonanz zwischen beiden Hirnhälften unterbunden wird, bessern sich oft schwere, medikamentös nicht mehr beeinflussbare Epilepsien.
47 Bei der Präsentation echter Wörter treten über der linken Hirnhälfte 30-Hz-Rhythmen auf, die bei Scheinwörtern deutlich geringer sind (Lutzenberger et al. 1994, 117f).

»Wenn die gezeigten Wörter nicht bewusst wahrgenommen werden, ist die Synchronisation zwischen den oszillatorischen Aktivitäten der [...] beteiligten Hirnareale nur gering ausgeprägt. Wenn die Versuchspersonen die gezeigten Wörter jedoch bewusst wahrnehmen, sind die Schwingungen in den beteiligten Hirnrindenregionen hochsynchron« (Singer und Ricard 2008, 59).

Synchronisierende Vorgänge finden sich bereits in der frühen Hirnentwicklung im Mutterleib, wo sich die Hirnzellen des Fetus zu Zellsäulen mit kohärenter Funktion ordnen (Dupont et al. 2006). Eine Abnahme der Synchronisierung wird umgekehrt in Phasen verstärkter Reorganisation des Gehirns wie zum Beispiel in der Adoleszenz beobachtet.[48]

Die Entladungsprozesse im Gehirn bilden mit peripheren Vollzugsorganen und Umwelt einen *Gestaltkreis*, der durch die neuronalen Resonanzen aufrechterhalten und verstetigt wird. Manche Wissenschaftler sehen in der Entstehung von Auslöserprozessen im Gehirn eine Art *Reifung* der neuronalen Zustände. So spricht Antonio Damasio von *dispositionellen Repräsentationen* im Gehirn, auf deren Existenz aus der Beziehung zwischen Hirnfunktion und Verhalten zu schließen sei:

»Was ich als dispositionelle Repräsentation bezeichne, ist ein ruhendes Entladungspotential, das zum Leben erwacht, wenn Neuronen in einem ganz bestimmten Muster feuern [...]. Eine dispositionelle Repräsentation liegt in potentiellem Zustand vor und ist auf Aktivierung angewiesen – wie ein Dornröschenschloss« (Damasio 1997, 150).

Ähnlich spricht Thomas Fuchs (2013) von *neuronalen Erregungsbereitschaften oder -dispositionen*, bei denen sich die im Gehirn aufgebauten »offenen neuronalen Schleifen« schließen:

»Das zentrale Prinzip der höheren Hirnfunktionen besteht darin, dass sie durch neuronale Koppelungen die »offenen Schleifen« herausbilden, die in ihrer Aktualisierung zur Kohärenz von Organismus und Umwelt führen. [...] Treten diese bereitliegenden Muster [neuronaler Erregungsbereitschaften] nun in Resonanz mit einer entsprechenden Konstellation der aktuellen Umwelt, so werden sie aktiviert

---

48 Zur Reorganisation der Hirnfunktion um die Pubertät haben Untersuchungen u. a. ergeben, dass die funktionelle Synchronisierung bei 15- bis 17-Jährigen geringer ist als bei 12- bis 14-Jährigen. So nimmt beim Gesichtserkennen (Darbietung von sog. mooney faces, Gesichtern mit unvollständigen Zügen) bei 15- bis 17-Jährigen die Synchronisierung im sogenannten Beta- und Gamma-Band gegenüber der Gruppe jüngerer Kinder ab (Uhlhaas et al. 2009; Uhlhaas 2011). Damit können sich Pubertierende offenbar weniger auf sichere Erkenntnisleistungen stützen als Jüngere, was mit dem Umbau von Fähigkeiten und einer größeren Labilität in dieser Lebensphase übereinstimmt (sog. »Flegeljahre«).

und es kommt zu den übergreifenden Systemzuständen von Gehirn, Organismus und Umwelt, die sich in den Wahrnehmungs- und Bewegungsgestalten unseres Erlebens und Handelns manifestieren. [...] Die offenen Schleifen vervollständigen sich zur Kohärenz von Organismus und Umwelt« (Fuchs 2013, 165).

Man kann das Prinzip der *dispositionellen Repräsentationen* bzw. der *offenen neuronalen Schleifen* bildhaft mit einer gespannten Feder vergleichen. Aufgrund der bestehenden Erregungsbereitschaft des Gehirns genügt schon ein geringer Anstoß, um Leistungen auszulösen oder aufrechtzuerhalten. So können bei Tieren entsprechende Umweltsituationen, beim Menschen bestimmte Gefühle oder Gedanken als Schlüsselreize bzw. Auslöser fungieren. Dabei ist jedoch nicht das Gehirn der Initiator der Leistung, sondern die besondere Umweltsituation, auf die das Lebewesen antwortet. Obwohl das Gehirn auf die jeweilige Umweltsituation spezifisch reagiert, ist es nicht der eigentliche Akteur:

»Das Gehirn ist die biologische Bedingung für die Realisierung seelisch-geistiger Lebensäußerungen, doch es erzeugt sie nicht.« (Fuchs 2008, 288).

Wie kommt es von der neuronalen Weckung (Exzitation) der Erfolgsorgane zu den unterschiedlichen Leistungen von Bewegen und Wahrnehmen, Denken und Erinnern usw.? Wie wird verhindert, dass normalerweise nicht die falschen Bahnen und somit »falsche« Aktivitäten evoziert werden? Indem menschliches Wahrnehmen und Handeln vom Gehirn ermöglicht, aber nicht festgelegt werden, stellt sich die Frage nach der definitiven Aktgestaltung. Die neuronale Verschaltung erlaubt offenbar nicht nur eine einzige Aktmöglichkeit im Sinne einer Einbahnstrasse (wie bei den Reflexen); vielmehr lässt sie vielfältige Möglichkeiten der Interaktion zwischen Individuum und Umwelt offen. So können in ähnlichen Situationen einmal Bewegungsakte, ein andermal Erinnerungen an bekannte Personen oder assoziative Gedanken oder Wünsche auftreten (Damasio 1997, 151). Offenbar können sich auf bestimmte Gedanken, Sinnes- und Willensakte hin die entsprechenden Nervenkanäle öffnen und die Resonanz verstärken (man gibt sich etwa »einen inneren Ruck«), während sich durch unliebsame Ereignisse und Störungen andere Nervenwege verschließen. Je nach Situation und Synchronisation der Hirnerregungen können auf diese Weise bei verschiedenen Menschen Erinnern und Denken, Wahrnehmen und Handeln wachgerufen oder umgekehrt blockiert und unterdrückt werden (▶ D. 6).

Schließlich ist die Synchronisation einer der entscheidenden Faktoren für die sog. *Neuroplastizität*, das heißt die Umwandlung des Gehirns durch Übung. Während man früher annahm, dass das Gehirn von Geburt an im Wesentlichen anatomisch und funktionell festgelegt sei, haben u. a. die bahnbrechenden Forschungen von Merzenich und Mitarbeitern (1978, 1983) gezeigt, dass die sogenannten Repräsentationen im Gehirn einem ständigen Auf- und Umbau unterliegen. So führt verstärktes Üben der Sensibilität der Fingerspitzen zu einer Vergrößerung ihrer repräsentativen Felder im Gehirn, während umgekehrt bei Verlust eines Fingers das entsprechende repräsentative Feld aus der Hirnkartierung verschwindet (Merzenich et al. 1978, 1983; Doidge 2008, 53–69; Fuchs 2013, 156-161). – Auf welche Weise werden die neuroplastischen Prozesse initiiert? Offenbar spielt auch hier die Verstärkung durch Resonanz und Synchronisierung die wesentliche Rolle. So zeigen Merzenich und Mitarbeiter, dass beim Erüben einer neuen Fähigkeit die neuronalen Entladungen sowohl schneller als auch reiner (clearer) werden:

> »Schnellere Neuronen feuern mit größerer Wahrscheinlichkeit synchron miteinander – und werden dadurch besser im Zusammenspiel – indem sie sich mehr vernetzen und Nervenzellgruppen bilden, die klarere und stärkere Signale aussenden. Dies ist ein entscheidender Punkt, weil ein starkes Signal eine größere Wirkung auf das Gehirn hat. Wenn wir uns an etwas erinnern wollen was wir gehört haben, müssen wir es klar hören. Denn eine Gedächtnisleistung kann nur so klar sein wie sein ursprüngliches Signal« (Doidge 2008, 68; Übers. HJS).

Die Versuche von Merzenich u. a. haben deutlich gemacht, warum Üben und Lernen vor allem häufige Wiederholung erfordern: Erst die konzentrierte Aufmerksamkeit und wiederholtes intensives Üben bewirken nachhaltige neuroplastische Veränderungen des Gehirns, womit die Fähigkeit entsteht und gesteigert wird, die trainierte Leistung bei entsprechender Gelegenheit wieder abzurufen. –

Was trägt der Resonanzbegriff Neues zum Verständnis des Gehirns bei? Offenbar kommt ihm mehr als nur eine symbolische oder analogische Bedeutung zu. Wahrnehmen und Handeln treten nicht beliebig und irgendwann, sondern stets im aktuellen Kontext mit dem Umweltbereich auf, auf welchen die auslösenden Hirnareale mit Resonanz reagieren. Wesentlich ist, dass die Synchronisation der Nervenerregungen keine bloß zufällige Nebenerscheinung im Gehirn, sondern Ausdruck einer Art musikalischer Übereinstimmung, eben der Kohärenz von innerleiblichen mit Umweltgegebenheiten ist, auf die alle Lebewesen existentiell angewiesen sind.

3

Spiegelneurone und die Untrennbarkeit von Sensorik und Motorik

Vor über zwanzig Jahren sind Nervenzellen mit einer besonderen Art von Resonanz auf die Umwelt entdeckt worden: Die sogenannten *Spiegelneurone*. Dabei handelt es sich um Hirnzellen, die ebenso beim eigenen Handeln wie beim Beobachten der Handlungen von Mitmenschen bzw. Artgenossen aktiviert werden (Rizzolatti und Sinigaglia 2008; Iacoboni 2009). Spiegelneurone sind über das ganze Gehirn verteilt, kommen aber vermehrt in den motorischen Regionen des Vorderhirns sowie teilweise im Scheitellappen vor. Am Anfang der Entdeckung stehen Experimente an Affen (Makaken). Sie haben gezeigt, dass Nervenzellen sowohl auf eigene Bewegungen als auch auf die von Artgenossen mit erhöhter Erregungsbildung antworten. Sie reagieren sowohl dann, wenn das Individuum selbst etwa nach Futter greift (»motorisch«), als auch, wenn es nur zusieht wie ein anderer Affe oder ein Mensch dasselbe tut (»sensorisch«). Da die Aktivitäten dieser Nervenzellen eigene wie fremde Bewegungen *widerspiegeln*, werden sie als Spiegelzellen oder *Spiegelneurone (mirror neurons)* bezeichnet. Die Entdecker G. Rizzolatti und Mitarbeiter (V. Gallese, L. Fadiga, L.

Fogassi, M. Iacoboni) und andere Wissenschaftler haben diese Zellen als neurophysiologische Korrelate sozialer Interaktion, Nachahmung und Empathie gedeutet (Bauer 2008; Fuchs 2013). Primaten können die Handlungen anderer Lebewesen, die ähnliche Akte vollziehen wie sie selbst, offenbar *pragmatisch begreifen*, wie Rizzolatti und Sinigaglia (2008) diesen Befund deuten.[49]

Es war eine für die Hirnforschung überraschende, ja revolutionäre Entdeckung, dass Nervenzellen in der sogenannten *motorischen Hirnregion* zugleich *sensorische Funktionen* haben und umgekehrt. Auf die daraus resultierende Kritik am Dualismus von Motorik und Sensorik[50] wird am Ende des Kapitels noch einmal zurückzukommen sein.

Warum wird ein und dieselbe Nervenzelle sowohl dann aktiv, wenn das Individuum selbst Handlungen vollbringt als auch, wenn es vergleichbare Handlungen bei Anderen bemerkt? Was ist der Grund dafür, dass dieselben Hirnzellen auf scheinbar ganz unterschiedliche Anforderungen gleich-

---

49 Hierbei handelt es sich »[...] um eine implizite, originär pragmatische und nichtreflexive Form des Verstehens [...]« (Rizzolatti und Sinigaglia 2008, 113). Gemeint ist das spontane, nicht durch weiteres Überlegen (Reflexion) bestimmte Handeln bei Affen wie bei Menschen. Zum Verhältnis von Resonanzbegriff und Lernen siehe ebenda 105, 149, 154.

50 Die Spiegelneurone des Affen finden sich insbesondere in der motorischen Region F5, das dem motorischen Sprachzentrum des Menschen nach Broca analog ist (Rizzolatti und Sinigaglia 2008, 25, Abb. 1–4). Umgekehrt haben die Neurone der hinteren Scheitelregion, die früher ausschließlich der assoziativen und sensorischen Hirnregion zugeordnet worden sind, auch motorische Funktionen (Iacoboni 2009, 72, Abb. 1). Damit wird eine säuberlich getrennte Zuordnung von Nervenzellen *nur* zur Motorik oder *nur* zur Sensorik fragwürdig: »Wenn Neurone, deren Aktivität mit einer Bewegung verbunden ist, definitionsgemäß motorische sind, muss die hintere parietale Rinde als Bestandteil des motorischen kortikalen Systems betrachtet werden« (Rizzolatti und Sinigaglia 2008, 31). In heutigen Lehrbüchern gilt bisher jedoch *die hintere parietale Rinde* noch immer als Bestandteil des sensorischen und nicht des motorischen Systems. – Marco Iacoboni berichtet, wie überrascht die Forscher zunächst waren, als sie auf die Entdeckung der Spiegelneurone stießen. Denn es gab keine bekannten oder geeigneten Denkmodelle, um die neuen Phänomene zu begreifen: »[...] Ein Neurowissenschaftler [...] der davon ausgeht, dass Neuronen sich fein säuberlich [...] kategorisieren lassen, wird neuronale Aktivität [...], die von einem Gehirn kündet, das sich mit der Welt in einer sehr viel ›ganzheitlicheren‹ Weise auseinandersetzt, [...] unter Umständen völlig übersehen oder als Zufall abtun. So war es bei den Spiegelneuronen. Die Forscher in Parma waren [...] völlig unvorbereitet auf ein Motoneuron, das gleichzeitig im Dienste der Wahrnehmung steht« (Iacoboni 2009, 21f).

artig reagieren? Hier hilft die Einbeziehung der Phänomenologie der Wahrnehmung: Interaktion und Nachahmung entstehen in einem gemeinsamen Wahrnehmungs- und Handlungsraum, in dem die Mitglieder einer Gruppe durch Empathie miteinander verbunden sind. Dabei kommt es offenbar auf den gemeinsamen Handlungsraum bzw. die dazu gehörigen Akte überhaupt an, nicht aber darauf, welches Individuum sie vollzieht. Wie in einem Orchester reagieren die Spiegelzellen der Mitglieder einer Gruppe gleichermaßen mit Resonanz und aktivierendem Feuern. Das kommunikative Agieren in einem gemeinsamen sozialen Raum findet sich bei anderen höheren Primaten ebenso wie beim Menschen; beide verhalten sich hier in mancher Hinsicht ähnlich:

> »Es kann passieren, dass unsere Hand beim Anblick der Bewegung der Hand eines Anderen unbewusst eine ähnliche Bewegung macht und dass dies dem Akteur nicht entgeht und er augenblicklich sein Verhalten ändert. Derselbe Resonanzmechanismus, der uns von Anfang an erlaubt hat, den Akt des anderen zu begreifen, ermöglicht uns auch, die Wirkungen zu verstehen, die unsere unwillkürliche Reaktion auf ihn gehabt hat [...]« (Rizzolatti und Sinigaglia 2008, 157).

Was bedeutet Rizzolattis Begriff »*Resonanzmechanismus*«? Einerseits geht es auch hier wieder um *Verstärkung*. Eine Bewegung vollziehen und die Bewegung anderer durch Empathie mitempfinden bzw. darauf verstärkt reagieren ist für Lebewesen ein vitales Erfordernis. Andererseits sind Bewegen und Empfinden für das Gehirn offenbar keine verschiedenen Akte. Vielmehr fallen beide in einer einzigen sozio-ökologischen Funktion zusammen. Spiegelzellen verhalten sich so, als ob das wahrnehmende und handelnde Individuum weder von seinen Artgenossen noch von der Umwelt räumlich getrennt wäre. Ebenso wenig machen sie einen Unterschied zwischen *Bewegen* und *Empfinden*. Bewegung und Wahrnehmung sind keine grundsätzlich verschiedenartigen getrennten Akte, sondern bilden eine Einheit – einer der Grundgedanken des »Gestaltkreises« (Weizsäcker 1943). Die Resonanz der Spiegelneurone übergreift den Leib des Einzelindividuums. Sie bezieht sich nicht auf ein in sich abgeschlossenes, abgesondertes Eigensein, ein sogenanntes »Subjekt« oder Ego (▶ S. 76), sondern stellt den Zugang zur Wahrnehmung innerhalb einer Gruppe her. – Die daraus zu ziehenden Folgerungen sind weitreichend. Für die Spiegelneurone gibt es keine strikte Trennung eines Individuums vom anderen; für sie existiert, philosophisch gesprochen, keine Spaltung in Subjekt und Objekt.

Für die Spiegelneurone gilt vielmehr: *Die Umwelt ist ein Teil des Leibes.* Sie beziehen den gesamten Raum der Sinne ein. Sie umgreifen ein taktiles Wahrnehmungsfeld sowie ein visuelles und ein auditives Wahrnehmungsfeld, das jeweils über den Leib hinaus und bis in die Ferne reicht. Indem zur Lebenssphäre des Individuums auch die Umwelt gehört, lebt es nicht nur innerhalb, sondern auch *außerhalb des Leibes*. Es ist im gesamten Hör-, Seh- und Tastraum präsent:

> »Die ungewöhnlichen Reaktionen dieser Zellen lassen vermuten, dass sie um den Körper herum so etwas wie eine Karte des Raumes entstehen lassen, der diesen umgibt [...].« Dabei liegt die »[...] Vermutung nahe, dass die Raumkarte um den Körper gleichzeitig eine Karte der potenziellen Handlungen des Körpers ist« (Iacoboni 2009, 24f). Hier ist freilich anzumerken, dass die Spiegelneurone das Entstehen dieses Handlungsraums nicht bewirken, sondern nur begleiten und ermöglichen.

Gelten die zunächst an Affen (Makaken) erzielten Ergebnisse auch für den Menschen, sind sie hier durch vergleichbare Beobachtungen zu bestätigen? Die Frage ist u. a. von Rizzolatti und Mitarbeitern untersucht und bejaht worden. Da beim Menschen die Möglichkeiten einer operativ experimentellen Hirnuntersuchung verständlicherweise beschränkt sind, muss das humane *Spiegelneuronensystem* mit anderen Methoden erforscht werden.[51] Damit sind ähnliche Resultate wie bei Makaken, allerdings auch einige charakteristische Unterschiede gefunden worden. Da diese Unterschiede für das Lernverhalten von Affen und Menschen wesentlich sind, sollen sie im Folgenden etwas genauer betrachtet werden.

Bei Affen reagieren die Spiegelneurone nur auf umrissene Zielbewegungen. Dazu gehört zum Beispiel einen Gegenstand »erreichen«, ihn »mit der Hand berühren«, »festhalten«, »abreißen«, ihn »nur mit der Hand greifen«, ihn »mit der Hand und mit dem Mund greifen« usw. (Rizzolatti und Sinigaglia 2008, 39–43). Dieses eingeschränkte Bewegungsrepertoire des Affen wird von den Autoren als sogenanntes *Wörterbuch der Akte* bezeichnet. – Im Unterschied dazu spricht das Spiegelsystem des Menschen auch auf Bewegungen an, die kein bestimmtes Ziel und keinen festen Bedeutungszusammenhang haben, sondern bruchstückhaft und nicht zweckgerichtet sind. Das war, wie die Autoren schreiben,

> »insofern überraschend, als die Spiegelneurone des Affen auf den Anblick von nicht zielgerichteten Bewegungen nicht reagierten«. Umgekehrt weisen die Beobachtungen beim Menschen daraufhin, »dass die Spiegelneurone des Menschen imstande sind, sowohl das Ziel des motorischen Aktes als auch die zeitlichen Aspekte der ein-

---

51 Eine Implantation von Elektroden zur Ableitung einzelner Nervenzellen im Gehirn verbietet sich beim gesunden Menschen, weshalb hier nicht-invasive (unblutige) Methoden wie zum Beispiel EEG und bildgebende Methoden wie fMRT und PET angewandt werden. – Zur Vergleichbarkeit des Spiegelneuronensystems bei Makaken und Menschen siehe Rizzolatti und Sinigaglia 2008, 122–143; Iacoboni 2009, 67ff.

zelnen Bewegungen zu kodieren« (Rizzolatti und Sinigaglia 2008, 124f). Natürlich »kodieren« die Spiegelneurone keine Nachrichten (▶ A.3.1), sondern wecken (evozieren) lediglich den Akt der Nachahmung.

Der grundsätzliche Unterschied zwischen den Akten von Affen und Menschen ist mithin, dass jene eine *absolute Bedeutung* haben, die nicht oder kaum variabel ist, während die Akte des Menschen relativ offen und mehrdeutig sein können. Indem das neuronale Repertoire von Affen auf die für ihren engeren Lebensraum notwendigen und sinnvollen Zielbewegungen (das genannte *Wörterbuch der Akte*) beschränkt ist, können für den Menschen auch fragmentarische und zunächst sinnlose Bewegungen, auf die sie reagieren, die sie wahrnehmen und nachahmen, eine neue Bedeutung gewinnen.

Warum spricht das menschliche Spiegelsystem auch auf Teilbewegungen an? Weshalb sind für den Menschen sinnlose und bruchstückhafte ebenso wie ganzheitliche und sinntragende Gebärden und Bewegungen von Bedeutung? Die Antwort fällt nicht schwer. Offenbar sind Menschen nicht nur zu umrissenen abgeschlossenen Handlungen fähig, sondern auch dazu, *Bewegung qualitativ* zu erleben. Die Bewegung löst sich hierbei aus dem natürlich gegebenen Handlungsraum und wird zur *qualitativen Empfindung eines eigenständigen Modalbereichs, des Bewegungssinns* (▶ D. 7).

Dadurch können Menschen immer wieder neue Bewegungsformen und Handlungsweisen, wie zum Beispiel neue Handwerke, Spiele und Sportarten erlernen und erfinden. Der Nachteil: Sie können nicht nur selbst sinnlose Bewegungen machen, sondern reagieren auch auf die nicht ernst gemeinten Teilbewegungen anderer und lassen sich daher durch Finten im Kampf täuschen. Finten haben für den Menschen, im bezeichnenden Unterschied zu Tieren, (nahezu) dieselbe Wirkung wie ernst gemeinte Bewegungen. Anders bei Tieren: »*Bei Makaken reagieren [...] Spiegelneurone nicht auf vorgetäuschte Handlungen*« (Iacoboni 2009, 48). Nur die deutungsoffene menschliche Wahrnehmung, nicht aber die Sinnesreaktion und Hirnfunktion instinktgeleiteter Tiere lässt sich irreführen.[52]

Eine weitere Gruppe von Hirnzellen verhält sich ähnlich wie Spiegelneurone, wenn auch nicht identisch: die sogenannten *kanonischen Neuro-*

---

52 Kleist (1964) beschreibt in der Erzählung vom Marionettentheater, wie ein Fechter nicht nur auf die echten Stöße seines Gegners, sondern auch auf Finten reagiert, während ein Bär der bessere Fechtmeister sei, da er nur die ernst gemeinten Bewegungen des Fechters pariere.

ne. Diese Nervenzellen reagieren sowohl auf bestimmte *Handlungen* als auch auf die *Werkzeuge und Objekte,* mit oder an denen sie vollzogen werden.[53] Die *kanonischen Neurone* werden beschrieben als

> »Zellen, die während einer Greifbewegung feuerten, aber auch beim Anblick der zum Greifen bereitliegenden Gegenstände. [...] Die neuronalen Aktivitätsmuster beider Zelltypen [das heißt der Spiegelneurone und der kanonischen Neurone, HJS] widersprachen der alten Vorstellung, dass Handlung und Wahrnehmung zwei komplett unabhängige Prozesse und auf ihre jeweilige Schublade im Gehirn beschränkt sind. Im Wirklichkeit kann weder ein Affe noch ein Mensch jemand anderen beobachten, wie er einen Apfel in die Hand nimmt, ohne dass in ihrem Gehirn die motorischen Schaltpläne aktiviert werden, um den Apfel selbst in die Hand zu nehmen« (Iacoboni 2009, 22f).

Das Phänomen das Iacoboni beschreibt ist bekannt. Man sieht einen Gegenstand (Buch, Apfel usw.) vor sich und greift unabsichtlich danach. Weil die Signalwirkung eines Buches eine andere ist als die eines Apfels, werden unterschiedliche Neurone aktiviert. Beide versetzen den Leib jedoch gleichermaßen unbewusst in erwartungsvolle Spannung (▶ B. 2).

Das Ansprechen der Spiegelzellen und kanonischen Neurone auf den umgebenden Handlungsraum hat das Interesse der Physiologen von Parma an der Phänomenologie geweckt.[54] Das wahrnehmende Ich lebt nicht nur im Leib, sondern auch im umgebenden Raum, in den Dingen. Indem eigener Leib und Umwelt für die Spiegelneurone eine Einheit bilden, halten die Erforscher der Spiegelneurone ein grundsätzliches Um- und Neudenken der Rolle des Gehirns für erforderlich. Im phänomenologischen Erleben scheint sich das Ich im Wahrnehmen und Bewegen über die Leibesgrenzen hinaus in den umgebenden Raum auszubreiten. Dazu bemerkt der Phänomenologe Merleau-Ponty:

> »Stets liegt das ›Etwas‹ der Wahrnehmung im Umkreis von Anderem, stets ist es ›Teil eines Feldes‹.« – »[...] ich bin all das, was ich sehe, ich bin ein intersubjektives Feld, nicht trotz meiner Leiblichkeit, sondern durch mein leibliches Sein [...] und dadurch, dass ich durch sie alles andere auch erst bin [...]« (Merleau-Ponty 1966, 22 und 513).

In gleicher Richtung gehen die erkenntnistheoretischen Überlegungen Machs und, mit anderer Gewichtung, diejenigen Steiners. Das Ich ist das

---

53 *Kanonisch* bedeutet, die Neurone befolgen eine Art Richtschnur oder Maßstab, einen *Kanon.*
54 Rizzolatti und Sinigaglia 2008, 89, 136, 212; Iacoboni 2009, 25ff; Gallese zit. bei Iacoboni 2009 ebenda.

erlebende Zentrum der natürlichen und sozialen Welt, das weder im Gehirn noch im Leib zu lokalisieren, sondern wegen seiner immateriell geistigen Natur *delokalisiert* ist.[55]

Die Spiegelneurone erweisen sich mithin in zweierlei Hinsicht als revolutionierende Entdeckung: Erstens hinsichtlich der *Kohärenz von Leib und Außenwelt*; zweitens bezüglich der *Einheit von Sensorik und Motorik, von Empfinden und Handeln*. Beide Erkenntnisse erfordern ein grundsätzliches Neudenken der bisher üblichen physiologischen Begriffe. Sie widersprechen der traditionellen Theorie, wonach es zwei verschiedene Arten der Nervenfunktion, eine motorische und eine sensorische geben soll. Das Paradigma eines dualistischen, in Motorik und Sensorik getrennten Nervensystems ist damit nicht mehr aufrechtzuerhalten (Rizzolatti und Sinigaglia 2008, 26–33; Iacoboni 2009, 16f). Infolgedessen glaubt Rizzolatti, dass wir aufgrund der vielfältigen Funktionen der motorischen Hirnrinde

---

55 Ernst Mach und Rudolf Steiner bekämpfen beide die Vorstellung eines im Leib oder Gehirn angesiedelten Ichs, wenn auch mit unterschiedlicher Zielrichtung. So hält Mach – im Gegensatz zu Steiner – die Vorstellung des Ich für reine Illusion: »*Das Ich ist unrettbar. Teils diese Einsicht, teils die Furcht davor führt zu den absonderlichsten […] philosophischen Verkehrtheiten. […] Der einfachen Wahrheit, welche sich aus der psychologischen Analyse ergibt, wird man sich auf Dauer nicht verschließen können. Man wird dann auf das Ich, welches schon während des individuellen Lebens vielfach variiert, ja im Schlaf und bei Versunkenheit in eine Anschauung, einen Gedanken, gerade in den glücklichsten Augenblicken teilweise oder ganz fehlen kann, nicht mehr den hohen Wert legen […]*« (Mach 1903, 20f). Den darauf folgenden Schlüssen Machs über »fehlende individuelle Unsterblichkeit« braucht man nicht unbedingt zu folgen, um seine Kritik an der »Verkehrtheit« zu teilen, wonach Manche die vermeintliche psychische Einheit retten wollen, indem sie »im Hirn noch nach einem Punkt als Sitz der Seele suchen« (Mach ebenda). – Nach Steiner liegt der Ort des wahrnehmenden und denkenden Ichs außerhalb des Leibes: nämlich in den Dingen und ihren Gesetzmäßigkeiten, die beim aktuellen Wahrnehmen und im denkenden Erkennen erfasst werden: »*Und man wird deshalb zu einer besseren Vorstellung über das ›Ich‹ gelangen, wenn man es nicht innerhalb der Leibesorganisation befindlich vorstellt und ihm die Eindrücke ›von außen‹ geben lässt, sondern wenn man das ›Ich‹ in die Gesetzmäßigkeit der Dinge selbst verlegt*« (Steiner 1961, 36). Steiner geht in seinen Überlegungen vom mathematischen Denken aus. Das denkende Ich lebt, wenn es in mathematischen Gesetzmäßigkeiten denkt, in leibfreien Beziehungen, die alles andere als ›nur subjektiv‹ sind. Entsprechend sieht Steiner das Verhältnis von Ich und Wahrnehmung: »*Hat man sich einmal für das mathematische Denken mit dem Gedanken vertraut gemacht, dass das ›Ich‹ nicht im Leibe ist, sondern außerhalb desselben, […] kann man diesen Gedanken auch erkenntnistheoretisch begreiflich finden für alles, was im Bewusstseinshorizonte auftritt.*« (Steiner ebenda).

»die klassische duale durch eine multiple somatotopische Repräsentation ersetzen müssen. Durch die Entdeckung, dass die frontale Rinde [...] sehr viel komplexer strukturiert ist als bisher angenommen, wird es im Übrigen möglich die scheinbare Dichotomie zwischen dem motorischen System einerseits und den sensorischen (visuellen, auditorischen, somatosensorischen usw.) Systemen andererseits zu überwinden« (Rizzolatti und Sinigaglia 2008, 26f).

Die Entdeckung der Spiegelneurone hat dem Dualismus zweier unterschiedlicher *Nervenfunktionen* den Boden entzogen. Neuere Forschungen zum sensorischen Sprachverständnis und motorischen Sprechen zeigen teilweise sogar eine Umkehrung der beiden Funktionen.[56] Generell enthalten die sensorischen Leistungen der Sinne stets auch motorisch-efferente, umgekehrt Bewegungen immer auch sensorisch-afferente Anteile.[57] Weiterhin ist daran zu erinnern, dass bei pathologischen Störungen sog. motorischer und sensorischer Nerven und Hirnareale keineswegs nur rein motorische bzw. rein sensible Störungen auftreten. So führt der Ausfall »motorischer« Efferenzen zum Beispiel bei Ataxien immer auch zu sensorischen, der Ausfall »sensibler« Afferenzen zumindest oft zugleich zu motorischen Störungen (zum Beispiel kommt es bei Ausfall des »sensorischen« Wernicke-Zentrums auch zu »motorischen« Sprachbehinderungen).

---

56 Hinsichtlich der Sprachfunktionen wird heute zwischen zwei unterschiedlichen Systemen im unteren ventralen und oberen dorsalen Kortexbereich differenziert: Ein dem Verstehen zugeordnetes System liegt im frontalen Kortex, um das Broca'sche Zentrum herum, ein der Nachahmung zugeordnetes System im mittleren Kortex, um die Sylvische Furche herum (Weiller et al. 2011). Das erste der Sprachempfindung zugehörige System liegt somit im ursprünglich motorischen (!), das *ausführende* dagegen im ursprünglich sensorischen (!) Kortexbereich (s. a. Umarova et al. 2009/10). – Ähnlich wie bei den Spiegelneuronen fordern auch diese Befunde einen Paradigmenwandel in der heutigen Deutung sensorischer und motorischer Nervenfunktionen.
57 Eine ähnliche Schlussfolgerung zieht früher schon John Dewey (1896). Sein Pragmatismus verwirft den traditionellen physiologischen Reflexbegriff. Dewey kritisiert die Trennung des Reflexbogens in einen passiv sensiblen und einen aktiv motorischen Teil als Erbschaft des alten Leib-Seele-Dualismus, wie Field näher ausführt: »Dewey sprach sich für eine alternative Sichtweise aus: der Organismus interagiert mit der Welt durch selbstgeleitete Aktivität, die sensorische und motorische Antworten koordiniert und integriert. Die Implikationen für die Theory of Knowledge waren klar: Die Welt wird nicht passiv wahrgenommen und dadurch erkannt. Aktive Mitgestaltung der Umgebung ist in den Prozess des Lernens von Anfang mit integriert« (Field 2005, 2).

3 Spiegelneurone und die Untrennbarkeit von Sensorik und Motorik

Statt des Dualismus zweier in Handeln und Fühlen, Motorik und Sensorik getrennter Nervenarten ist demnach eine andere Aufgliederung des Gehirns naheliegend, nämlich eine solche nach Sinnesbereichen (visuell, auditorisch, olfaktorisch, haptisch bzw. somatosensorisch, sensomotorisch usw.; Rizzolatti, s. o.). Dabei kommt der Bewegungsempfindung insofern eine Sonderstellung im Kreis der Sinne zu, als die Bewegungsorganisation bei höheren Lebewesen aufgrund der Größe, Vielfalt und Differenziertheit der Muskulatur eine besonders große Rolle spielt. Dadurch nehmen die neuronalen Repräsentationen des Bewegungssinns im Zentralnervensystem (sog. motorische Hirnrinde ▶ Abb. 1) einen nahezu ebenso großen Raum ein wie die übrigen Sinne zusammen. Wie andere Wahrnehmungen beinhaltet auch die Bewegungswahrnehmung eine sensorische Komponente, die heute isoliert den Muskelspindeln zugeordnet wird. Auch diese werden jedoch sowohl durch afferente wie durch efferente Nervenfasern versorgt, die beide auf Tonus und motorische Feineinstellung wirken. Tatsächlich ist es auch hier nicht möglich, getrennte motorische und sensorische Komponenten in den Afferenzen und Efferenzen der Muskelspindeln nachzuweisen; beide sind im Gestaltkreis von Wahrnehmen und Bewegen untrennbar vereint (s. u.).

Man kann sich fragen, welche wissenschaftlichen Tatsachen überhaupt zur Annahme »motorischer und sensibler« Nervenfunktionen geführt haben oder diese heute noch zwingend fordern könnten. Das einzige tragende physiologische Argument hierfür scheint die unterschiedliche Leitungsrichtung der Nerven zu sein. Aufgrund des Synapsenbaus erfolgt die Übertragung elektrischer Impulse stets im Sinne einer Einbahnstraße entweder efferent oder afferent, das heißt nur entweder in der Richtung vom Zentralnervensystem fort (zentrifugal = efferent) oder zu ihm hin (zentripetal = afferent). Die Tatsache von getrennten efferenten und afferenten Nervenbahnen wird jedoch in der Hirntheorie stillschweigend gleichgesetzt mit motorischer und sensibler Informationsübertragung. Damit sollen nun »Bewegungskommandos« efferent vom Gehirn zur Leibesperipherie, »Empfindungssignale« afferent vom Leib zum Gehirn gesendet werden.

Die These einer sensorischen Empfindungs- und einer motorischen Kommandoübertragung übergeht jedoch stillschweigend die *Erklärungslücke*, wonach unverständlich bleibt, wie qualitative Empfindungen oder Bewegungsabsichten aus neuronalen Erregungsmustern hervorgehen sollen (▶ A. 2, Anm.[7]). Was sich hier mit Sicherheit sagen lässt ist allein, dass sich *neuronale Resonanzvorgänge in zwei entgegengesetzte Richtungen* ausbreiten.

Aus folgendem Grund fügt sich der Befund zweier polarer Leitungsrichtungen nahtlos in die hier dargestellte *Resonanztheorie des Gehirns* ein: Die neuronale Erregungsausbreitung findet stets zugleich in afferenter wie in efferenter Richtung statt. Durch die von der Peripherie zum Zentrum führenden Nerven werden die Hirnzentren aufgrund von sinnesspezifischen Einwirkungen der Umwelt stimuliert und antworten mit vermehrter Bildung von Aktionspotentialen (s. a. sog. evozierte Potentiale, EP). Die *efferenten Nerven* übertragen in umgekehrter Richtung die zentralnervösen Erregungen auf die Sinnes- und Bewegungsorgane, die sie damit evozieren. So werden zum Beispiel die genannten Schrittgeber des Stammhirns zunächst eigenrhythmisch aktiv und evozieren die Atemmuskulatur sowie die Sinnes- und Bewegungsorgane, werden selbst aber durch Rückwirkung (feed back) von der Peripherie verstärkt oder gehemmt. Dazu müssen die Nerven weder Empfindungen noch Handlungskommandos transportieren.

Beide Nervenarten aktivieren grundsätzlich sowohl Bewegungs- als auch Sinnesfunktionen. Zu jedem Leistungsvollzug sind stets Nervenaktivitäten in beiden Schenkeln der neuronalen Schleifen erforderlich, da nur eine ständige Rückwirkung (feed back) von Afferenzen und Efferenzen zu stabilen kohärenten Leistungen führt (▶ C. 4).

Zurück zur Spiegelzellentheorie: Ungeachtet der faszinierenden und revolutionierenden Ergebnisse der Spiegelneuronenforschung kann sie doch ein Grundproblem der Nerventheorie nicht lösen: Sie kann nicht beantworten, *ob* und *wie* neuronale Resonanzen unterbrochen, *ob* und gegebenenfalls *wie* eine vom Gehirn getriggerte Handlung willentlich unterlassen oder zugelassen werden kann. Bei jedem Wahrnehmen oder Nachahmen usw. schließen sich die offenen neuronalen Schleifen (Kohärenz von Organismus und Umwelt ▶ B. 2). Wären die Resonanzbeziehungen zwischen Gehirn, Organismus und Umwelt lückenlos, gäbe es zwischen Nerven und Willkürorganen keinen »Spielraum«, dann wäre kein freies Handeln möglich. Anders ausgedrückt: Würden die neuronalen Resonanzvorgänge nur mechanisch ablaufen, ohne irgendwo willentlich angehalten und unterbrochen werden zu können, wäre Entscheidungsfreiheit nicht denkbar. Menschsein verlangt nicht nur Nachahmung und Empathie, sondern auch innere Distanz gegenüber eigenem wie fremdem Empfinden und Handeln. Freies Handeln ist nur denkbar, wenn die Kette organischer Resonanzbeziehungen an einer Stelle offen ist, wenn Wahrnehmungen, Willensintentionen und Gedanken auch negiert, abgelehnt und verworfen werden können (▶ B. 5, C. 7). Empathie, nonverbales Verstehen und Nachahmung, wie die Spiegelneuronen sie ermöglichen, sind zwar elementare Voraussetzungen für das Sozialleben in der Gruppe, ermöglichen aber noch kein selbstverantwortliches Leben der individuellen Person.[58]

Bevor ich mich den physiologischen Bedingungen der Freiheit zuwende ist zuerst die Frage nach der *Einheit des Erlebens* weiter zu untersuchen. Die klassische Physiologie hat den Körper auf die Rolle eines rein mechanischen Ausführungsorgans des Gehirns reduziert (kartesischer Dualismus), wobei Geist allein dem Gehirn zugeschrieben wird. Ganz anders stellt sich die Sachlage jedoch dar, wenn dem Leib selbst diejenigen höheren Kompetenzen innewohnen, die sonst allein dem Zentralnervensystem zugeschrieben werden.

---

58 Iacoboni (2009, 211ff) fordert hier sogenannte »Superspiegelneurone«, welche die Spiegelzellen hemmen, um an ihrer Stelle übergeordnete, höher koordinierte Handlungen zu ermöglichen. Aber auch solche Neurone würden den Resonanzgesetzen unterliegen und könnten somit das Problem nicht lösen, ob und wie der Mensch Handlungen aus freien Stücken zu unterlassen oder zuzulassen vermag. Damit wäre auch Iacobonis Hypothese der »Superspiegelneurone« (wenn denn die Forschung ihre Existenz bestätigen würde) kein gangbarer Weg, um ein Grundproblem der Hirntheorie, nämlich die Frage nach der Willensfreiheit, zu beantworten.

4

Eigenaktivitäten der Glieder und Sinne – die Autonomie des Leibes (Konzept von Leibniz)

Eine ganzheitliche Betrachtung des Menschen setzt an der ursprünglichen Kohärenz von Organismus und Umwelt an. Ist ein Konzept denkbar, bei dem Erleben, alias Seele und Geist, nicht vom übrigen Leib isoliert und ins Gehirn lokalisiert werden? In der Tat ist ein solches Konzept schon früher gefunden und beschrieben worden. Es ist die sogenannte *Monadenlehre* des Philosophen und Mathematikers Gottfried Wilhelm Leibniz (1646–1716), im Übrigen eines prominenten Gegners von René Descartes. Nach Leibniz sind die Glieder des Leibes, die Bewegungs- und Sinnesorgane, jedes auf seine Weise selbständige *Einheiten*, sogenannte *Monaden* (Leibniz 1949, 130–150). Wollen, Empfinden, Erkennen sind keine vom Leib abgesonderten Epiphänomene oder »psychische Luftblasen«, sondern reale Wechselwirkungen der körperlichen Monaden – der Körpereinheiten oder Glieder – mit der Umwelt wie auch untereinander. Die Tragweite dieses Konzepts wird vor dem geistesgeschichtlichen Hintergrund deutlich.

In Leibniz' Auffassung autonomer Leibesglieder ist die kartesische *Spaltung* des Menschen in Gehirn und Geist aufgehoben. Gliedmaßen und

4 Eigenaktivitäten der Glieder und Sinne – die Autonomie des Leibes (Konzept von Leibniz)

Sinnesorgane bestehen nicht nur aus Materie oder *ausgedehnter Substanz*, wie René Descartes[59] annahm, sondern haben selbst auch kognitive und intentionale Eigenschaften; sie sind mit eigenen Empfindungs-, Erkenntnis-, Willens- und Bewegungsfähigkeiten begabt. Hand, Fuß, Auge, Ohr, Geschlechtsorgane usw. sind keine passiven, hirngesteuerten Mechanismen ohne eigenes Leben und Gefühl, sondern in sich vollständige Leib-Seele-Geist-Organe. Sie werden selbständig aktiv, können entsprechend ihrer Form, Lage, Funktion und Eigenschaft stehen, gehen, greifen, sehen, hören, Schmerz und Lust fühlen usw.[60] Dem Auge verdankt sich das Sehen, die Sichtweise der Dinge: Man macht sich ein Bild der Welt, kann Dinge so oder anders sehen. – Von der Hand kommt das Be-Greifen: Begriffe, die wir von den Dingen haben, rühren von ihrer Handhabung her. – Vom Fuß, das heißt von der Art und Weise wie wir zu den Dingen *stehen*, uns unterschiedlich dazu *stellen*, sind das Ver-Stehen und der Verstand abgeleitet. Die geistige *Verarbeitung* im Begreifen und Verstehen der Welt findet nicht im Gehirn, sondern im ganzen Leib statt. – Im Kon-

---

59 Nach Descartes gibt es zwei Substanzen: Eine materiell räumliche Substanz, den Körper (»*res extensa*«). Und eine denkende bzw. fühlende Substanz, den Geist (»*res cogitans*«). Die dualistische Gedankenoperation besteht somit in zwei Reduktionen: Indem der Körper auf die im Raum *ausgedehnte Substanz* reduziert und als reine Materie gedacht wird, wird er zum Mechanismus aus bewegten Teilchen (Atomen), zwischen denen nur die Leere, aber kein seelisches oder geistiges Leben denkbar ist. Andererseits wird die Seele zur *denkenden Substanz* reduziert, die sich auch ohne Verbindung mit dem Organismus als Ich erlebt (»Ich denke, also bin ich – cogito ergo sum«). Im Denkakt, der Cogitatio, soll der Geist unabhängig vom Leib bzw. vom Gehirn existieren. – Mit der Spaltung in *denkende* und *ausgedehnte Substanz* hat Descartes seine ursprünglich so wesentliche Entdeckung des Selbsterlebens, des *unbedingten* »Ich bin«, fälschlich zur *Substanz* erklärt und dadurch die irreduzible phänomenologische Seinserfahrung zu einer *bedingten* gemacht, somit korrumpiert. – Husserl bemerkt dazu kritisch: »*[...] Leider, so geht es bei Descartes mit der unscheinbaren, aber verhängnisvollen Wendung, die das Ego zur substantia cogitans, zum abgetrennten menschlichen animus macht, zum Ausgangsglied für Schlüsse nach dem Kausalprinzip, kurzum der Wendung, durch die er zum Vater des widersinnigen transzendentalen Realismus geworden ist*« (Husserl 1963, 9).

60 Das Auge sieht, das Ohr hört – auch dann, wenn wir es selbst nicht unbedingt wollen. Die relative Selbständigkeit der eigenaktiven Organe ist weniger für den Arzt als für den Physiologen zunächst gewöhnungsbedürftig. Das war nicht immer so. So sind nach William Harvey (1578–1657) die »*Muskeln gleichsam eigene Lebewesen*« (zit. nach Fuchs 1992, 45). Darauf weist übrigens auch der lateinische Namensursprung von Muskel (musculus = *Mäuschen*, mus = Maus) noch hin.

trast zum hirngesteuerten, marionettenartigen *Mechanismus* der Vollzugsorgane bei Descartes kann man entsprechend von einem *inneren Selbstsinn* der Leibesglieder bei Leibniz sprechen.

Die Leibesglieder als ganzheitliche, kognitiv, sensitiv und motorisch selbständige Organe anzusehen ist nicht so abwegig wie es manchem Wissenschaftler auf den ersten Blick vielleicht erscheinen mag. Warum soll nicht der Leib als Ganzes in der jeweiligen Lebenssituation »wissen, was er zu tun hat«? Obwohl Gliedmaßen und Sinnesorgane, Haut, Gelenke und Muskeln zweifellos auch mechanische Aspekte haben, gibt es keinen Grund zur Annahme, dass sie *nur* mechanische Apparate seien, die nicht selbst fühlen, erkennen und handeln könnten. Nichts zwingt den unvoreingenommenen Beobachter dazu anzunehmen, dass die Leibesempfindungen zuerst ins Gehirn übertragen werden müssten, um dort verarbeitet, dirigiert und kontrolliert zu werden. Der ganze Leib mit Gliedmaßen, Muskeln und Sinnesorganen ist lernfähig, ist informiert und emotional, ist bewusst und handlungsfähig – nicht nur das Gehirn. Dasselbe gilt für das Gedächtnis: Im ganzen Leib, in jeder Körperzelle ist das Gedächtnis der Vergangenheit vorhanden und kann bei entsprechender Gelegenheit geweckt werden (*Leibgedächtnis* ▶ D. 9).

Die Eigenaktivitäten der Gliedmaßen und Sinnesorgane sind primär in ihnen selbst veranlagt. Als eigenständige Leib-Seele-Geist-Einheiten stehen die *Monaden* untereinander in einer hierarchisch abgestuften Wechselwirkung. Einerseits verfügen die Vollzugsorgane über eine gewisse Selbständigkeit, andererseits gehen die niedrigeren in größeren, übergeordneten Einheiten auf. So werden die Zellorganellen von den ganzen Zellen, diese vom Gewebe, mehrere Gewebe vom übergeordneten Organ, kleinere Glieder von größeren wie zum Beispiel die Finger von der Hand umfasst. Demnach sind Körperteile wie Hand, Arme und Beine, Auge und Ohr usw. relativ untergeordnete Monaden, die wiederum vom ganzen Menschen als der vorläufig größten Einheit (Ich-Monade) umfasst werden.

Das geordnete System organischer Wechselwirkungen der Leibesglieder macht, und das ist der entscheidende Punkt, eine übermächtige Kommandozentrale, die vom Gehirn den Leib dirigiert, überflüssig. Ernst Sandvoss spricht von Leibniz' Monadenlehre daher zutreffend als von

> »einem organologischen Ansatz, in dem der Gegensatz von Körper und Geist einer Unterordnung der niederen unter die höheren Geistmonaden weicht« (Sandvoss 1978, 99).

Leibniz' Konzept ersetzt das einstufige Gefälle zwischen Geist und Leib durch ein mehrstufiges Beziehungsgefüge. Während die dualistische Be-

4 Eigenaktivitäten der Glieder und Sinne – die Autonomie des Leibes (Konzept von Leibniz)

trachtungsweise Materie und Geist in ein mechanisch scharfes Ursache-Wirkungsverhältnis stellt, das aber wissenschaftlich nicht wirklich begründet ist, beschreibt die Monadenlehre stattdessen ein *weicheres* Verhältnis mit Übergängen, die dem Leben eher gerecht werden. Organe und Glieder sind in ein vielstimmiges Körperganzes hinein komponiert. Fähigkeiten und Leistungen müssen bei Leibniz nicht von den Willkürorganen abgetrennt und ins Gehirn verlagert werden. Die menschlichen Fähigkeiten sind im Gehirn nicht in höherem Maße enthalten und repräsentiert als in den Vollzugsorganen (▶ D. 9). So sind zum Beispiel die Fähigkeiten zum Gehen und Greifen, zur sexuellen Vereinigung, zum Sprechen und Verstehen usw. zwar von Hirn- und Nervenfunktionen abhängig, entstehen aber unmittelbar im Leib bzw. im *Dazwischen* von Selbst, Umwelt und sozialen Partnern.

Liegt im Konzept der leiblich-seelisch-geistigen Einheiten oder Monaden die Auflösung des Körper-Geist-Problems, die von der Wissenschaft schon so lange gesucht, nur eben bislang nicht rezipiert worden ist? Manches spricht dafür. Die Abtrennung der Intelligenz von Gliedmaßen und Sinnesorganen, die Projektion von Absichten und Empfindungen ins Gehirn ist eine rein gedankliche Operation, die den Dualismus von Leib und Seele, von Körper und Geist erst konstruiert. Die Leib-Seele-Trennung wird nicht einfach vorgefunden, sondern ist eine rein gedankliche Konstruktion, die den Leib zum geistlosen Mechanismus reduziert. Für das phänomenologische Erleben existiert sie nicht.

Intelligente Bewegungen sind uns im Alltag selbstverständlich. Die Hand verfügt über motorische Intelligenz. Sie tastet, fühlt und erkennt. Sie ist kein bloßer Mechanismus, sondern ein selbständiges, teil-autonomes, senso-motorisches Greiforgan. Der Fuß ist kein hirngesteuerter Mechanismus zum Stehen, sondern ein selbständiges Fühl-, Stellungs-, Haltungs- und Bewegungsorgan. Brustkorb und Kehlkopf, Mund und Lippen, Kiefer und Gaumen, Zunge und Zähne sind eigenaktive Organe, die von sich aus zu den unterschiedlichen Leistungen des Atmens, Sprechens, Singens, Küssens, Beißens, Kauens und Schluckens usw. befähigt sind.

Wie die Gliedmaßen sind auch die Sinnesorgane in sich vollständige Leib-Seele-Geist-Einheiten. Das Auge ist nicht nur ein mechanisch optischer Apparat zum Sehen – auch wenn es wichtige Aspekte eines physikalischen Apparats enthält – sondern ein autonomes lebendiges Sinnesorgan. Werden die Schichten der Netzhaut gereizt, tritt das Auge selbständig in Interaktion mit Licht und Schatten, mit Farben und Formen. Besonders eindrücklich lässt sich die Selbständigkeit der Sinnesorgane an den genannten Nacheffekten des Auges demonstrieren (▶ Abb 2,

S. 52). Bei der Entstehung der farbigen Nachbilder kann man dem Auge gleichsam zusehen wie es selbständig Farben und Formen hervorbringt.

Bei entsprechender *phänomenologischer Einstellung*[61] und *Achtsamkeit* kann man seine Sinnes- und Bewegungsorgane als selbsttätig und originär erleben. Man kann beobachten wie sich die eigene Hand bewegt während man nach etwas greift. Man kann spüren, wie der Fuß sacht mit der Sohle auf dem Boden aufsetzt, wie die Beine auf dem Boden stehen und mit welcher Geschwindigkeit sie gehen; man fühle wie die Brust atmet, wie die Luft ein- und ausströmt usw. Man betrachte das Phänomen der Hand die jemand Anderem zuwinkt oder sich auch zur Faust ballt. Man achte darauf, wie man mit den Augen wach und munter umher sieht, oder auch müde und stumpf vor sich hin blickt!

Die Alltagssprache behandelt Gliedmaßen und Sinne immer schon als selbständige Einheiten mit Eigen-Willen und Eigen-Sinn. Ich erinnere hier an volkstümliche Charakterisierungen der Organe wie: »Meine Füße wollen nicht mehr. Meine Hand tut nicht mehr richtig. Meine Augen machen nicht mehr mit. Mein Zahn schmerzt usw.«[62] Dass die Glieder in der Regel »unserem Willen gehorchen« ist kein Gegenargument gegen ihr Eigenleben – im Gegenteil: Gehorchen kann nur, was auch Eigenwillen besitzt. Mechanische Steuerung dagegen, wie bei unlebendigen technischen Apparaten, lässt sich zwar theoretisch denken, aber nur ausnahmsweise am eigenen Leib erleben.

---

61 Edmund Husserl (1950, 63–68) unterscheidet in seiner Phänomenologie zwei Einstellungen: Die *empirische* oder natürliche bzw. naturwissenschaftliche *Einstellung*, die der sachbezogenen Zuwendung bei der gewöhnlichen praktischen Gesinnung im täglichen Leben entspricht. Und die phänomenologisch geisteswissenschaftliche Einstellung, welche die unmittelbare Wahrnehmung und Achtsamkeit im Gegenwartsbewusstsein ermöglicht. Die Erforschung der Gegenwart unmittelbaren Erlebens fordert die phänomenologische oder geisteswissenschaftliche Einstellung, die sich von der empirischen oder natürlichen Einstellung u. a. durch Urteilsenthaltung (Epoché) unterscheidet. Sie »klammere« die empirische Welt »ein«, sagt Husserl, ohne sie indes zu annullieren (Rang 1990, 10–15; Scheurle 1997b, 24ff).

62 Siehe auch den Buchtitel von Oliver Sacks (1996): »Der Tag, an dem mein Bein fort ging« ist eine Formulierung, bei der die Gliedmaße als selbständige Monade auftritt. Der englische Originaltitel »A Leg to Stand on« hebt auf ähnliche Weise die relative Autonomie der Gliedmaße hervor. Umgekehrt geht bei der sog. *Anosognosie* die Autonomie einer Gliedmaße mitsamt der Unterordnung unter die Ich-Monade verloren; ▶ D. 8).

4 Eigenaktivitäten der Glieder und Sinne – die Autonomie des Leibes (Konzept von Leibniz)

Das führt zu einem *erweiterten Autonomiebegriff*. Nicht allein die vegetativen Lebensprozesse des Leibes sind als autonom anzusehen, wie in der Physiologie heute gelehrt wird. Auch die sogenannte Willkürmuskulatur ist auf weite Strecken eigenständig und zumindest *teilautonom* – und das schließt immer auch Empfinden und Erkennen ein. Weil die Eigenbewegung der Gliedmaßen gerade nicht mechanisch, sondern schon von vornherein zielgerichtet, sensibel und intelligent ist, hat Jung (1976) die Bewegungsorganisation auch als *telo-senso-motorisches System* bezeichnet. –

Ähnlich merken Rizzolatti und Sinigaglia in ihrer Hirnkritik an, dass dem motorischen System bislang nur eine Nebenrolle zugeschrieben worden ist, die dem intelligenten Bewegen nicht gerecht wird:

> »Jahrzehntelang dominierte die Vorstellung, die motorischen Bereiche der Großhirnrinde seien einzig für ausführende Aufgaben bestimmt und praktisch ohne jede Bedeutung für die Wahrnehmung oder Kognition. [...] nach dem klassischen Schema: Wahrnehmung → Kognition → Bewegung [...] hatte man vom motorischen System ein extrem vereinfachtes Bild [...] Das ist heute nicht mehr der Fall...« – Beim intelligenten Bewegen handelt es sich »[...] um ein pragmatisches, vorbegriffliches und vorsprachliches Verstehen, das deshalb aber nicht minder bedeutsam ist, da sich viele unserer so gefeierten kognitiven Fähigkeiten darauf stützen« (Rizolatti und Sinigaglia 2008, 12).

Obwohl Rizzolatti hier zunächst nur die motorische Hirnrinde nennt, gilt das Gesagte für das gezielte Bewegen überhaupt, das zugleich als »pragmatisches, vorbegriffliches und vorsprachliches Verstehen« bezeichnet wird. Entsprechend bemerkt auch Rosslenbroich:

> »Gegenüber den kognitiven Fähigkeiten wird die motorische Intelligenz bei der Betrachtung intelligenten Verhaltens beharrlich unterbewertet [...]« (Rosslenbroich 2007, 215).

Inwieweit der Mensch nicht nur intelligent, sondern auch *frei* handeln kann, ist im folgenden Kapitel zu untersuchen. Zu dieser Fragestellung sind insbesondere von Benjamin Libet (2005) eine Reihe von Experimenten gemacht worden, die für kritische Erörterung geeignetes Material liefern. Manche Hirnforscher vertreten die Auffassung, dass Handeln und Wollen schon deshalb unfrei seien, weil sie bereits *vor* dem bewussten Entschluss durch das Gehirn bestimmt würden. Welcher Zusammenhang besteht zwischen Hirnaktivität und Willensfreiheit?

5

Hirnfunktion und Willensfreiheit

»Unsere Freiheit ist die Freiheit, uns für oder gegen etwas entscheiden zu können«
(Peter Bieri 2006, 54).

  Willensfreiheit, in phänomenologisch-philosophischer Hinsicht betrachtet, erfordert zunächst einige grundsätzliche Überlegungen zur Freiheit von Bewegen und Handeln und zur Frage des Willens. Was heißt Freiheit? Und was meinen wir mit Willen? – Um nicht in eine uferlose Freiheitsdiskussion zu geraten, soll der Begriff der Willensfreiheit hier mit Peter Bieri auf die Entscheidungsfreiheit, das heißt auf Situationen fokussiert werden, in denen man sich für oder gegen etwas entscheidet. Diese Sichtweise hat zwei Vorteile: Zum einen steht dieser Begriff des Willens dem der *Willkür* nahe, der in der Physiologie zum Beispiel als *Willkür*bewegung und *Willkür*muskulatur eingeführt ist. Zum anderen erlaubt sie es, die experimentellen Konditionen für das Treffen freier Entscheidungen, die *Freiheit von Tun und Lassen* zu überprüfen.

  Versteht man mit Bieri unter Freiheit, dass man sich »*für oder gegen etwas entscheiden kann*«, ist der wesentliche Punkt das *Dafür* oder *Dagegen*, nicht jedoch das *Was*. Denn wofür oder wogegen man sich auch immer entscheidet – die Sache, um die es dabei geht, ist offenbar schon vorgegeben. So kann man sich dazu entscheiden, jemandem die Hand zu geben, eine Tasse Tee zu trinken oder nach einem Apfel zu greifen, das Eine zu tun und das Andere zu lassen. Dabei werden jedoch die entsprechenden Gegebenheiten der Umwelt und die möglichen Interaktionen schon vorausgesetzt; es geht nur mehr um den Vollzug, um das Ja oder Nein. Dagegen ist es nicht Sache des freien Willens Bewegungen und Sinnesakte als solche hervorzubringen. Es geht hier auch nicht um eine neurophysiologische Theorie des Handelns, sondern allein darum, wie es möglich ist, sich dafür zu entscheiden, dass eine intendierte Handlung stattfinde oder unterbleibe.

Ein anderes Missverständnis ist die Forderung, Willensfreiheit müsse entweder absolut und immer gegeben sein oder existiere überhaupt nicht. Eine solche Schwarz-Weiß-Zeichnung geht meines Erachtens an der Lebenswirklichkeit vorbei. Bekanntlich beansprucht man Freiheit weder immer noch erlebt man sie dauernd. Die meisten Handlungen beruhen auf organisch vorgegebenen, damit unfreien Bedingungen des Leibes, von denen sie nicht abzulösen sind. Freiheit ist nichts Abstraktes. Würde man den Begriff der Willensfreiheit bis dorthin verfolgen, wo nichts anderes mehr ist als nur Freiheit, wäre da auch keine Freiheit mehr. Wie Peter Bieri gezeigt hat, führt sich der Begriff einer absoluten Freiheit selbst ad absurdum:

> »Nehmen Sie an, Sie hätten einen unbedingten freien Willen. Es wäre ein Wille, der von nichts abhinge: ein vollständig losgelöster, von allen ursächlichen Zusammenhängen freier Wille. Ein solcher Wille wäre ein aberwitziger, abstruser Wille. Seine Losgelöstheit würde bedeuten, dass er unabhängig wäre von Ihrem Körper, Ihrem Charakter, Ihren Gedanken und Empfindungen, Ihren Phantasien und Erinnerungen. Es wäre, mit anderen Worten, ein Wille ohne Zusammenhang mit dem, was Sie zu einer bestimmten Person macht. In einem substantiellen Sinne des Wortes, wäre er deshalb gar nicht Ihr Wille« (Bieri 2006, 230).

Was ist demnach unter *Willen* zu verstehen? Nach Arthur Schopenhauer (1851) ist Wille nicht auf die im Menschen lebende Entschlusskraft zu beschränken. Wille ist überhaupt nichts nur Subjektiv-Psychisches. Safranski formuliert lapidar: »*Wille ist der Name für die Selbsterfahrung des Leibes*« (Safranski 1987, 317). Diese willenshafte Selbsterfahrung ist nach Schopenhauer gleichzusetzen mit einer allgemeinen Kraft in der Natur, die in den Lebewesen als unbewusster Lebenswille und Triebregung der Selbstbehauptung waltet, sich darüber hinaus auch in Elementen und Naturgewalten, in physikalischen Kräften wie etwa in Gravitation, Elektrizität und Magnetismus u. ä. geltend macht.[63] Die universale Kraft des Willens manifestiert sich zwar auch im menschlichen Wollen, hat aber in erster Linie

> »die Idee der Natur als Quelle, [...] also die Vorstellung von einer Kraft, die in den Dingen zum Ausdruck kommt. Diese Kraft ›objektiviert‹ sich in den verschiedenen Realitäten, die wir um uns herum erblicken, und diese ›Objektivationen‹ bilden eine Hierarchie, die von der untersten, der am wenigsten belebten Ebene bis ganz hinauf zu den bewussten Lebewesen reicht. – Diese alles durchdringende Kraft ist der Schopenhauersche Wille« (Taylor 1996, 766).

Akte sind grundsätzlich willenshafter Natur, ob uns dies bewusst wird oder nicht. *Wille* lebt u. a. in den Interaktionen des Organismus mit der Umwelt und im sogenannten Lebenstrieb, in spontanen Lebensregungen wie im Atmen, in der Sexualität, im Essen und Trinken usw. Wille ist nicht nur auf das energische Verfolgen absichtsvoller Ziele beschränkt, sondern liegt ebenso unbeabsichtigten Reaktionen, dem Reflex, den Routinen und Gewohnheiten zugrunde. Muskeln haben intrinsische Willenseigenschaften wie den sogenannten *Bewegungsdrang*, der sie erst zum Bewegungsorgan macht. Dasselbe gilt für die willensverwandten Eigenschaften der Sinne, die mit den jeweiligen Sinneselementen interagieren, wie zum Beispiel Hörorgan und Schall, Auge und Licht usw. Sie machen sich in Sinnesbegehren und Sinneslust wie auch im Drang und Zwang zum *Hinhören* und *Hinsehen*, *Anfassen* und *Zugreifen* mehr oder weniger geltend.

Eine Verengung des Willensbegriffs auf die dem Bewusstsein zugänglichen Anteile bzw. auf die *Vorstellung* vom Willen ist problematisch. Ein Wille als isoliertes psychisches Seelenvermögen des Menschen verflüchtigt sich zum abstrakten Geist Descartes', dessen Verhältnis zum Leib überhaupt fragwürdig und unverständlich wird.[64] Löst man den Willen vom Leib, von Gliedern, den Muskeln und Sinnesorganen ab und verlegt ihn als Teil einer subjektiven Seele ins Gehirn, tappt man in die Falle des Subjekt-Objekt-Dualismus (▶ A. 2). Das Hauptproblem dabei ist, dass der Wille unverständlich werden muss, wenn er vom Leib isoliert und abge-

---

63 Safranski 1987, 320. – Nach Schopenhauer liegt der Wille dem »Ding an sich« (Kant) zugrunde, allerdings mit einer feinen inneren Wendung zur eigenen Erfahrung hin, wie Safranski ausführt: »Es ist eben nicht der vorgestellte, diskursiv erkannte Wille, den er [Schopenhauer] mit dem ›Ding an sich‹ identifiziert, sondern der in der ›inneren Erfahrung‹, am eigenen Leib gespürte Wille.« (Safranski 1987, 300).

64 Sowenig wie Empfinden und Erkennen ist auch das Wollen aus dem ganzheitlichen Prozess der Wahrnehmung heraus- oder vom übrigen Leib abzulösen; siehe Scheurle 1977, 147–165.

sondert an einen davon getrennten Ort (etwa in die motorische Hirnrinde) lokalisiert wird. Wer Sinnesorgane und Muskeln zu bloßen Mechanismen erklärt, hat sie schon vom Willen getrennt, der damit seine eigentliche Bedeutung verloren hat. Ein Wille im Gehirn, fernab vom wollenden Leib ist nicht mehr das, was das Wort eigentlich meint, ist ein ausgedachter, »[...] *aberwitziger, abstruser Wille [...]*« (Bieri); der Wille wird in der Physiologie zum »Hirngespinst«.

Der allgemeine *übersubjektive* Grundcharakter des Willens ist bei der Diskussion der Willensfreiheit im Auge zu behalten. Der Wille durchdringt das Interaktionsfeld von Leib und Umwelt schon, bevor der Mensch von seinen künftigen Akten weiß. Das haben die Experimente zum sogenannten *Bereitschaftspotential* gezeigt, auf die im Folgenden näher einzugehen ist.

Vor gut 50 Jahren haben Hans Helmut Kornhuber und Lüder Deecke (1965) bestimmte Hirnaktivitäten bei Spontanhandlungen entdeckt, die sie *Bereitschaftspotential* genannt haben.[65] Die Experimente sind zwar nicht für die Entdecker selbst, wohl aber für andere Wissenschaftler zum Anlass geworden, die Möglichkeit freien Handelns in Frage zu stellen. Insbesondere gilt das für die im Folgenden beschriebenen Versuche Benjamin Libets (2005). Sie gehören zu den heute am häufigsten zitierten Ergebnissen der Hirnforschung, auf welche Gegner der Willensfreiheit ihre Argumentation stützen. Versuche und Argumente werden daher im Folgenden beschrieben und genauer analysiert.

In einem Experiment werden Versuchspersonen aufgefordert, eine Taste zu einem von ihnen spontan zu wählenden Zeitpunkt zu drücken, wobei parallel dazu die Hirnströme im EEG abgeleitet werden. Die Versuchsperson soll möglichst ohne äußeren Anlass entscheiden, wann sie innerhalb eines vorgegebenen Zeitrahmens (zum Beispiel von fünf Sekunden) die Taste drücken will. Bei Libet wird dazu die Empfehlung gegeben, zwanglos dem eigenen Drang oder Wunsch (»the urge to [...], the wish to [...]«) zu folgen. Irgendwann drückt die Versuchsperson dann plötzlich die Taste, ohne vorher den genauen Zeitpunkt geplant zu haben. Dabei zeigt sich, dass schon etwa eine halbe bis eine Sekunde vor dem Bewegungsbeginn eine erhöhte elektrische Aktivität im Gehirn auftritt. Diese, die inten-

---

65 Diese Versuche sind später v. a. von B. Libet (1985, 2005) in erweiterter Form durchgeführt, dann von P. Haggard und M. Eimer (1999) erneut nachgeprüft und bestätigt worden. Zuletzt sind Versuche dazu von Schultze-Kraft et al. (2015) gemacht worden, auf die weiter unten Bezug genommen wird.

dierte Handlung vorbereitende Hirnaktivität wird *Bereitschafts-Potential* (BP) genannt.[66]

Libet hat diesen Befund anhand mehrerer Experimentreihen genauer überprüft und zusammen mit anderen Beobachtungen in eine Synopsis gestellt (Libet 2005, 72–178). Er hat dabei insbesondere die zeitlichen Bedingungen für das Auftreten bewusster Empfindungen hervorgehoben. Das wichtigste Ergebnis ist: Bewusstsein stellt sich nicht sofort nach einem Ereignis ein, sondern benötigt eine gewisse Zeit. Die für das Entstehen von Bewusstsein erforderliche Zeitspanne beträgt mindestens eine halbe Sekunde (= 500 ms), gemessen vom Einsetzen eines Reizes an. Libet hat sie »Time-On«-Zeit genannt und durch eine Reihe von Experimenten abgesichert.

> »Um ein bewusstes sensorisches Erlebnis zu erzeugen (mit anderen Worten, ein Erlebnis mit Bewusstsein), müssen Gehirnaktivitäten während einer Mindestzeit von 500 ms andauern. [...], also ungefähr ½ sec. Diese Eigenschaft haben wir schon experimentell nachgewiesen« (Libet 2005, 134f).

Welcher Zusammenhang besteht nun zwischen der Handlungsabsicht bzw. dem Willen zur Tat und dem dabei auftretenden Bereitschaftpotential (BP) im Gehirn? – Einige Forscher gehen davon aus, dass die Erregungspotentiale im Gehirn, die mit der Koordination von Vorstellen, Planen und Bewegen einhergehen und das Handeln vorbereiten, das neurophysiologische Korrelat des »Willens im Gehirn« seien. Sie glauben (z. B. Singer 2004; Roth 2003) u. a. aus den Experimenten Libets schließen zu können, dass der menschliche Wille vom Bereitschaftspotential im Gehirn repräsentiert werde. Was ist hier richtig, was nicht? – In der Tat kann, entgegen der vordergründigen Annahme, der *bewusste* Entschluss beim Libet-Versuch nicht der initiale Vorgang sein. Vielmehr gehen dem Bewusstwerden einer Handlung schon *unbewusste* Prozesse im Leib und in der Umwelt voraus, welche die Akthandlung der Versuchsperson mit bedingen und einleiten, auch wenn diese sich dessen nicht bewusst ist (wie unten am Beispiel des startenden Wettläufers dargestellt wird).

Wie im Folgenden zu zeigen ist, ist das BP gerade nicht mit dem Willen identisch. Wenn das Bereitschaftpotential der Vorbereitung des Handelns dient, kann es nicht zugleich seine Ursache sein! Vielmehr ist es nur eine Teilfunktion der Gesamthandlung, die *schon vorher gewollt und initiiert* worden ist. Sobald sich eine Versuchsperson in den Versuchsraum begibt

---

[66] Die verstärkte Hirnaktivität des Bereitschaftspotentials tritt im sogenannten supplementären Bewegungsfeld (SMA) des Stirnhirns auf (s. a. Libet 2005, 169).

und die Taste sieht die sie nachher drücken wird, ist die Handlung damit schon eingeleitet. Da die Entscheidung zur Handlung schon vorher gefällt worden ist (durch die Einwilligung der Versuchsperson am Experiment teilzunehmen), findet im Versuchsraum keine Unterbrechung der Handlungskette bzw. keine neue Entscheidung mehr statt. Die faktische Fingerbewegung steht am Ende einer schon vorher festgelegten Aktfolge.

Zur genaueren Erörterung schlüsseln wir das Experiment in seine einzelnen Elemente auf. Was geschieht im Zeitraum von einer halben bis einer Sekunde zwischen dem Auftreten des Hirnpotentials und dem Handlungsbeginn? Und was bestimmt den genauen Zeitpunkt der faktischen Handlung im Libet-Versuch?

Vordergründig könnten zum Beispiel die aktuellen *Gedanken* der Versuchsperson die Handlung initiieren. Diese sagt sich etwa: »Nicht sofort, sondern dann, wenn mir zufällig der *Gedanke* kommt, drücke ich den Hebel!« Wir werden sogleich sehen, warum es jedoch nicht der Gedanke an die Handlung sein kann, der diese auslöst. Denn warum entsteht jener gerade zu diesem Zeitpunkt?

In Libets Versuchen wird der Entschluss ausdrücklich dem Zufall anheim gestellt, indem die Versuchsperson sich dem zwanglosen *Drang* oder *Wunsch* zum Handeln überlassen soll. Zufällige Anlässe des finalen Handlungsimpulses könnten zum Beispiel ein Wimpernschlag, ein Atemzug, ein Geräusch oder ein sonstiges Ereignis sein, an das der Entschluss unbewusst gekoppelt wird, womit dann zugleich der Gedanke auftritt *jetzt tue ich es*. Der Gedanke ist dann die Folge des zufälligen Anlasses. Damit ein solcher Anlass den Akt auslösen kann, muss der Wille zur Handlung jedoch bereits (latent) vorhanden gewesen sein.

Hier komme ich wieder auf den *allgemeinen Willen* Schopenhauers zurück. Jeder Handlung (und damit auch ihren neuronalen Auslösern) liegt eine willensverwandte Beziehung zur Umwelt zugrunde, welche die Person ursprünglich zu ihren jeweiligen Aktivitäten veranlasst. Der latente Handlungswille kann durch neuronale Auslösung realisiert oder auch durch Hemmungsprozesse verhindert werden. Im letzteren Falle kommt die Handlung nicht zustande bzw. kann eben noch rechtzeitig unterlassen werden (s. u.).

Beim Libet-Experiment baut die Erwartung, den Akt in Kurzem zu vollziehen, einen Spannungszustand im Gehirn auf, der oben als *dispositionelle Repräsentation* bzw. als *offene neuronale Schleife* bezeichnet worden ist (▶ B. 2). Im Zustand angespannter Erwartung genügt wie gesagt schon ein geringer Anlass, eine leichte Verstärkung der Resonanz zwischen Leib und Umwelt, um den vorbereiteten Willensakt auszulösen. Dieser zufällige Anlass kann aber offenbar nicht der Gedanke, die bewusste Handlungsabsicht der Versuchsperson sein. Denn diese tritt wie Libet gezeigt hat frühestens ½ Sekunde *nach* Entstehung des Bereitschaftspotentials auf. Der Grund für das Handeln kann wie gesagt ebenso wenig das Bereitschaftspotential selbst sein, das schon die Antwort des Gehirns auf den zufälligen Anlass darstellt. Dass das Hirnpotential zwar *Ausdruck der Bereitschaft*, aber keine zwingende Ursache des Handelns ist, wird zudem durch die Tatsache unterstrichen, dass auch nach dem Auftreten des BP die Handlung noch willentlich unterlassen werden kann, wie gleich darzulegen sein wird. Das heißt, der Wille zum Handeln geht sowohl dem BP als auch dem Gedanken *jetzt tue ich es* voran.

Die phänomenologische Analyse zeigt nun, warum die zeitliche Differenz zwischen dem bewussten Gedanken und dem unbewussten Handlungswillen der Versuchsperson fast unvermeidlich zu einer Art Wahrnehmungstäuschung führen muss. Hier tritt in der Tat eine *Illusion* auf, die allerdings nicht die fragliche Willensfreiheit selbst betrifft, sondern ihre nachträgliche Beurteilung. Da der Willensakt nämlich früher stattfindet als der handelnden Person zu Bewusstsein kommt, liegt es für sie nahe, ihren Entschluss falsch zu datieren: Sie wird den (späteren) Zeitpunkt, zu dem ihr der entsprechende Gedanke kommt, für den Grund des (unbewussten) Willensentschlusses halten.[67] Der vorangehende unbewusste Anlass selbst wird ihr dagegen entgehen. Warum?

Gegenwärtige Handlungen und Sinnesakte können *unbewusst* bleiben, obwohl man sich im Nachhinein bewusst daran erinnern kann. Umgekehrt glaubt man manchmal, etwas *gegenwärtig bewusst erlebt* zu haben, woran man sich lediglich *erinnert*. Ereignisse können nach Libets »Time-On«-Theorie aber gar nicht gegenwärtig bewusst geworden sein, wenn zwischen dem Ereignis und dem Entstehen von Bewusstsein nicht zumindest eine Halbsekunde zur Verfügung gestanden hat.

Als Beispiel vergegenwärtige man sich einen Hundertmeterläufer bei der Olympiade, der den Signalschuss zum Loslaufen erwartet. Er startet auf den Knall hin und kann somit, nach Libets »Time-On«-Theorie, den Schuss gar *nicht bewusst* gehört, sondern muss *unbewusst* darauf reagiert haben. Denn hätte er gewartet bis ihm der Startschuss bewusst geworden

---

[67] Ich halte es für naheliegend, dass Gegner der Willensfreiheit die Täuschung über den *nur scheinbar bewussten Handlungsgrund* mit derjenigen einer *nur scheinbar gegebenen Willensfreiheit* verwechseln, das heißt diese statt jenes für Illusion halten!

ist, wäre eine halbe Sekunde ungenutzt verstrichen – ein Zeitverlust, der nicht mehr aufzuholen wäre. Aufgrund der *bewussten Erinnerung* an den Startschuss wird der Wettläufer jedoch irrtümlich der Meinung sein, den Schuss *gegenwärtig bewusst* gehört zu haben. Die Erinnerung daran und die Anspannung beim Loslaufen verbinden sich bei ihm retrospektiv zu einem einzigen Erlebnis post festum: Während der Läufer aufgrund seiner Erinnerung glaubt, den Startschuss *bewusst* gehört zu haben, hat er ihn in Wirklichkeit nur *wiedererkannt* und augenblicklich *unbewusst* darauf reagiert.[68] Er *kann* ihn wegen der zu kurzen Zeitspanne wie gesagt gar nicht bewusst gehört haben, verwechselt jedoch hierbei Wahrnehmung und Erinnerung.

Der scheinbare Widerspruch in dem komplexen Sacherhalt lässt sich nun phänomenologisch aufschlüsseln. Die *Erinnerung* an den Startschuss ist nicht dasselbe wie das gegenwärtige Bewusstsein zur Zeit des Starts. »Die Vergangenheit ist niemals Gegenwart gewesen«, lautet dazu Derridas aufreizendes phänomenologisches Paradox.[69] Zwischen Gegenwart und Vergan-

---

68 Unbewusstes Wiedererkennen und Reagieren sind Gedächtnisleistungen, die dem sogenannten *prozessualen* oder *intrinsischen Gedächtnis* angehören und sehr viel schneller erfolgen als bewusstes Erleben. Bilden und Abrufen einer visuellen Erinnerung im sogenannten *sensorischen Gedächtnis* benötigen nur einen geringen Bruchteil einer Sekunde (ca. 20–50 ms). Gedächtnisleistungen sind dadurch sehr viel schneller verfügbar als das Gegenwartsbewusstsein. Die zeitliche Differenz zwischen beiden ist mithin wesentlich für die Konstitution von Bewusstsein.

69 Orbán 1999, S. 32. – Derridas Paradox ist in der Tat frappierend. Unmittelbares Erleben und Bewusstsein wird im gegenwärtigen Augenblick neu konstituiert und ist empirisch nicht fassbar: *An Gegenwart kann man sich nicht erinnern* – schon aus rein logischen Gründen. Der *Dekonstruktivismus* Derridas baut die übliche Vorstellung ab, wonach die Vergangenheit unmittelbar aus der Gegenwart fließen soll – wie Wein aus einem Fass. Dass die Dekonstruktion der Vergangenheit auch Philosophen Schwierigkeiten bereiten kann, macht eine Bemerkung von Habermas deutlich: »Derrida [...] beharrt auf dem schwindelerregenden Gedanken einer Vergangenheit, die nie gegenwärtig gewesen ist« (Zitiert nach Orbán 1999, 32). – In der Tat kann einen Schwindel ergreifen, wenn man sich verdeutlicht, dass das Vergangene *nicht wirklich existiert* (es ist vorbei und *nicht mehr wirklich*), sondern allein durch die Erinnerung jedes Mal wieder neu konstruiert wird. Die Vergangenheit wird *(re-)konstruiert* (und bedarf daher immer wieder der Dekonstruktion); Gegenwart wird dagegen in der unmittelbaren Interaktion von Organismus und Umwelt *konstituiert* (▶ A. 5). Die gedankliche Konstruktion der Vergangenheit und die sinnliche Konstitution der Gegenwart bilden kein Kontinuum – entgegen der üblichen Ansicht von der linearen Zeitachse; dazwischen liegt der schon mehrfach erwähnte Hiatus.

genheit, zwischen unmittelbarem Erleben und nachträglichem Überlegen liegt ein Hiatus. Man erlebt beide mit unterschiedlicher *Einstellung*. Wer sich an etwas erinnert, hat sich mit der Vorstellung in die Vergangenheit versetzt, glaubt aber oft irrtümlich noch in der Gegenwart zu leben. Umgekehrt ist *gegenwärtiges Bewusstsein* nur mit phänomenologischer Einstellung, jedoch nicht auf empirische Weise erfassbar (▶ B. 4, Anm.[61]).

Das Gegenwartserleben der ersten Person, das Bewusstsein des Jetzt entzieht sich ebenso dem Gedächtnis wie der empirischen Einstellung: Gegenwart ist nicht erinnerbar! Denn sobald man sich erinnert ist man schon in der Vergangenheit. – Libet ist hier auf das Phänomen des *gegenwärtigen Erlebens* gestoßen, das zwar der phänomenologischen Einstellung zugänglich, aber nicht mit naturwissenschaftlichen Methoden greifbar ist.

> Hier macht sich das Fehlen einer methodischen Phänomenologie in der Hirnforschung misslich bemerkbar. Der Begriff *Bewusstsein* bleibt in der naturwissenschaftlichen Terminologie unscharf, da er hier vom *empirischen Wissen* nicht unterschieden wird. Bewusstsein und unmittelbares Erleben sind jedoch phänomenologisch durch ihre besondere Zeitlichkeit, eben die Zeit der Gegenwart, vom empirischen Faktenwissen abzugrenzen. Wie gesagt liegt ein unüberbrückbarer Abgrund zwischen Vergangenheit und Gegenwart – *eine Kluft, die im täglichen Leben laufend überbrückt werden muss*. Wie die phänomenologische Analyse zeigt, ist der Unterschied zwischen vergangenheitsbezogenem *Wissen* und gegenwärtigem *Bewusstsein* für das Verständnis des Libet'schen Experiments grundlegend.

Libet diskutiert die Konsequenzen seiner Ergebnisse für die Frage des freien Willens. Auch er sieht die Paradoxie zwischen einer unbewusst vom Gehirn eingeleiteten, somit unfreien Handlung und der Überzeugung, sich zu etwas frei entschlossen zu haben. Das Gefühl sich zur Handlung bewusst entschlossen zu haben ist deshalb paradox, weil ihr Beginn nur scheinbar bewusst gewesen ist, *in Wirklichkeit aber gar nicht bewusst gewesen sein kann*. Es handelt sich dabei um dieselbe Paradoxie, die den Wettläufer dazu bringt zu glauben, er habe den Startschuss gegenwärtig bewusst gehört, während er sich in Wirklichkeit nur daran erinnert.

Der Versuchsperson in Libets Experiment kann der konkrete Handlungsbeginn ebenso wenig bewusst werden wie dem Wettläufer der Start. Libet erörtert den widerspenstigen Sachverhalt folgendermaßen:

»[...] der Prozess, der zu einer Willenshandlung führt, [wird] vom Gehirn unbewusst eingeleitet, und zwar deutlich vor dem Erscheinen des bewussten Handlungswillens. Das bedeutet, dass der freie Wille, wenn es ihn gibt, eine Willenshandlung nicht einleiten würde« (Libet 2005, 175).

»Wie können wir [aber] unser Gefühl oder Erleben erklären, dass wir eine Handlung eingeleitet haben? Wenn der Gehirnprozess, der eine freie Willenshandlung einleitet, unbewusst ist, bekommt das Gefühl der bewussten Einleitung des Prozesses einen paradoxen Charakter. Wir wissen, dass wir uns des Drangs (oder Wunsches) zu handeln vor der tatsächlichen motorischen Handlung bewusst werden. [...] Das Gefühl, dass wir die Willenshandlung eingeleitet haben, kann jedoch nicht richtig sein; wir sind uns dessen nicht bewusst, dass der Prozess tatsächlich unbewusst stattfand. [...] Wessen wir sicher sind, das ist die Fähigkeit des bewussten Willens, den Willensprozess zu blockieren oder zu unterdrücken und das Erscheinen einer motorischen Handlung zu verhindern. Mit anderen Worten, der bewusste freie Wille könnte das Ergebnis eines unbewusst eingeleiteten Prozesses steuern.« – »Der bewusste Wille könnte [...] den Prozess blockieren bzw. ein ›Veto‹ einlegen, so dass keine motorische Handlung stattfindet. Das Unterdrücken eines Handlungsdrangs ist eine Erfahrung, die wir alle schon gemacht haben« (Libet 2005, 177 und 185.)

Erst im Anschluss, wenn der Versuchsperson der (zunächst unbewusste) Willensentschluss bewusst wird, kann eine Handlung der freien Entscheidung unterworfen werden – allerdings nur in negativer Form, indem man jene nämlich unterlässt bzw. innehält oder, im Falle doppelter Negation, sie doch wieder zulässt:

»Der freie Wille initiiert keinen Willensprozess; er kann jedoch das Resultat steuern, indem er den Willensprozess aktiv unterdrückt und die Handlung selbst abbricht, oder indem er die Handlung ermöglicht (oder auslöst)« (Libet 2005, 183).

Jedem *bewussten* Akt geht, wie gezeigt, ein unbewusst latentes Wollen voraus. Entsprechend wird der Versuchsperson der *zufällige Anlass* ihres Handelns nicht bewusst, auch wenn sie dazu neigt, das Gegenteil anzunehmen. Handlungen werden grundsätzlich nicht durch den freien Willen aus dem Nichts hervorgebracht, sondern haben eine Vorgeschichte, aus der sie hervorgehen. Sie können jedoch aus freien Stücken unterlassen werden, wenn dafür genügend Zeit bleibt (> 0,5 sec).

Das gilt generell. Die Interaktionen des Organismus mit der Umwelt sind primär weder bewusst noch unterliegen sie dem freien Willen. Gehen, Greifen, Kratzen, Atmen, Essen, Schlucken treten ebenso unbewusst auf wie Wahrnehmen, Fühlen, Sehen, Hören, Denken, Erinnern usw. Weder Wahrnehmen noch Handeln sind *ursprünglich* freie Akte. Wer zum Beispiel nach einem Apfel greifen will, hat mit der entsprechenden Zielbewegung der Hand unbewusst schon beim Gewahrwerden des Apfels begonnen (*kanonische Neurone* ▶ B. 3). Dabei richtet sich die unbewusste Triebregung mit der Aktivierung der entsprechenden Neurone auf das begehrte Objekt: »Ich will den Apfel haben!« Die Handlung kann jedoch unterlassen werden, sobald die Triebregung über die Schwelle des Bewusstseins gelangt und zum Gedanken geworden ist: »Der freie Wille initiiert keinen Willensprozess; er kann jedoch das Resultat steuern.«

Für die Frage nach der Willensfreiheit ist das *Unterlassenkönnen* einer Handlung das entscheidende Argument. Bekanntlich können Bewegungen, die bereits im Gange sind, noch bis zu einem gewissen Punkt angehalten bzw. abgebrochen werden. So kann man eine Handbewegung, mit der man gerade zum Schlag ausholen oder nach einem Apfel greifen will, willentlich unterlassen, wenn einem die eigene Absicht rechtzeitig bewusst geworden ist. Man nimmt wahr, dass man gerade dabei oder willens ist, die Hand zu erheben. Sobald die Bewegungsintention bewusst wird, kann sie auch unterbrochen werden und die Hand sinkt herab. Während das Tun unbewusst anhebt, wird uns das sich anschließende Loslassen, Aufhören oder »Ersterben« des Akts bewusst.

Die Freiheit zum Unterlassen hat man jedoch nicht mehr, wenn eine Handlung schon zu weit fortgeschritten und bereits irreversibel im Gang ist: Der Apfel ist ergriffen, die Ohrfeige gegeben, das Wort dem Mund entflohen. Wie lange lässt sich eine intendierte Handlung noch rückgängig machen? Die Entscheidung von Tun oder Lassen bleibt, wie Libet gezeigt hat, innerhalb eines bestimmten Zeitfensters offen.

In einer Versuchsreihe hat Libet diese Frage näher untersucht. Versuchspersonen sollten anhand einer speziell konstruierten Uhr angeben, bis zu welchem Zeitpunkt sie einen Tastendruck noch unterlassen konnten, zu dem sie bereits angesetzt hatten (Libet 2005, 166–176). Das Ergebnis war, dass eine geplante Handlung noch bis etwa 1/10 bis 1/4 Sekunde (100–250 ms) vor der Durchführung abgebrochen werden konnte. Damit unterblieb nicht nur der beabsichtigte, bereits eingeleitete äußere Akt. Auch das schon gebildete Bereitschaftspotential im Gehirn klang mit dem Entschluss zum Unterlassen folgenlos wieder ab. Diese Versuchsergebnisse sind in jüngster Zeit bestätigt worden, indem das Unterlassen einer Spontanhandlung nur bis zu einem bestimmten Zeitpunkt, dem Point of no return, möglich ist (Schultze-Kraft et al. 2015).

> Die aus Libets Experiment zu ziehenden Folgerungen könnten nicht radikaler sein: *Hier ist erstmals experimentell bewiesen worden, dass individuelles Wollen, in der negativen Form des Unterlassens, nicht von der Hirnfunktion ausgeht, sondern umgekehrt auf diese bestimmend einwirkt.*

Die Möglichkeit, Dinge sein zu lassen, *nicht* zu handeln, ist der Schlüssel zur Willensfreiheit.[70] Wesentlich ist, dass nicht schon der (unbewusste) *positive Willensakt* frei disponierbar ist, sondern erst der *negative*, das Unterlassen der Handlung. Als Glieder in der Kette unbewusster Interaktionen von Organismus und Umwelt sind Hirnfunktionen primär nicht dem freien Willen unterworfen. Frei wählbare Optionen entstehen erst sekundär. Denn nur wenn genügend Zeit zur Verfügung steht und wenn man bereit und in der Lage ist *in der Gegenwart zu verweilen*, das heißt, auf rasches Reagieren zu verzichten, bieten sich die verschiedenen Optionen zur freien Wahl. Dabei tritt ein offener Schwebezustand ein, der Grund für die bekannte *Qual der Wahl*. In der Unbequemlichkeit der Freiheit spiegelt sich der ungewisse Ausgang echter, freier Entscheidungen wider, die oft letztlich weder rational begründbar noch in ihren Folgen absehbar sind (▶ D. 11).

Hier wird erneut deutlich, dass die Frage nach der Freiheit stets nur im Zusammenhang mit der Zeitlichkeit zu stellen ist: Freiheit wird nur in der Gegenwart erlebt und praktiziert. Im Rückblick aus der Erinnerung können zwar die Gründe des Handelns genauer untersucht werden, wir haben aber nicht mehr die Freiheit, es zu ändern.

Im Gegensatz zur freien Wahl, bei der man sich *»für oder gegen eine Handlung entscheidet«* (Bieri), unterliegt der Beginn einer bereits vorher intendierten Spontanhandlung (Tastendruck, Start beim Wettlauf usw.) *keinem* freien Willensentschluss. Er stellt die Wiederaufnahme einer beschlossenen, schon eingeleiteten und lediglich gleichsam unterbrochenen Handlungskette zu einem zufällig gewählten Zeitpunkt dar. Dabei ist die Wahl des Zeitpunkts im Libet-Versuch, wie gezeigt, nicht *frei*, sondern *zufällig*. Durch irgendeine Nebensächlichkeit wird der Zeitpunkt bestimmt, zu dem sich die Versuchsperson vornimmt »zufällig« den Hebel zu drücken.

Hier darf der Unterschied zwischen Freiheit und Zufall nicht verwischt werden. Eine zufällige Handlung wird von unbekannten unbeeinflussbaren

---

70 Aus diesem Grund kann man das heutige Strafrecht mit Wolf Singer (2004) für korrekturbedürftig halten, ohne das Argument zu teilen, dass es keine Freiheit gäbe, weil allein im Gehirn die Ursachen unserer Handlungen liegen sollen. Tatsächlich wird *von unserer Gesellschafts- und* Rechtsordnung hier nicht das Tun, sondern das Unterlassen *gefordert*. Insofern ist es von Bedeutung, dass der Mensch nicht allein durch die Hirnstrukturen des Gehirns determiniert ist, auf die er keinen direkten Einfluss hat, sondern dass durch den übrigen Organismus ein bewusstes Unterlassen oder Veto möglich ist (▶ C. 1).

Faktoren bestimmt. Freiheit heißt dagegen, eine Tat *willentlich unterlassen* oder zulassen zu können, die damit *gerade nicht dem Zufall* unterliegt.

Schließlich ist ein letzter Punkt zu erörtern. Gegen Libets Theorie, wonach es zwar keine Freiheit des Handelns, wohl aber eine des Unterlassens (Veto) geben soll, lässt sich folgender Einwand ins Feld führen: Wenn Handlungen prinzipiell unbewusst eingeleitet werden, könnte dann nicht das *willentliche Unterlassen* ebenso unbewusst eingeleitet worden sein? Damit würde es sich natürlich nicht um eine freie Entscheidung handeln, da die Ursachen des Unterlassens dann grundsätzlich wieder dem Bewusstsein entzogen wären.

Die Frage wird von Libet ausführlich diskutiert. Er kommt zum Schluss, dass der bewusste Entschluss zum Unterlassen jedenfalls *nicht unbewusst eingeleitet worden sein muss*. Nach Libets Erwägungen sprechen die Ergebnisse zum neuronalen Zeitbedarf bewusster Spontanhandlungen zumindest *nicht gegen Willensfreiheit*. Obwohl Willensentschlüsse zunächst unbewusst entstehen und erst in einem anschließenden Sekundärprozess bewusst werden, können sie *im Ganzen* pauschal abgelehnt oder angenommen werden, ungeachtet aller unbewussten Motive. Denn selbst dann, wenn dem freien Veto unbewusste Prozesse im Gehirn vorangehen sollten,

> »könnte die bewusste Veto-Entscheidung [...] trotzdem [...] getroffen werden. Man könnte [...] das Programm, das von der ganzen Bandbreite vorausgehender Gehirnprozesse angeboten wird, bewusst annehmen oder ablehnen. Das Bewusstsein der Veto-Entscheidung könnte auf vorausgehende unbewusste Prozesse angewiesen sein, aber der Inhalt dieses Bewusstseins (die tatsächliche Veto-Entscheidung) ist ein gesondertes Merkmal (feature), das nichts dergleichen erfordern muss« (Libet 2005, 188f).

Bei Libet bleibt allerdings offen, woher die Vetofunktion des Willens letztlich kommt. Libet geht, wie andere Hirnforscher, davon aus, dass auch der Vorgang des Nein-Sagens oder Unterlassens nur vom Gehirn ausgehen könne (Libet 2005, 174–188). Eben diese Annahme ist jedoch deshalb zweifelhaft, weil sie entweder einen zerebralen Automatismus, der ein willentliches Nein-Sagen ausschließt, oder einen von außen ins Gehirn eingreifenden immateriellen »kartesischen Geist« voraussetzt, der die materiellen Hirnprozesse steuert – was aufgrund des Geist-Materie-Hiatus ebensowenig vorstellbar ist. Abgesehen vom implizierten Leib-Seele-Dualismus spricht noch eine weitere Überlegung gegen diese Annahme: Um die materiellen Hirnprozesse zu unterbrechen, muss etwas materiell und energetisch Fassbares eingreifen – und nicht etwas Immaterielles. Da dieses Etwas nicht von den Hirnprozessen ausgeht, kann es auch nicht innerhalb des Gehirns liegen, sondern muss von *außerhalb* kommen. *Damit kann das Unterlassen, das Veto im Sinne Libets, in Ermangelung einer anderen Möglichkeit, sein Korrelat nur außerhalb des Gehirns, das heißt aber, im übrigen Leib haben.*

Hiermit wendet sich die Untersuchung der Frage zu, was im übrigen Leib geschieht, wenn man Dinge unterlässt. Das Gehirn verfügt wie gesagt über keine Funktion, die freies Unterlassen erklären könnte. Die neuronalen Netze können nur schon gebahnte Hemmungsvorgänge aktivieren und bereits früher erworbene oder intendierte Leistungen reaktivieren. Bei freien Entscheidungen geht es jedoch darum, gegenwärtig noch unbekannte, künftige Akte zu antizipieren. Freiheit erfordert physiologisch offene Bedingungen, die nicht wie die Hirnfunktion schon in der Vergangenheit festgelegt worden sind. Zukunftsgestaltung ist keine bloße Fortsetzung der Vergangenheit. Erst die Abkehr vom gewohnten Verhalten durch Unterlassen und Nein-Sagen eröffnet den Freiraum für Neues und ermöglicht dem Individuum, den Anforderungen und Ansprüchen einer wechselhaften Umwelt gerecht zu werden (▶ D. 10). – In welcher Weise dem Leib das Unterlassenkönnen, die Verneinung als Gegenteil des positiven Lebens innewohnt, ist die Kernfrage der vorliegenden Untersuchung. Sie wird im folgenden Abschnitt C behandelt.

C

Die Selbsthemmung der Willkürorgane

1

Die *periphere Hemmung*

Niedere Tiere wie Amöben oder Schwämme sind in beständiger Eigenbewegung. Höhere Organismen unterscheiden sich von niedrigeren durch die Fähigkeit, in der Bewegung innezuhalten und sie vom Ruhezustand aus neu zu initiieren. *Innehalten* ist die Voraussetzung für die Ausbildung höher differenzierter Bewegungsfähigkeiten. Erst die Diskontinuität der Bewegung ermöglicht den höheren Organismen, sich an die Ansprüche einer veränderlichen Umwelt selbsttätig anzupassen. (Solange noch kein Stillstand herbeigeführt werden kann, wie zum Beispiel bei der Eigenbewegung der Eingeweidemuskulatur oder der Bewegung niederer Tiere, ist auch noch kein Nervensystem notwendig um die Bewegung auszulösen.) Was führt zur Hemmung der Eigenaktivität des Körpers? Was zu Entspannung und Trägheit, zu Ruhezustand und Schlaf?

Zum Stillstand der Eigenaktivität kommt es durch einen eigenen biologischen Prozess, der Muskeln und Sinnesorgane hemmt und träge macht. Es ist der Aufbau einer bioelektrischen Spannung an den Zellgrenzen (sog. elektrophysiologisches Ruhepotential). Sie bildet sich, wenn die Nerven- und Muskelzellen nicht erregt werden, ist somit Ausdruck des Ruhezustands. Physikalisch gesehen ist die elektrische Spannung der Zellmembran mit einer biologischen Batterie zu vergleichen, wobei das Ruhepotential zugleich die Voraussetzung für die Erregbarkeit ist.[71] Durch die elektrophysiologische Polarisation werden Muskel- und Sinneszellen immer wieder inaktiviert.

Um die – in der Physiologie erstaunlicher Weise bislang vernachlässigte – zelluläre Selbsthemmung und Inaktivierung von der seit über 100 Jahren bekannten neuronalen Inhibition, der *zentralnervösen Hemmung* zu unterscheiden, habe ich sie als *periphere Hemmung*[72] bezeichnet (Scheurle 2001, 2009). Diese bedingt die körperliche Trägheit. Solange die Selbsthemmung der Sinnes- und Bewegungsorgane die Interaktion mit der Umwelt verhindert, befindet sich der Leib in einer Art »Dornröschenschlaf«. In Ruhe wie im Schlaf sind Muskeln und Sinnesorgane durch die periphere Hemmung inaktiviert. Im Tiefschlaf entspannt sich die Muskulatur völlig und wird hypoton.[73] Aber auch schon starke Ermüdung »lähmt« die Glieder.

Erst wenn sich die elektrische Membranspannung entlädt und ein Stromfluss an den Zellgrenzen einsetzt (Depolarisation), kann das Vollzugsorgan aktiv werden und in Interaktion mit der Umgebung treten. Dabei kehrt sich der elektrophysiologische Zustand der Zellen um. Die Spannung zwischen dem Inneren und dem Äußeren der Zelle entlädt sich (Erregung, Aktionspotential); es kommt zu einem Zusammenbruch des elektrophysiologischen Ordnungszustands der Zellen. Der Sinn dieses Vorgangs enthüllt sich im Folgegeschehen: Die Willkürorgane geben mit dem Ruhezustand zugleich ihre statische Abgrenzung gegenüber der Um-

---

71 Die Polarisation der Zellmembran, das sogenannte Ruhe-Membranpotential, ist erst vor nicht ganz achtzig Jahren entdeckt und genauer erforscht worden (Hodgkin und Huxley 1939). Es ist bislang offenbar noch nicht in seinen grundlegenden Konsequenzen für die Hirnforschung beachtet und erkannt worden. Lediglich die physiologischen Details sind wohlbekannt: Die elektrische Spannung wird im Wesentlichen durch eine unterschiedliche Ladungsverteilung von Kalium- und Natrium-Ionen an der Zellmembran aktiv aufrechterhalten. Die Konzentration von Kalium ist innerhalb der Zelle erhöht, außerhalb erniedrigt; umgekehrt verhält sich die Natrium-Konzentration. Beim Erregungsvorgang, der sog. Depolarisation, strömen Natrium-Ionen ins Zellinnere hinein, Kalium-Ionen heraus. Es kommt zu einer kurzfristigen Ladungsumkehr, die sich als Stromfluss (Aktionspotential) über die gesamte Zellmembran ausbreitet, wobei u. a. Calcium-Ionen eine maßgebliche Rolle spielen (zu Details s. Lehrbücher der Physiologie).
72 Der hier verwendete Begriff *periphere Hemmung* ist nicht zu verwechseln mit den gleichnamigen neuromuskulären Vorgängen bei der Scherenschließerbewegung des Flusskrebses (Serkow 1936).
73 Entspannung im Schlaf: s. Meyer und Kotterba 2004, 2325.

gebung auf und treten in Interaktion mit der umgebenden Welt: Dynamische Leistung geht mit einem Verlust an statischer Ordnung einher!

> Die Polarisation der Zellmembranen wird durch Stoffwechselprozesse während des Lebens permanent aufrechterhalten. Ein Aufhören von Potentialaufbau und Ruhespannung ist mit dem Leben unvereinbar, das heißt gleichbedeutend mit Tod.

Das Ruhe-Membranpotential entsteht bei verschiedenen Zellarten durch denselben *physiologischen Prozess*, hat aber an den verschiedenen Geweben des Organismus unterschiedliche *phänomenale Zustände* zur Folge. So werden Muskeln und Sinnesorgane durch die Polarisation inaktiviert bzw. gehemmt und treten in den Ruhezustand ein. Auch die Nervenzellen befinden sich durch den Aufbau der elektrischen Membranspannung im Ruhezustand. Sie sind gehemmt bis zum Moment, in dem ein Strom durch den Nerven fließt (Erregung, Depolarisation).

Der Ruhezustand des Lebewesens entspricht einem erhöhten Ordnungsgrad (Neg-Entropie), der vom lebendigen Organismus ständig aktiv aufrechterhalten werden muss. Die dafür erforderlichen Stoffwechselleistungen sind umso intensiver, je häufiger Funktionen stattfinden und einen Wiederaufbau des Membranpotentials (Repolarisation) erfordern. So sind zum Beispiel Wahrnehmen und Bewegen, Sehen und Hören, Denken und Wortverstehen usw. mit erhöhter Stoffwechselaktivität nicht nur in den Willkürorganen selbst, sondern auch in den sie evozierenden Hirnarealen verbunden. Die Aktivität schlägt sich in vermehrter Durchblutung, erhöhtem Sauerstoff- und Glukoseverbrauch usw. nieder, die infolge ständiger Repolarisation der Zellmembran entstehen. (Die Stoffwechselaktivität der beteiligten Hirnareale lässt sich mittels bildgebender Methoden PET und fMRT, sichtbar machen und quantitativ bestimmen.)

Bei verschiedenen Muskelzell-Typen bildet sich ein unterschiedlich starkes Ruhe-Potential aus. So ist das Ruhepotential bei der Willkürmuskulatur (sog. quergestreifte Skelettmuskelzellen) höher als bei den glatten Muskeln des Darms. Je höher die elektrische Spannung, desto vollkommener die Hemmung. Glatte Muskelzellen befinden sich normalerweise mehr oder weniger ständig in Eigenbewegung und entspannen sich nie ganz. Nur die Rumpf- und Extremitätenmuskulatur kann sich vollständig entspannen und »loslassen«.[74]

---

74 Zum Beispiel entspricht dem niedrigeren Ruhepotential an der autonomen glatten Muskulatur des Darms (um 50 mV; Dudel 1997, 20) auch eine nur unvollständige Hemmung der Eigenaktivität. Besonders hohe Werte erreicht die elektrische Pola-

Welche Bedeutung haben Selbsthemmung und Ruhezustand der Willkürorgane? – Es gehört zu den Grundphänomenen des Organismus, sich von der Umgebung abzusetzen, Grenzstrukturen aufzubauen und aufrechtzuerhalten. Durch Haut und Zellmembranen sondert sich das Individuum von der Umgebung ab und kommuniziert gleichzeitig mit ihr. Zur *statischen* Grenze kommt die elektrische Polarisation als *funktionelle Grenze*. Während sich die Organe durch ihre statischen Randstrukturen dauerhaft von der Umwelt abgrenzen, kann sich der Organismus durch die Vorgänge der elektrischen Polarisation und Depolarisation an die schnellen dynamischen Veränderungen von Wahrnehmung und Bewegung optimal anpassen.

Damit zeigt sich die Funktion des Nervensystems in neuem Licht. Um die Eigenaktivität der Willkürorgane zu ermöglichen, muss ihre Selbsthemmung aufgehoben werden. Dann erst kann der Organismus von sich aus in Interaktion mit der Umwelt treten (▶ B. 4). Er reagiert mit Wahrnehmung und Eigenbewegung, Empathie und Anpassung auf Licht, Wärme, Schall usw., auf Artgenossen, auf Partner und Feinde.

Mit beendeter Tätigkeit setzt die *periphere Hemmung* wieder ein. Mit dem Aufbau des Ruhe-Membranpotentials hören Bewegung und Wahrnehmung von selbst wieder auf; der Organismus kehrt in den Ruhezustand zurück – bis er erneut wieder durch die Nervenerregungen geweckt wird. Während einer Leistung stehen Muskeln und Sinnesorgane in einem ständigen rhythmischen Wechselspiel von Aktivität und Passivität, von *neuronaler Erregung* (Aktivierung) und *peripherer Selbsthemmung* (Trägheit).

> Neuronale Erregung und *körperliche* Trägheit sind komplementär. Muskeln und Sinnesorgane werden dadurch wie an zwei Zügeln geführt: Die neuronalen Aktionspotentiale erregen und beschleunigen die Leistung (zentralnervöse Verstärkung), die immanente Trägheit der Willkürorgane hemmt und verzögert sie (periphere Selbsthemmung).

Beispielhaft für das Zusammenspiel zentraler Aktivierung und peripherer Trägheit ist der Muskeltonus. Mit unterschiedlicher Muskelspannung reagieren Lebewesen auf verschiedene Lebenssituationen, wobei sie zwischen mehr oder weniger angespanntem und gelöstem Zustand hin und her pendeln. Nicht zuletzt durch ihren ständig wechselnden *Tonus* unterscheiden sich lebendige Organismen vom gleichförmig *mono-tonen* Mechanismus der Maschinen.

---

risation dagegen, außer an den Neuronen oder Nervenzellen, an den Sinnesrezeptoren und den quergestreiften Muskelzellen (80–120 mV).

2

Zur Evolution der *peripheren Hemmung*

Wie bildet sich in der Evolution von Tier und Mensch der Ruhezustand aus, was sind ihre entwicklungsgeschichtlichen Hintergründe? Die *periphere Hemmung* kann als Folge einer zunehmenden Differenzierung der Willkürorgane im Laufe der Höherentwicklung betrachtet werden. Die Spezialisierung der Vollzugsorgane wird mit einem Rückgang an Vitalität bezahlt. Je stärker Organe und Gewebe sich differenzieren, desto mehr gehen ihre ursprünglichen vitalen Eigenschaften zurück, bis in der Entwicklung irgendwann ein kritischer Punkt erreicht ist, an dem es zu völliger Inaktivität und Organruhe kommt. Das ist bei allen Bewegungs- und Sinnesorganen, insbesondere bei der Willkürmuskulatur des Menschen der Fall. In der Folge können die Willkürorgane nur mehr mit Unterstützung eines zweiten, komplementären Organs, eben des Nervensystems, ihre Tätigkeit wieder aufnehmen.

Die biologischen Vorteile eines zeitweiligen Ruhezustands der hoch spezialisierten Vollzugsorgane liegen auf der Hand:

1. Den leistungsfähigen Muskeln und Sinnesorganen ermöglicht die *periphere Hemmung* entsprechende Pausen und damit die notwendige Regeneration. Die Vollzugsorgane entspannen sich und werden auch im wachen Zustand geschont.
2. Anstrengung und Training haben einen trophischen, das heißt Ernährung und Wachstum fördernden Einfluss auf Muskelgewebe und Sinneszellen, der vorwiegend in den Ruhephasen zur Geltung kommt. Der Rhythmus von Übung und Erholung führt zur Kräftigung, zum Muskelwachstum und zur plastischen Reorganisation und Leistungsverbesserung von Willkürorganen und Gehirn.
3. Der Mensch besitzt durch die periphere Selbsthemmung die Fähigkeit zum Innehalten, wobei der innere Raum eines »bewussten Seins« entsteht (s. u.).

3

Die »schöpferische Pause« – Manifestation des Geistes?

Schon in der Frühentwicklung des Kindes tritt die beschriebene Fähigkeit zum Innehalten, Entspannen und Loslassen auf.[75] Während in den ersten Tagen nach der Geburt noch ein erhöhter Muskeltonus zu beobachten ist, entspannt sich dieser in den nächsten Wochen zunehmend und ermöglicht nach etwa 2–3 Monaten (nach dem Abbau der Reflexe) den Aufbau der ersten eigenen umweltbezogenen Greifleistungen. Die Entspannung der Muskulatur von Mund, Zunge und Kehlkopf geht den ersten Sprachleistungen, der Lallphase voran (▶ D. 4). Immer ist es zuerst die Entspannung, die Pause, die den ersten Schritt einer neuen Leistung darstellt.

---

75 Die in der frühen menschlichen Bewegungsentwicklung wirksame *periphere Hemmung* ist, außer am Abbau der angeborenen Bewegungsreflexe und Rückgang des Muskeltonus, an einer zunehmenden muskulären Entspannung in den ersten Lebenswochen sowie an der »Phase des *Loslassens*« (Affolter) gegen Ende des ersten Lebensjahres zu erkennen (▶ D. 4).

Das gilt im späteren Leben ebenso. Weniger durch Tun als vielmehr durch Unterlassen und Nicht-Handeln eröffnen sich neue Lebensmöglichkeiten. Das Bedürfnis, sich dem täglichen Hang, Drang und Zwang zur Interaktion mit der Welt zu entziehen, etwa in regelmäßigen Abständen sich des Kontakts mit seinen Mitmenschen zu enthalten und den Ruhezustand aufzusuchen, ist das Komplement des hoch entwickelten menschlichen Leistungsvermögens. Zu jeder Um- und Neuorientierung bedarf es vorübergehender Abstinenz von der Welt, der das Individuum durch Ruhephasen, Pausen, Freizeit, Urlaub sowie durch den Schlaf nachkommt. Erholsamer Schlaf setzt gewöhnlich erst ein, wenn man das Tagesgeschehen loslassen, sich von den Intentionen und Aktivitäten des zunächst unbewusst weiterlaufenden Wachlebens frei machen kann. Erst durch die Aufbauprozesse im Schlaf werden die tagsüber erübten Leistungen dem Körper als Fähigkeiten dauerhaft einverleibt (*embodiment*).

Wie gezeigt ermöglicht die *periphere Hemmung* Dinge loslassen und sich entspannen zu können. Gelassenheit und Nicht-Handeln können intentional bewusst herbeigeführt werden. In der Meditation geübte Menschen können so weit zur Ruhe kommen, dass sie von der Umwelt kaum mehr tangiert werden. Sie hören im vertieften Ruhezustand der *Versenkung* oft sogar laute Geräusche und Knalle nicht mehr bzw. reagieren nicht mehr auf die Umwelt (Singer und Ricard 2008, 76ff). Dabei kommt es zu einer auffälligen Synchronisation der Hirnwellen (▶ B. 2). – An die verschiedenen Techniken der Tiefenentspannung, der Meditation, des autogenen Trainings u. ä. sei erinnert. Äußere Aktivitäten kommen in der meditativen Einstellung zur Ruhe, ebenso assoziative Gedanken und umweltgerichtete Wahrnehmungen. Richtet man beim Entspannen die Aufmerksamkeit auf die eigenen Gliedmaßen um loszulassen – das heißt eigentlich, *den Körper sich selbst zu überlassen* – wird dabei die *periphere Hemmung* genutzt. Da Umweltreize ständig und unwillkürlich die Vollzugsorgane stimulieren, ist zum Loslassen zugleich gezielte innere Aktivität erforderlich (s. u.). Gelassenheit bedarf der Übung (gr. *askesis*). Loslassen und Entspannen sind deshalb oft nicht leicht, weil man dabei sowohl den eigenen Gewohnheiten als auch den Anreizen und Verlockungen der Umwelt widerstehen muss.

Phänomenologisch gibt man bei jedem Loslassen Lebensmöglichkeiten auf, oft um zugleich neue Freiräume zu eröffnen. Indem der Mensch Dinge loslässt, kann er wieder neue ergreifen und gestalten. Daher gehören nicht nur Kunst und Bildung, sondern auch Nichtstun, Freizeit und Muße zum Kulturleben. Man kann neue Impulse nur aus ihren verborgenen Quellen schöpfen, wenn diese nicht durch Rastlosigkeit und Umtriebigkeit verschüttet sind. Die Bereitschaft zum Loslassen und das Betreten neuer Wege gehen Hand in Hand. Erst die Bereitschaft, ineffektive Handlungsweisen abzubauen, überlebte Daseinsbereiche zu verlassen, Abbau und Sterbeprozesse zu akzeptieren, gibt den Raum zu individueller Daseinsgestaltung.

Ruhe, Friede, Stille-Sein nehmen im Kulturleben eine hervorragende Stellung ein. Die Fähigkeit bewusst passiv bleiben und sich Aktivitäten versagen zu können ist ein Vorzug des Menschen gegenüber anderen höheren Lebewesen.[76] Sie ist wie gesagt nicht von selbst gegeben, sondern eine aktive Leistung.[77] Das gilt ebenso für die einfacheren Stufen vitalen Lebens wie für das höhere seelisch-geistige Leben. Ruhe und Frieden werden dem Menschen nicht geschenkt, sondern sind nur durch ein innerlich aktives, hohe Ansprüche an die Selbstführung der Persönlichkeit stellendes *Nicht Handeln* zu gewinnen.

So gesehen wird die Selbsthemmung des Leibes zugleich zur physiologischen Eintrittspforte für die Selbsterfahrung des Geistes.[78] Durch die

---

76 Paul Lafargue, Schwiegersohn von Karl Marx (»Recht auf Arbeit«), führt wesentliche Vorzüge des Menschen auf seine Fähigkeit zum Untätigsein zurück (»Recht auf Faulheit«, Lafargue 1987). – Höhere Tierarten verfügen ebenfalls über die Eigenschaft des Innehaltens und Pausierens, die v. a. bei Menschenaffen (Gorilla, Orang-Utan, Schimpanse) mitunter wie eine Art Karikatur menschlichen Verhaltens erscheint. Sie ist offenbar ein Korrelat der großen Lernfähigkeit dieser Tierart. Allerdings scheint nur der Mensch in größerem Ausmaß Ruhe, Nichtstun, Askese und Freizeit als Ressource zur individuellen Lebensgestaltung effektiv nutzen zu können.

77 Das wird eindrucksvoll durch Hirnscans unterstrichen die zeigen, dass der Ruhezustand mit vermehrter physiologischer Aktivität im Stirnhirn einhergeht. Im Ruhezustand werden beim Menschen erhöhte Stoffwechselaktivitäten im Vorderhirnbereich gemessen, die Ausdruck einer verstärkten neuronalen Inhibition sind. So zeigt das PET im Ruhezustand eine vermehrte Durchblutung der vorderen und eine verminderte der hinteren Hirnhälfte (Schmidt und Thews 1997, 138; ▶ D. 5). – Die Tatsache, dass Jugendliche und Erwachsene zur Ruhe nicht mehr ausreichend in der Lage sind, wird heute oft als Krankheitszustand gesehen (ADHS-Syndrom).

78 Bollnow (1970, 40) führt, hier Bezug nehmend auf Dewey, aus: »Die Hemmung der Gewohnheit, die Not [...] und nicht der Überfluss, der Mangel und nicht der ungetrübt sorglose Zustand ist der Ursprung des Bewusstseins. [...] Die Störung der Gewohnheit bedeutet also die Geburt des Bewusstseins.« – Dewey selbst rückt den Ursprung des Bewusstseins noch näher an den des Denkens heran: »Der Gedanke wird geboren als Zwillingsschwester des Triebs in jedem Augenblick einer *Hemmung* der Gewohnheit« (Dewey 1933, 176).

schöpferische Pause kann der Mensch die unbewussten Lebensäußerungen zeitweise zurückhalten, bewusst in der Gegenwart leben und geistes-gegenwärtig sein.

4

Periphere und zentrale Hemmung als Bedingungen des Übens (»askesis«)

Wie erwähnt sind physiologisch zwei Formen der Hemmung zu unterscheiden, die *periphere Selbsthemmung* und die *zentrale Inhibition*. Hier möchte ich die beiden Hemmungsformen einander gegenüberstellen und ihre unterschiedliche Bedeutung für Üben und Lernen herausstellen.

Wie im vorigen Kapitel gezeigt beruht die Fähigkeit, durch übendes Unterlassen die eigenen Triebhandlungen bzw. Gewohnheiten zu hemmen und den Ruhezustand bewusst herbeizuführen, primär auf der *peripheren Hemmung*. Ihr kommt wesentliche Bedeutung für das *mentale Üben* zu. Während viele Lernvorgänge unbewusst stattfinden (zum Beispiel die Konditionierung bedingter Reflexe, wie beim Pawlow'schen Hund), ist *mentales Üben* grundsätzlich ein bewusster Vorgang, bei dem das Loslassen eine entscheidende Rolle spielt (▶ D. 4). Weil Hirnprozesse grundsätzlich unbewusst ablaufen, können sie bewusstes Unterlassen nicht bewirken. Nur die *periphere Hemmung* kann die Willkürorgane primär und unmittelbar inaktivieren.

Im Unterschied zur peripheren Hemmung setzt die neuronale Inhibition immer erst sekundär und mittelbar ein. Die inhibitorischen Neurone inaktivieren die Vollzugsorgane indirekt, indem sie andere Nervenzellen daran hindern, Aktionspotentiale zu generieren und die Willkürorgane zu wecken. Damit bleiben diese im Ruhezustand. Wie entsteht die neuronale Hemmung? Das Erlernen *negativer Leistungen* (Nein-Sagen, Aufhören, Unterlassen, Ruhigsein, Stillhalten, Schweigen etc.) ist ein Lernschritt wie andere auch, der jedoch durch seine *Nähe zum Nein und Nichts* mit einem Sterbevorgang verwandt ist (▶ A. 6). Lernt man in ähnlichen Lebenssituationen sich wiederholt und über längere Zeit inaktiv zu verhalten, wird der Ruhezustand durch die neuronale Hemmung stabilisiert. Dabei bilden sich im Zentralnervensystem die genannten Hemmungsneurone aus, durch die der Ruhezustand auch in Zukunft leichter herbeigeführt werden kann (Fazillitation). Die mit dem Üben des Unterlassens entstehenden Hemmungsfasern docken über Synapsen an den evozierenden Nervenzellen an, unterbinden dort die Bildung von Aktionspotentialen und verhindern so die Aktivierung der Vollzugsorgane.

Durch die inhibitorischen Nerven wird die primäre *periphere Hemmung* in die sekundäre *neuronale Hemmung (zentrale Inhibition)* übergeführt und somit als Gewohnheit gleichsam festgehalten. – In der menschlichen Kulturentwicklung spielen inhibierende Nervenfunktionen eine wichtige Rolle, weil die Ausbildung neuer Fähigkeiten stets mit Unterdrückung und Regression vitaler Triebe und früherer Gewohnheiten einhergeht. Neue Fähigkeiten bleiben nur stabil, wenn frühere durch die neuronale Inhibition dauerhaft unterdrückt werden (▶ D. 5). Das Erreichen und Beherrschen des Ruhezustands wird durch die neuronale Hemmung zur erlernten habituellen Leistung. Damit hat sich die Ruhehaltung dem *prozessualen Gedächtnis* einverleibt, sie wird zur *erlernten* Fähigkeit (▶ D. 9).

Obwohl beide Formen der Hemmung gleichermaßen das Handeln unterbinden, sind ihre Aus- und Zielrichtung unterschiedlich. Während die *periphere Hemmung* der natürlichen Trägheit des Leibes entspricht (s. Anm.[76]), schaltet die zentrale Hemmung Bewegungsreaktionen und Sinnesakte zielgerichtet und selektiv aus. Das gilt auch für das Verhalten höherer Tierarten. Diese halten in der Bewegung inne, bevor sie sich für eine von mehreren Verhaltensweisen entscheiden. Bekannt ist zum Beispiel die sogenannte *Orientierungsreaktion*, bei der Wildtiere anhalten um zu äugen, zu wittern, zu lauschen usw., bevor sie etwaigen Gefahren sei es durch Angriff oder durch Flucht begegnen. Ein weiteres Beispiel ist die sogenannte *Übersprungshandlung*, bei der zwei ursprünglich sinnvolle Handlungsweisen gleichermaßen blockiert werden, an deren Stelle dann eine dritte, meist sinnlose stattfindet (z. B. ist Flucht versperrt und Abwehr aussichtslos, womit das in die Enge getriebene Tier stattdessen anscheinend unbekümmert weiter nach Nahrung sucht). Wie andere Verhaltensweisen kommen auch diese Triebhemmungen in ähnlicher Weise beim Menschen vor!

Ein weiterer wesentlicher Unterschied beider Hemmungsformen liegt in ihrer zeitlichen Dynamik. Das bewusste Entspannen, Loslassen und Verweilen Können im Gegenwartsbewusstsein setzt stets verzögert ein (Libet ▶ B. 5). Die neuronale Inhibition kann dagegen als abrufbare Eigenschaft des Gedächtnisses den inaktiven Zustand blitzartig reflektorisch auslösen (Schockstarre, Ohnmacht, psychogene Lähmung etc.). Bedingte Reflexe oder andere plötzliche Einwirkungen können hemmende (inhibitorische) Neurone aktivieren und schon in Sekunden zur Lähmung der Willkürorgane führen, die allerdings durch enthemmende, desinhibitorische Neurone ebenso schnell wieder aufgehoben werden kann (sog. Sekundenphänomen).

Im täglichen Leben spielen die beiden Formen der Hemmung ineinander. Die *periphere Hemmung* bedingt die primäre Trägheit des Leibes. Was den Ruhezustand jedoch stabilisiert und verhindert, dass ständig wieder neue Akte evoziert werden, sind die inhibitorischen Neurone. Sie dämpfen die zentralnervösen Resonanzprozesse, verringern die Empfindlichkeit der Sinnesorgane auf periphere Reize, hemmen die Reflexe und setzen den Muskeltonus herab. (Umgekehrt kommt es beim Ausfall der neuronalen Hemmung zu Krankheiten mit überschießendem Bewegungsdrang wie z. B. Chorea und Tourette-Syndrom; ▶ D. 4.). Offenbar ermöglichen erst beide Hemmungsformen gemeinsam die vielfältigen Abstufungen des gewöhnlichen Handelns wie etwa das Verlangsamen und Verzögern, das spielerische Unterbrechen und Wiederaufnehmen von Akten etc.

Beide Hemmungsprozesse spielen in Entwicklung und Bildung eine maßgebliche Rolle. Lernen und Üben setzen schon im frühen Säuglingsalter ein[79] und gehen bis ins hohe Alter fort.[80] Beides scheint für das

---

79 Die relative Zunahme der Hirngröße schwankt abhängig von der Lernentwicklung und erreicht zwischen dem 9. und 18. Monat einen absoluten Gipfel. In diesem Zeitraum kommt es zur maximalen Zunahme von Nervenfasern und Hirnmasse (Hüther 2008). – Portmann (1979) bezeichnet die ersten neun Lebensmonate als »sozialen Uterus«. In dieser Zeit befindet sich die frühkindliche Entwicklung in einem unreifen Zustand zwischen Nesthocker und Nestflüchter, in dem Sozialisation, menschliche Zuwendung und Erwerb von Sprache und Denken die Gesamtentwicklung und das Gehirn prägen. Ab dem neunten Monat kommt es dann zu einem rasanten Entwicklungsschub, der an der genannten Massenzunahme des Gehirns ablesbar ist.

menschliche Individuum nicht nur ein Bedürfnis, sondern auch eine existentielle Notwendigkeit zu sein. Offenbar ist es nicht gleichgültig, ob der Mensch eine aufsteigende geistige Entwicklung durchmacht oder ob er nur dahin vegetiert. Dabei ist zu vermuten, dass die Entwicklung der Persönlichkeit nicht nur sozial und ethisch, sondern auch rein biologisch notwendig ist. Warum? Die menschliche Ich-Individualität ist auf ständige Umwandlung des Leibes angewiesen; Bewegung, Haltung, Sprechen, Denken, Fühlen und Erkennen verändern sich laufend. Psychotherapeutische Beobachtungen sowie auch medizinhistorische Berichte sprechen dafür, dass eine weitgehende Unterbindung von Lernen und geistiger Entwicklung mit dem humanen Leben unvereinbar ist.[81] Das eröffnet eine abgründige Frage: Kann der Mensch vielleicht gar nicht als solcher weiterleben, müssen Sinne und Intelligenz degenerieren (z. B. in der Demenzerkrankung), wenn er nicht immer wieder Neues lernen kann, nicht mehr zum Neubeginn und zur Verwandlung des Leibes in der Lage ist?

---

80 Die Wandlungsfähigkeit des Gehirns bis ins hohe Alter ist zum Beispiel mit Hilfe der Diskrimination von Tastempfindungen untersucht worden. Obwohl bei alten Menschen die Tastempfindlichkeit gegenüber Jugendlichen abnimmt, scheinen neuronale Hemmungsprozesse, in diesem Falle die sogenannte laterale Hemmung, mit dem Alter zuzunehmen (Lenz et al. 2012). – Zu den Besonderheiten der Lernfähigkeit im Alter s. a. Scheurle 1989.

81 Der Entzug menschlicher Zuwendung und Empathie im frühen Kindesalter scheint eine destruktive Wirkung auf die weitere Entwicklung zu haben, ebenso wie Sinnverlust bei Erwachsenen (Frankl 1990, 101f). Beobachtungen an rumänischen Waisenkindern zeigen defizitäre menschliche Eigenschaften in der Folge von mangelnder sprachlicher und persönlicher Zuwendung (Jelenik 2000). – Nach einer frühen Quelle soll der Staufenkaiser Friedrich II. ein Experiment mit Säuglingen veranstaltet haben, bei dem Kinder von ihren Müttern getrennt und ohne Sprache sowie ohne emotionale und geistige Zuwendung seitens der sie versorgenden Frauen aufgezogen wurden; die Kinder seien alle gestorben (Doren 1914).

5

Periphere Nervenlähmung und lokale Betäubung – die einheitliche Funktion motorischer und sensibler Nerven

An zwei klassisch medizinischen Beispielen soll das Zusammenspiel von *peripherer* und *zentraler Hemmung* im Detail verdeutlicht werden: 1. an der *peripheren Nervenlähmung* und 2. an der *lokalen Betäubung* (Anästhesie). Beide Vorgänge lassen sich auf Grundlage der zwei genannten Hemmungsformen auf neue Weise begreifen.

1. Bei Schädigung und Ausfall sog. motorischer Nerven kommt es zur schlaffen Muskellähmung. Die traditionelle Erklärung geht davon aus, dass die Lähmung auf einen Ausfall neuronaler Kommandoübertragung vom Zentralnervensystem auf die Muskeln zurückzuführen ist.

    Die Lähmung ist jedoch anders zu verstehen, wenn man sie als Folge der *persistierenden peripheren Hemmung* sieht, die nicht mehr aufgehoben werden kann. Da mit dem Ausfall der Nervenfunktion die Muskeln nicht mehr geweckt werden können, bleibt ihr Ruhezustand unverändert bestehen. Zur schlaffen Lähmung bei Nervenläsion kommt es sogesehen durch das *Fortbestehen der peripheren Hemmung* bei fehlender neuronaler Evozierbarkeit (nicht jedoch wegen fehlender neuronaler Informationsübertragung vom Gehirn zum Muskel! Der Ruhezustand der Muskeln kann nicht mehr aufgehoben werden und besteht in Form der Lähmung weiter).

2. Entsprechendes ergibt die phänomenologische Analyse der Betäubung durch sogenannte Leitungsanästhesie. Werden Nervenbahnen durch Arzneimittel blockiert (Lokalanästhesie, zum Beispiel bei einer Zahnbehandlung) tritt kein oder nur geringer Schmerz an Zähnen und Mundschleimhaut auf. Die traditionelle Erklärung geht davon aus, dass die Ursache der Betäubung die fehlende neuronale Informationsübertragung vom Schmerzort zum Gehirn sei.

Wiederum ist die Betäubung anders zu verstehen, wenn man ihren Grund in der fehlenden Weckung (Exzitation) der Schmerzrezeptoren sieht. Da mit der Ausschaltung der sog. sensiblen Nerven auch die zerebrale Resonanz ausfällt und die Schmerzrezeptoren nicht mehr evoziert werden können, bleiben sie im Ruhezustand; das heißt, sie sind unempfindlich und reagieren nicht mehr auf lokale Schädigungen oder Noxen.

Das Zusammenspiel von *peripherer und zentraler Hemmung* stellt sich bei der Anästhesie somit etwas komplexer dar als bei der Lähmung: Die Sinnesrezeptoren für Berührung und Schmerz befinden sich zunächst im Ruhezustand und bedürfen wie gesagt zur Aktivierung der neuronalen Exzitation. Die Schmerzempfindlichkeit des Körpers wird nicht allein durch afferente, sondern auch durch efferente, *weckende Nerven* aufrechterhalten.[82]

Alle Nervenbündel enthalten sowohl afferente als auch efferente Fasern. Von der medikamentösen Blockade sind daher stets beide betroffen. Wenn die afferente Nervenverbindung zwischen Gehirn und Peripherie unterbrochen ist, können auch die betreffenden Hirnareale nicht mehr mit Resonanz reagieren. Entsprechend fehlen die efferenten Nervenerregungen um die Willkürorgane zu wecken. Die Sinnesrezeptoren verharren,

---

82 Grundsätzlich muss bei jeder Wahrnehmung eine Weckung der Sinnesrezeptoren erfolgen, da diese zunächst inaktiv sind. Die Aufhebung des Ruhezustands erfolgt einerseits spontan durch in den peripheren Sinneszellen selbst auftretende sogenannte *Generatorpotentiale*, andererseits durch die Erregungen vom *ARAS*-System (▶ D. 1).

unerregbar geworden, im Zustand der *peripheren Hemmung*: Sie bleiben taub. Der Mensch ist unempfindlich geworden für die Wahrnehmung lokaler Schädigung bzw. Schmerz sowie für die Lokalempfindungen von Wärme und Kälte, Berührung und Lage. –

Wie der aufmerksame Leser bemerkt haben wird, ist dieses Verständnis der Anästhesie genau umgekehrt wie das der traditionellen kartesischen Hirntheorie: Der letzteren zufolge sollen keine sensorischen Informationen mehr zum Gehirn geleitet werden können womit *dort* kein Schmerzerleben mehr auftrete.[83] – Phänomenologisch wird die körperliche Schmerzempfindung jedoch am *Ort der Schädigung* (»Nozizeption«), nicht im Gehirn erlebt. Der kartesisch verengte Blick beachtet allein die Ausschaltung der *afferenten* Nerven und übersieht die Tatsache, dass bei der Anästhesie zugleich die Blockade der *efferenten* Nerven mitwirkt: Das Auftreten von Schmerz wird verhindert, weil die Schmerzrezeptoren nicht mehr geweckt werden können. – Wie bei Vollnarkose der ganze Mensch einschläft, wirkt auch die Betäubung der Nervenleitung auf die lokalen Sinnesrezeptoren: Haut und Sinnesorgane können nicht mehr geweckt werden, sind sich selbst überlassen und »schlafen ein«.

---

83 Schmerz tritt in der Peripherie, am Ort der Noxe auf, wo auch die somatischen Abbauprozesse stattfinden, welche die Ursache des Schmerzes sind (»Nozizeption« = Wahrnehmung von Schädigung); er tritt nicht im Gehirn auf. Nach Manfred Zimmermann lässt sich ein Ort der Schmerzwahrnehmung im Gehirn nicht ausmachen: »Im Zentralnervensystem gibt es kein eigentliches Schmerzzentrum. Die kognitiven, affektiven, motorischen und vegetativen Dimensionen von Schmerzwahrnehmung und Schmerzverhalten scheinen, in bisher wenig verstandener Weise, auf der Aktivität und Wechselwirkung zahlreicher Gehirnsysteme zu beruhen« (Zimmermann 1982, 67. – Grundsätzliches zur Kritik der sog. sensorischen und motorischen Nerven ist oben bereits ausgeführt worden ▶ B. 3)

6

Das fehlende Zwischenglied der Hirntheorie

Die *periphere Hemmung* der Willkürorgane hat sich nach dem Vorangehenden als das noch fehlende Zwischenglied (»missing link«) der Hirntheorie erwiesen, das zum Verständnis der Nervenfunktion essentiell ist. Sie erklärt, warum das Gehirn »wirklich notwendig« ist (Lewin 1980) und es der neuronalen Erregungsfunktionen bedarf um die Willkürorgane zu ihren Leistungen zu wecken. Aus ihr erhellt weiter die grundlegende Komplementarität von Gehirn bzw. zentralem Nervensystem und übrigem Organismus.

Warum ist das Phänomen der *peripheren Hemmung* bisher unbeachtet geblieben? Wie ist zu erklären, dass zwar die *mikrobiologische Dimension* (wie zum Beispiel die elektrophysiologische Polarisation und Depolarisation der Zellen, das Elektrolytverhalten, die Energieträger usw.) im Detail erforscht worden sind, die *makrobiologische Dimension* hingegen, die *phänomenologische Hemmung der Vollzugsorgane*, einfach übersehen worden ist? Aus welchem Grund hat man hier »vor Bäumen den Wald nicht gesehen«? – Der Grund liegt offenbar darin, dass das neuzeitliche Paradigma der Biowissenschaften den lebendigen *Organismus* zum *Mechanismus* erklärt und ihn mit einer unlebendigen Maschine gleichsetzt um ihn operational beherrschen zu können.[84] Sobald man den Organismus jedoch auf mechanische Prozesse reduziert, übersieht man zwangsläufig, dass der *Ruhezustand* der Lebewesen kein passiver und auch kein mechanischer Zustand, sondern das Ergebnis einer aktiven organischen Leistung, eben der *peripheren Hemmung* ist. Diese beschränkt das Leben des Organismus einerseits, bereichert es aber andererseits in der Folge um eine Fülle neuer Lebensmöglichkeiten.

---

84 Hensel 1977, 86f

7

Doppelte Verneinung: Bejahung, Ich-Identität, Bewusstsein

Zum Abschluss dieses Kapitels komme ich auf die Kernfragen von Freiheit und Ich-Bewusstsein zurück, die mit der Entdeckung der *peripheren Hemmung* ein neues Gesicht gewonnen haben. Wie gezeigt (▶ B. 4) haben die Willkürorgane von sich aus das Vermögen zu erkennen, zu empfinden, zu handeln und sich zu bewegen; sie brauchen das Gehirn nicht als Kommandozentrale, sondern als Partnerorgan zum Wecken ihrer Eigentätigkeit. Nicht durch die Hirnfunktion, sondern durch die Bewegungs- und Sinnestätigkeiten von Gehen, Greifen, Sprechen, Hören, Sehen usw. gewinnt der Mensch ein positives Verhältnis zur Welt.

Dieses positive Weltverhältnis wird jedoch durch die körpereigene Hemmung oder Trägheit gebrochen; die Welt wird verneint, die Eigenaktivität des Leibes zeitweise aufgehoben. Das Individuum ist auf sich selbst zurückgeworfen, findet sich stets erneut vor die Entscheidung »Tun oder Lassen?« gestellt und erwacht dadurch zu sich selbst (*Individuation* ▶ B. 1). Immer wenn Handlungsoptionen durch das Nadelöhr möglicher Verneinung gehen, werden sie auf die Übereinstimmung mit dem eigenen

Ich geprüft und im positiven Fall bejaht. Dabei muss das Nein wiederum verneint und somit aufgehoben werden. Indem die doppelte Verneinung das Nein in ein bewusstes Ja verwandelt, befindet sich das Ich in einem Prozess permanenter Selbstsetzung, steckt seine Grenzen stets neu und löst sie wieder auf; es konstituiert sich dadurch als mit sich selbst identisches Wesen, als Ich-Identität.

Indem der lebendige Organismus auf Selbsttätigkeit und Eigenbewegung angelegt ist, erfordern Nichtstun und Passivsein eine dem Leben entgegenwirkende Kraft. Es ist dieselbe, wodurch sich der Leib von der Umwelt zeitweise isoliert und der Mensch die Individuation erfährt. Diese hemmende, verneinende Kraft steht dem natürlichen Lebenswillen entgegen, ist ihm feindlich. Eben damit tritt zugleich die genannte neue Qualität auf: Das *Ich-Erleben*. In der Abgrenzung von der Umwelt und stets erneuten Grenzziehungen gegenüber dem Fremden, dem *Nicht-Ich* (Fichte 1911, 121), manifestiert sich das Ich als handelndes. Es hebt sich als geistige Gestalt von der übrigen Welt ab und bestimmt selbst, wo es beginnt und endet, was es ist – oder sein will – und was nicht. Das Ich wird zunehmend souverän, indem es Nein sagen, das heißt, in allem was es *nicht* ist, »sterben« lernt.

Ja und Nein sind Ich-Entscheidungen: Ich kann über mein Tun bestimmen, indem ich die mir entgegen kommenden Angebote aus der Umwelt oder sonstige Handlungsmöglichkeiten ablehne oder (bewusst) annehme. In dem Maße in dem ich darin Übung gewinne und erlebe, was zu mir passt und was nicht, bin ich auf dem Wege zu mir selbst.

Physiologisch gesehen stellt jedes bewusste Ja grundsätzlich eine doppelte Verneinung dar. Wenn man eine Handlung *unterlassen* kann (einfache Negation), kann man sie auch wieder gezielt *zulassen* (doppelte Negation). Die doppelte Verneinung findet auf mehreren Ebenen statt. So stellt schon die Aufhebung der *peripheren Hemmung* des Leibes durch die neuronale Exzitation eine erste doppelte Verneinung (= Überwindung) der Trägheit des Körpers dar, die aber unbewusst bleibt. Warum? Die einfache Trägheit des Körpers verhindert eine Vielzahl spontaner Eigenleistungen, zu denen uns die Umwelt einlädt. Abgesehen vom Atmen ist der Mensch zu keiner Aktivität absolut gezwungen. Durch die Trägheit bzw. die periphere Hemmung werden sämtliche anderen Tätigkeiten zunächst inaktiviert. Das Individuum ist dadurch, je nachdem, gelassen, passiv oder gelähmt, es muss sich stets neu zum Handeln aufraffen. Nach Sartre (2005) ist dem Menschen die Aufgabe gestellt, sich in jedem Augenblick wieder neu zu entscheiden; er ist deshalb »zur Freiheit verurteilt«. Dabei muss sowohl der Widerstand der Außenwelt, »die Situation« (Sartre), als auch die

C Die Selbsthemmung der Willkürorgane

Trägheit oder Selbsthemmung des Leibes überwunden werden. Gerade hierin erweist sich das Gehirn als gleichberechtigter Partner des übrigen Leibes, ohne dessen Resonanzfunktionen der übrige Organismus ohne Umweltkohärenz blind, taub und gelähmt, isoliert und einsam bleibt.

Auf höherer Ebene stehen die erworbenen Leistungen, bei denen der Organismus bereits durch eine zweite Stufe der Negation hindurchgegangen ist (zum Beispiel beim Abbau angeborener Reaktionen und Reflexe; ▶ A. 6). Frühere Leistungen müssen gehemmt werden, damit an ihre Stelle die neu erlernten Leistungen treten können. (So unterliegen etwa die Beuge- und Streckreflexe der Beine während des Gehens und Stehens der neuronalen Inhibition. Fehlt diese oder ist sie unvollständig, kommt es statt zur harmonischen Bewegung zur Spastik.)

Als einfaches Beispiel für den Wechsel zwischen Hemmung und Aufhebung sei hier die Essbewegung erwähnt, die zugunsten der Sprachbewegung gehemmt wird. Beim Sprechen folgen Inhibition und Deshinhibition beständig aufeinander, wie unten weiter ausgeführt wird (▶ D. 4). – Bei vielen anerzogenen Hemmungen ist das Individuum, etwa in seinem spontanen Verhalten in Gesellschaft, durch kulturelle, soziale, ethische, moralische und ökonomische Regeln befangen oder »nimmt Rücksicht«. Wenn jemand beispielsweise Hemmungen hat einer Einladung zu folgen, bedarf es einer Desinhibition um ihm zu ermöglichen diese dennoch anzunehmen. – Obwohl Vorgänge auf dieser Ebene oft unbewusst ablaufen und unfrei sind, ist die doppelte Verneinung durch Inhibition und Desinhibition doch ein für das Ich wesentlicher Vorgang, durch den sowohl Wahrnehmung und Bewegung als auch moralische Haltungen aufgebaut, gewohnheitsmäßig überprüft und kontrolliert werden (▶ D. 5).

Schließlich finden auf der bewussten geistigen Ebene unablässig doppelte Verneinungen statt. Man kann, statt den Erwartungen Anderer zur Aktivität zu folgen, zunächst still und ruhig bleiben und sich dann doch für etwas entscheiden; man kann einen Widerspruch oder Protest *nach einigem Hin und Her* fallen lassen (das heißt immer wieder Inhibition und Desinhibition gegeneinander antreten lassen). So spielen doppelte Verneinungen besonders bei der Entscheidungsfindung sowie auch bei der nachträglichen geistig-seelischen *Verarbeitung* von Erlebnissen eine wesentliche Rolle. Dabei wirkt stets auch die *periphere Hemmung* als natürliche Verzögerung (Trägheit) mit. Wie oben gezeigt (▶ B. 4 und C. 1–5) ist es offenbar weniger die Hirnfunktion als vielmehr der übrige Leib, der unbewusstes wie bewusstes willentliches *Unterlassen* ermöglicht und damit als eigentlicher Schlüssel zur Willensfreiheit zu betrachten ist.

7 Doppelte Verneinung: Bejahung, Ich-Identität, Bewusstsein

Nachdem das *bewusste* Unterlassen in den vorangehenden Kapiteln ausführlich behandelt worden ist, möchte ich abschließend den Zugang zum Nein-Sagen genauer bestimmen. Wie ist es dem Menschen möglich, bewusst Dinge abzulehnen, zu welchen ihn Triebe und Neigungen sowie günstige Gelegenheiten einladen? Wie kann er aus dem jeweiligen Umweltzusammenhang ausscheren und frei entscheiden was er will? Auf welchem phäno-physiologischen Weg, mit welcher Einstellung, ist die letztlich zu beantwortende Frage, kann man sich der Selbsthemmung bzw. Trägheit des Leibes bedienen um etwas zu unterlassen, ein Veto einzulegen und sich Freiräume zu verschaffen

Meine Antwort auf diese Frage schließt an das Einführungskapitel über Sterbe- und Todesprozesse an. Die Fähigkeit zum Nein-Sagen und Unterlassen u. ä. bedeutet, Lebensmöglichkeiten abzulehnen und somit über Sterbevorgänge in gewissem Maße verfügen zu können. Indem der Mensch die anstehenden Bewegungs- und Sinnesaktivitäten anhält und zur Ruhe bringt, somit den spontanen Lebens- und Handlungsstrom hemmt, opfert er Lebensmöglichkeiten auf. Unterlassen, Seinlassen, Loslassen etc. gehen mit einem Verzicht auf Leben einher. Dazu ist man offenbar nur deshalb bereit und in der Lage, weil man allein auf diese Weise das mit sich identische Ich, das heißt, das eigene geistige Sein bewusst erfahren und aufrechterhalten kann.

Meine These ist daher, dass das Ich sich den eigenen Raum, die eigene Identität schafft, indem es sich derselben latenten Todeskräfte bedient die der *peripheren Hemmung* zugrunde liegen. Erst wenn eine gewohnte Handlung oder Wahrnehmung gestört, unterbrochen und angehalten werden kann, wird man sich derselben bewusst. – Die Nähe des Innehaltens, des negativen Willens und des Ichbewusstseins zur Lähmung fällt hier unmittelbar ins Auge.

D

Neuronale Schrittgeber und Resonanzen

1

Rhythmische Schrittgeber im Gehirn

Das Gehirn ist das komplexeste Organ des Menschen. Es entwickelt sich aus einfacheren Vorstufen durch Konzentration und Zephalisation (Swanson et al. 1999, 13). Entwicklungsgeschichtlich ist das Gehirn ursprünglich eine rezente Drüse (Vincent 1990, 20) mit reduzierter Vitalität. Seine Wirkung auf den übrigen Organismus ist exzitativ oder weckend, gleichzeitig zurückhaltend und diskret (▶ Einleitung). Seine beiden wesentlichen Funktionen sind zum einen die Sekretion und Rezeption von Hormonen bzw. Neurotransmittern, zum anderen die Produktion elektrischer Entladungen. Durch beide steht es in kommunikativer Resonanz mit dem übrigen Leib wie mit der Umwelt.

An jeder Interaktion von Leib und Umwelt ist das Gehirn mit rhythmischen Erregungsübertragungen beteiligt. Durch Resonanz auf die Umgebung bilden sich organisierte Erregungszentren aus, die durch regelmäßig auftretende summative Entladungen Schrittgeberfunktion erlangen. Beispiele dafür sind die bereits erwähnten neuronalen Schrittgeber des Tag-Nacht-Rhythmus und der Atmung, die unten näher zu betrachten sind.

Was sind Schrittgeber? Beim Schrittgeberprinzip sind zwei eigenrhythmische Systeme aneinander gekoppelt von denen eines über das andere dominiert, ohne es indes zu unterdrücken. Dabei stößt der Schrittgeber das andere System an, dessen Aktivität und Funktion er verstärkt und verstetigt. So wird beispielsweise jemand zum Schrittgeber, der regelmäßig eine Schaukel anstößt. Beim Radrennsport wird ein Fahrer zum Schrittgeber, der dicht vor einem anderen rhythmisch in die Pedale tritt und ihn so im Rennen gleichsam mitzieht. In der Physiologie werden solche Organe – gewöhnlich Nerven- oder Muskelzellen – als Schrittgeber bezeichnet, deren Eigenrhythmen auf andere Organsysteme übertragen bzw. von diesen übernommen werden. Bekannte Beispiele dafür sind die genannten Erregungszentren im Gehirn und der Sinusknoten des Herzens (▶ D. 2).

Die Impulsvermittlung durch Schrittgeber folgt dem Resonanzprinzip, das eine rhythmische Ankoppelung von Systemen bewirkt. Biologische Schrittgeber sind demnach nicht rein kausal-mechanisch zu verstehen. Sie unterscheiden sich grundsätzlich etwa von einem Motor, dessen Antriebskraft mechanisch auf die Räder übertragen wird, da ihr Grundprinzip auf Resonanz beruht. Indem das vom Schrittgeber angestoßene System, wie zum Beispiel eine Schaukel, ebenfalls eine Eigenfrequenz hat, erzielt der Anstoß nur dann einen ergonomisch günstigen Effekt, wenn beide Eigenfrequenzen zusammenstimmen (Verhältnis kleiner ganzer Zahlen ▶ B. 2). Wichtig für das Verständnis neuronaler Schrittgeber ist, dass beide Systeme rückgekoppelt sind. So sind zum Beispiel Atmungsneurone und -organe flexibel aneinander gekoppelt. Die Atmung beim Sprechen und Singen, Lachen und Weinen ist nicht monoton, sondern variabel; sie wird nicht einseitig von den Schrittgebern im Gehirn, sondern ebenso von der Lungenkapazität, vom übrigen Organismus und dessen augenblicklicher Umweltinteraktion bestimmt (▶ D. 3).

Wie entstehen die neuronalen Schrittgeber in der Ontogenese? Vom zweiten Embryonalmonat an generiert das Gehirn Spontanentladungen, ohne dass zunächst eine Nervenverbindung zu den Zielorganen besteht. Vom Zentralnervensystem auswachsende einzelne Nervenfortsätze, sogenannte »Pilotfasern«[85], gewinnen früh Kontakt zu den Muskeln, zur Haut und zu den Sinnesrezeptoren; auf ihrer Bahn folgen dann weitere Nervenfasern nach. Die ersten Eigenbewegungen und Sinnesreaktionen des Keimlings führen bereits im Mutterleib zu Anpassungsvorgängen zwischen Gehirn und übrigem Leib. Um die Zeit der Geburt kommt es dann zum Abschluss der Innervierung, indem die Nervenfasern nun bereits zum

---

85 Pilotfasern nach P. Weiss (Rohen 1971, 6f; s.a. Flanagan 1979, 50).

größten Teil in Sinnesorgane und Muskeln eingewachsen sind und Resonanzvorgänge zwischen Zentralnervensystem und Peripherie verstärkt einsetzen.[86]

Die frühen Spontanbewegungen des Embryos erfolgen autonom, zunächst noch unabhängig von der Hirnfunktion. (Sie sind auch bei anenzephalen Feten zu beobachten!) Die ersten rhythmischen Bewegungsformen der Gliedmaßen wie Fingerbewegung und Faustballen wie auch die im oberen Verdauungstrakt, Saugen und Schlucken werden schon im Laufe der Fetalzeit geübt. Sobald sich Hände und Füße im zweiten Embryonalmonat ausgebildet haben, beginnen sie auch schon sich zu bewegen (Flanagan, 57ff). Die autonomen Eigenbewegungen der Muskeln wirken auf das Zentralnervensystem zurück und modifizieren dessen Spontanaktivitäten. Rhythmische Eigenbewegungen wie Lutschen und Saugen, später Atmen und Kauen rufen responsive Resonanzprozesse im Gehirn hervor. Durch sie werden die zunächst unkoordinierten, ungezielten Spontanentladungen der Nervenzellgruppen synchronisiert. Mit Resonanz antwortet das frühkindliche Gehirn auf die häufiger wiederkehrenden Interaktionen von Leib und Umwelt; seine eigenrhythmischen Entladungssalven verstärken und verstetigen sich. Die Zellsäulen im Zentralnervensystem des Keimlings ordnen sich zu Rhythmusorganen mit kontinuierlichen Entladungsraten (Dupont et al. 2006). Durch Anpassung und Lernen bilden sich so im Laufe der Zeit die weckenden und hemmenden, einander hierarchisch über- und untergeordneten Nervenfunktionen aus. Auf diese Weise entstehen nach der Geburt u. a. die Schrittgeber im Hirnstamm, welche die Ein- und Ausatmung[87], später die Schrittgeber im Rückenmark, die den Gehrhythmus triggern (▶ D. 3).

---

86 Die rätselhafte *Affinität* zwischen zentralnervösen Nervenfasern und peripheren Willkürorganen ist ein Ausdruck der ursprünglichen Partnerschaft zwischen Gehirn und Leib, die das ganze Leben über besteht. Es ist unbekannt, wie Nervenfasern ihre jeweiligen Zielorgane finden. Man spricht von Neurotropismus und Chemotaxis (Rohen eb.). Auch wenn im späteren Leben die Nerven nach Durchtrennung regenerieren, finden sie ihre peripheren Zielorgane in der Regel wieder. Die Nervenfasern scheinen von den Muskel- und Sinneszellen geradezu angezogen zu werden (Christ und Wachtler 1998, 61f).

87 Im Einzelnen ist die Rhythmogenese der Lungenatmung sehr viel komplexer. So finden sich bereits primäre Schrittgeber im sogenannten Prä-Bötzinger-Komplex des Mittelhirns, die bei neugeborenen Säugetieren nachgewiesen sind und eine erste Anlage des Atemzentrums darstellen. Sie spielen wahrscheinlich auch noch bei der Atmung menschlicher Neugeborener eine Rolle (Richter 1997, 594f). Später bilden sich stabilere Schrittgeberfunktionen im Stammhirn mit speziellen in-

Als Paradebeispiel für die Entstehung rhythmischer Schrittgeberfunktionen kann der zirkadiane Schlaf-Wachrhythmus gelten. Mit der Geburt passt sich der Organismus zunehmend an den Lichtrhythmus der Erde an, den er als endogenen Rhythmus übernimmt und verinnerlicht. Zur relativen Emanzipation der endogenen Schrittgeber von den Rhythmen der Umwelt führt Moore aus:

> »In ihrem elliptischen Lauf um die Sonne dreht sich die Erde um ihre Achse, so dass in jedem Augenblick die Erde halb im Licht und halb im Dunkel ist. Dieser unaufhaltsame Wechsel von Licht und Dunkel, Tag und Nacht ist der durchdringendste wiederkehrende Reiz in der Umwelt und die Basis für eine fundamentale Anpassung lebender Organismen – den zirkadianen Rhythmus. Zirkadian ist abgeleitet von zirka – ungefähr – und diēs – Tag. Diese Rhythmen finden sich in nahezu allen lebenden Organismen, vom Bakterium bis zum Menschen [...] Die Erzeugung zirkadianer Rhythmen ist eine ordnende Funktion des Nervensystems« (Moore 1999, 1189; übers. HJS).

Die endogenen Schrittgeber für Schlafen und Wachen liegen im Zwischenhirn über der Sehnervenkreuzung (Nucleus suprachiasmaticus, SCN). Von ihnen hängt zwar die *zeitliche* Ordnung, nicht aber das Verhalten selbst – das heißt das Wachen und Schlafen als solches – ab. Das zeigt die experimentelle Ausschaltung der endogenen Schrittgeber. Wird der Hirnkern (SCN) im Tierversuch zerstört, bleiben Schlafen und Wachen in ihren zeitlichen Anteilen weiter erhalten (▶ Abb. 5), treten jedoch nun unregelmäßig verteilt über die 24 Stunden des Tages auf:

> »[...] Zerstörung des SCN ändert lediglich die zeitliche Organisation einer Funktion, die Funktion selbst ändert sich nicht. Zum Beispiel verschwindet bei Zerstörung des SCN der Tag-Nacht-Rhythmus, aber die Zeit, die wachend und schlafend verbracht wird, sowie die Dauer des REM- und nicht REM-Schlafs ändert sich nicht« (Moore 1999, 1191).

Die genannten Schrittgeberneurone des Gehirns *verursachen* die Leistungen nicht, ihre weckenden bzw. hemmenden Funktionen stellen, wie gesagt, keine *inhaltlichen* Steuerkommandos dar. Wachen und Schlafen sind keine Hirnprogramme, sondern Eigenschaften des gesamten Organismus, die durch die Resonanzeigenschaften des Gehirns repräsentiert und stabi-

---

spiratorischen, postinspiratorischen und exspiratorischen Komponenten aus. – In der Zeit des Übergangs vom Atemtyp des Säuglings zu dem des Kleinkinds bestehen noch Instabilitäten der Rhythmogenese, die mit dem Phänomen des plötzlichen Kindstods (»sudden infant death syndrome«, SIDS) in den ersten Lebensmonaten im Zusammenhang stehen.

1 Rhythmische Schrittgeber im Gehirn

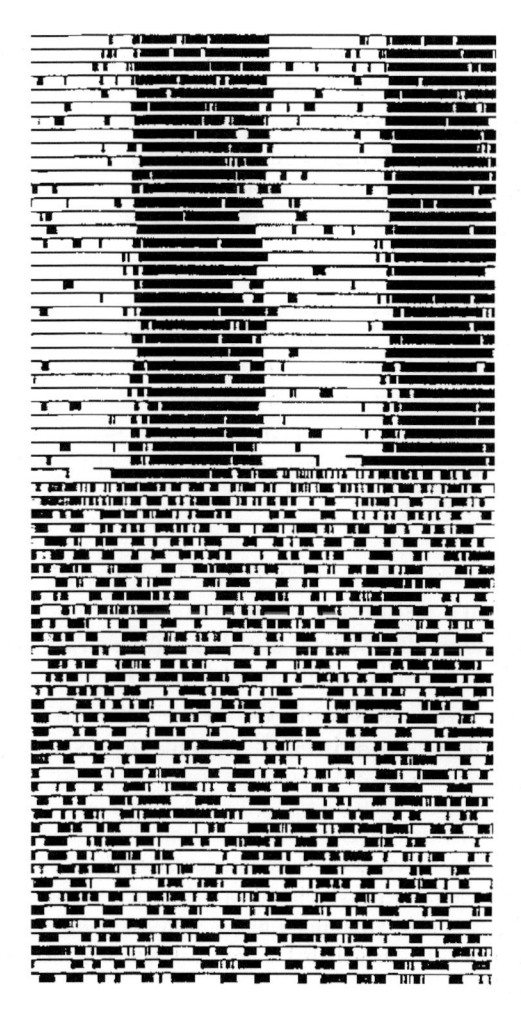

Abb. 5: Neuronenaktivität im Schlaf-Wach-Rhythmus einer Albino-Ratte. Helle Striche bedeuten eine Wach-, dunkle eine Schlafphase. **Obere Hälfte:** Die zirkadianen Schrittgeber im Hirnkern über der Sehnervenkreuzung (Nucleus suprachiasmatikus, SCN) zeigen regelmäßige Entladungsraten bei Tag und Nacht. Tagsüber wird der Wachzustand des Organismus durch erhöhte Entladungen aufrechterhalten; im Schlaf ist die Schrittgeberaktivität vermindert. **Untere Hälfte:** Verletzung des SCN führt zum Verlust der tagesrhythmischen Funktionen. Der Übergang von der oberen zur unteren Hälfte der Graphik markiert den Zeitpunkt, an dem die Läsion des Hirnkerns durchgeführt worden ist. Damit ist die zirkadiane Ordnung von Ruhe und Aktivität verlorengegangen; stattdessen findet sich nun eine Zufallsverteilung von verkürzten und unregelmäßigen Schlaf- und Wachphasen, die sich insgesamt jedoch wieder zur gleich langen Gesamt-Schlaf- und Wachdauer summieren, die ursprünglich bestanden hat. (Quelle: Fundamental Neuroscience, Zigmond MJ et al. (ed.), Circadian Timing. The suprachiasmatic nucleus (SCN), p. 1189–1206 © Elsevier 1999)

lisiert werden. Wie die o. g. Ausschaltversuche gezeigt haben, treten wechselnde Schlaf-Wachphasen auch unabhängig von den zirkadianen Schrittgebern auf (▶ Abb. 5, untere Hälfte). Schlafen und Wachen werden durch die Schrittgeber eingeleitet, aufrechterhalten und wieder beendet, wobei sie in eine Vielzahl anderer Rhythmen wie die sogenannten REM-Phasen eingebunden sind.[88] Statt von »Steuerung« des Schlaf-Wachrhythmus ist daher mit Moore besser von einer »*zeitlich ordnenden Funktion*« der zirkadianen Schrittgeber zu sprechen.

Wie entstehen eigentlich die Zustände von Schlafen und Wachen? Wie in Kapitel C ausgeführt tritt der Schlaf als vertiefter Ruhezustand primär durch die *periphere Hemmung* der Willkürorgane ein (Erlahmen der Muskelkraft, Erlöschen von Aufmerksamkeit und Sensibilität). Umgekehrt führt beim Erwachen die Exzitation durch »Wachneurone« zur Aufhebung der Selbsthemmung und eröffnet damit die Interaktion von Organismus und Umwelt.

Die Hirnfunktionen sind somit zwar für die *Aufrechterhaltung der zeitlichen Ordnung* von Leistungen, nicht aber für ihren *Inhalt* maßgeblich (s. o.). Selbst die Dauer der Schlaf- und Wachphasen ist durch die neuronalen Schrittgeberfunktionen nicht absolut festgelegt. Die *effektive Schlaf-Wachdauer* wird wie gesagt sowohl durch die Umwelt als auch durch die individuelle Einstellung modifiziert.[89] Wach- und Schlafphasen können

---

88 Wie der Schlaf-Wachrhythmus einerseits aus einer Verinnerlichung des kosmischen Lichtrhythmus hervorgeht, wird er andererseits von kurzwelligen, zirka 90 Minuten umfassenden Eigenrhythmen, den REM-Phasen (Rapid Eye Movements) bestimmt. Erst aus beiden zusammen bilden sich die mehr oder weniger stabilen Rhythmusfunktionen des täglichen Lebens. Der Schlaf selbst lässt sich in sogenannte *Schlafzyklen* unterteilen, die jeweils eine REM- und eine Nicht-REM-Phase einschließen (Birbaumer und Schmidt 1997d, 148). Entsprechend sind in den Phasensprüngen von drei, sechs und neun Stunden ganzzahlige Vielfache von 90 Minuten zu erkennen, während umgekehrt vier, sechs und acht Stunden im ganzzahligen Verhältnis von 1/6, 1/4 und 1/3 zu 24 Stunden stehen. Dadurch pendelt sich die Schlafdauer des Erwachsenen in der Regel auf etwa 6–8 Stunden (1/3 bzw. 1/4 von 24 Stunden) ein. – In der anderen Richtung teilt sich der »Zirka-90-Minutenrhythmus« im ganzzahligen Verhältnis zu den regelmäßigen Schwankungen der kurzfristigen Aufmerksamkeit, der Vigilanz auf. So dauert zum Beispiel eine Unterrichtsstunde meist 45 Minuten (90/45 = 2/1). Die bekannten »zehn« bzw. »fünf Minuten« (etwas weniger als 1/8 bzw. 1/16 von 90 min) sind die oft gerade noch tolerierte minimale Aufmerksamkeitsspanne.
89 Der Eigenrhythmus der biologischen Schrittgeber beträgt nicht exakt 24 Stunden, sondern meist etwas mehr, nämlich 25, seltener auch weniger, etwa 23 Stunden, wie Aschoff in seinen Versuchen mit Freiwilligen, die sich in Bunkern mehrere

verlängert oder verkürzt werden (Nachtarbeit und »Feiern«; Klingeln des Weckers, Verkehrslärm u. ä.).

Der Tag-Nacht-Rhythmus des Menschen ist labil. Das machen besonders seine Störungen deutlich. So kann es zum Beispiel nach längerer Nachtschichtarbeit zu lang anhaltenden Schlafstörungen kommen (Hildebrandt 1984). Weil sich die zirkadianen Schrittgeber an das faktische Schlaf-Wachverhalten anpassen, können die Rhythmusfunktionen infolge *negativer Rückkoppelung* bei häufiger Übernächtigung, seelischer Überreizung etc. instabil werden. Ein die Gesundheit untergrabendes Schlafdefizit kann die Folge sein.

Wochen von der Umwelt isoliert hatten, zeigen konnte (Aschoff 1989). Eine der Versuchspersonen bei den Aschoffschen Bunkerversuchen hat sogar einen Eigentag von 50 (!) Stunden produziert.

2

Denkmodell der Herzphysiologie und Prinzip der Hirnstimulation

Der natürliche *Herzschrittmacher* ist der erste im Organismus entdeckte Schrittgeber überhaupt; der Begriff *Schrittmacher* ist ursprünglich am Herz entwickelt worden. Für die Herzaktion ist das Schrittgeberprinzip von zentraler Bedeutung. Die Beziehung von Herzschrittmacher, Herzmuskel und Blutumlauf ist derjenigen von zerebralen Schrittgebern, Leib und Umwelt analog. Die Herzfunktion kann damit als *natürliches Denkmodell* für die Interaktion von Gehirn und Willkürorganen gelten. Nicht nur die Gemeinsamkeiten, auch die Verschiedenheiten der Schrittgeber von Herz und Hirn sind erhellend für das Verständnis des Organismus.

Zunächst ist die Frage: Warum bedarf das ausgewachsene Herz überhaupt eines eigenen Schrittmacherorgans, während die frühe embryonale Herzanlage sich noch als Ganzes, ohne gesonderte Schrittmacherzellen kontrahiert? Der Grund ist offenbar die im Laufe der Muskelreifung zunehmende *periphere Hemmung* der Herzarbeitsmuskelzellen durch das elektrische Ruhepotential (▶ C. 1). Sobald die (quergestreiften) Herzmuskelzellen einer kompletten *Selbsthemmung* unterliegen, sind sie von sich aus nicht mehr zur spontanen Eigenbewegung in der Lage. Sie können sich erst dann wieder kontrahieren, wenn die Arbeitsmuskulatur durch die Erregungen des Sinusknotens geweckt wird. Nach dem Herzschlag baut sich das Ruhe-Potential der Muskelzellen erneut auf (Repolarisation) [90]; eine kurze Ruhephase tritt ein, in welcher der Herzmuskel unerregbar bleibt (Refraktärphase).

Das Herz besteht im Wesentlichen aus zwei verschiedenen Gewebearten: der eigentlichen *Herz-Arbeitsmuskulatur* und dem *Schrittmachergewebe* oder *Reizleitungssystem* (RLS). Als *Herzschrittmacher* wird ein besonderes Muskelgewebe in der Scheidewand des Vorhofs (Sinusknoten) bezeichnet, das elektrische Potentiale mit einer Eigenfrequenz von etwa 70/min produziert. Die elektrischen Ströme verbreiten sich vom Vorhof aus über das gesamte Herz. Da sie im Wesentlichen von oben nach unten wandern nehmen sie dieselbe Richtung in welcher das Blut durch das Herz fließt bzw. die Kontraktionen der Vorhöfe und Herzkammern aufeinander folgen.

Die Schrittmacherpotentiale sind eine zwar notwendige, aber keine hinreichende Bedingung für das Schlagen des Herzens. Denn die elektrische Erregung der Herzmuskulatur allein bewirkt noch keine vollständige Herzaktion; es bedarf dazu auch des Blutstroms.[91] Die Herzkontraktion stellt eine

---

90 Die Herzmuskulatur verhält sich ebenso wie andere quergestreifte Muskelzellen, die einer vollständigen *peripheren Hemmung* unterliegen. Entwicklungsgeschichtlich gehen Herz-Schrittmacher- und Herz-Arbeitsmuskelgewebe aus einem gemeinsamen Ursprungsgewebe, der mesenchymalen embryonalen Herzanlage hervor. Dabei kommt es zu einer gegenläufigen Differenzierung: Die auf Kraftentfaltung spezialisierte Arbeitsmuskulatur behält weiterhin die Bewegungsfähigkeit bei, hat aber den ursprünglichen autonomen Eigenrhythmus verloren, den die glatten Muskelzellen der Herzanlage noch besitzen. Umgekehrt hat das Herzschrittmachergewebe (das noch aus glatten Muskelzellen besteht!) zwar seine ursprüngliche Bewegungsfähigkeit verloren, dafür aber die rhythmische Spontanentladung beibehalten. Das Schrittmachergewebe hat sich somit im Laufe der Entwicklung gleichsam »in Richtung Nervensystem« spezialisiert, das übrige Herz dagegen »in Richtung Willkürmuskulatur«. Die beiden zueinander komplementären Gewebefunktionen vereinigen sich dann zur ganzheitlichen Herzaktion. – Eine ähnliche Differenzierung wie die zwischen Herzschrittmacher und Herzmuskel hat sich offenbar im großen Maßstab bei der phylogenetischen Parallelentwicklung von Gehirn und übrigem Leib abgespielt.
91 Die Kontraktion des Herzens stellt eine sensible Reaktion auf den Bluteinstrom aus der Peripherie dar: Strömt das Blut nicht mehr nach, wie beim sterbenden

Reaktion auf den Bluteinstrom in den Herzinnenraum dar. Nach dem Prinzip von Reiz und Reaktion antwortet das Herz auf den Einstrom des Blutes in der Dehnungsphase (Diastole) mit Kontraktion (Systole), indem es der Blutfüllung Widerstand entgegen setzt: Der Herzmuskel umschließt die einströmende Blutmenge und zieht sich am Ende der Diastole zusammen, zunächst in den beiden Vorkammern (Atrien), dann in den Hauptkammern (Ventrikeln). – Bei der Herzkontraktion (Systole) treffen somit zwei Bedingungen aufeinander: Die Weckung der Herzmuskelzellen durch die Aktionspotentiale des Reizleitungssystems (Aufhebung der *peripheren Hemmung*) und ihre gleichzeitige Dehnung durch das einströmende Blut.

Der Herzpuls entsteht somit durch ein variables und sensibles Zusammenspiel mehrerer Faktoren, nämlich der autonomen Schrittmachererregung (Sinusknoten), der Herzmuskelaktion und der Blutströmung. Der Herzschrittmacher induziert den Rhythmus des Herzschlags, ohne ihn endgültig zu bestimmen (ähnlich wie die zirkadianen Schrittgeber im SCN den Schlaf-Wach-Rhythmus anstoßen ohne ihn genau festzulegen).

Im Folgenden gehe ich auf die Entdeckung des Blutkreislaufs durch William Harvey (1578–1657) und dessen Sicht der Herzfunktion ein, welche die hier angestellten phänomenologischen Überlegungen bis in Details unterstützen. Dabei beziehe ich mich auf die Untersuchungen von Thomas Fuchs (1992). Die Herzfunktion ist seit Harveys Entdeckung des Blutkreislaufs immer wieder wechselnden Deutungen unterworfen gewesen, aber schon zu Lebzeiten Harveys, entgegen dessen eigener Auffassung, im Sinne der mechanistischen Theorie Descartes' umgedeutet worden.[92] Harvey hat die lebendige Interaktion zwischen Zentralorgan und Peripherie,

---

Tier, antwortet das Herz auch »*nicht mehr auf jede Vorhofaktion, sondern, nur noch mit Mühe ›erweckbar‹, auf jede zweite oder dritte, bis die Vorhöfe schließlich allein weiterschlagen*« (Fuchs 1992, 60).

92 In der Rezeptionsgeschichte von Harveys Entdeckung wird die ursprüngliche Idee eines in sich geschlossenen autonomen Blutkreislaufs und einer mehr reaktiven Herztätigkeit von der »kartesischen Deutung« einer kausalen Herzsteuerung überlagert (Fuchs 1992, 12f). Spätere Interpreten, die das Herz einseitig als mechanische »Pumpe« interpretieren, sind, hierin Descartes folgend, über Harveys ursprüngliche Kreislaufidee hinweg gegangen. Das Herz ist aber wie gesagt kein nur motorisches, sondern auch ein sensibles, fühlendes Organ. Die gesunde Kreislauffunktion setzt zum einen voraus, dass das Herz vom Reizleitungssystem aktiviert wird, zum andern aber auch, dass es zu einer Reaktion befähigt ist, die der augenblicklichen Lebenssituation adäquat ist. Das Herz empfängt das in die Kammern einströmende, sie ausdehnende Blut, formt es eigenaktiv und entlässt es dynamisch beschleunigt wieder in die Peripherie (Vogel 1992, 268–285).

zwischen Herz und strömendem Blut beschrieben, die zunächst die *Herz-Kreislaufentwicklung* bestimmt, aber auch im späteren Leben weiter wirksam bleibt. In der Embryonalzeit wird das Herzbläschen zunächst vom Blut ausgedehnt und zur Kontraktion gereizt. Der gleiche Vorgang wie im Herzbläschen findet später auch

> »in erweiterter Form in den Ventrikeln statt. Die Dehnung durch das einströmende Blut veranlasst sie zur Kontraktion« (Fuchs 1992, 87).

Die relativ gleichförmigen Impulse des Schrittmachergewebes werden dabei vom Herz in jedem Augenblick lebendig und variabel umgesetzt. Der Herzschlag folgt nicht mechanisch den Vorgaben des Schrittmachers, sondern kann sowohl verzögert als auch beschleunigt erfolgen. Gemäß den Anforderungen der Organe reagiert das Herz auf Sog und Druck der in die Peripherie ab- und von dort wieder zurückströmenden Blutmenge[93], auf den Blutdruck und die hormonelle Modulation durch Sympathiko- und Vagotonus. Indem sich die Herzaktion ständig an die wechselnden Bedürfnisse des Organismus anpasst, stellt jeder Pulsschlag eine *Momentaufnahme* der augenblicklichen Lebenssituation dar.[94]

Interessanterweise findet sich eine gedankliche Querverbindung zwischen Hirn und Herz, Nerv und Muskel auch schon bei Harvey selbst. Nach seiner Auffassung wird die Eigentätigkeit des Organs nicht »von einer Zentrale kommandiert«, sondern nur *moduliert*. Auch der Entdecker des Blutkreislaufs setzt damit (ähnlich wie später Leibniz, ▶ B. 4) die grundsätzliche Autonomie der Gliedmaßen ebenso wie die des Herzens voraus, wie Fuchs herausgearbeitet hat:

> »›Muskeln sind gleichsam eigene Lebewesen‹; ihre elementare Eigenbewegung ist ein zuckendes Pulsieren – gleich dem des Blutes in der Embryogenese, oder dem des Herzens […] Wie Ordnung in willkürlicher Bewegung entsteht, wird von Harvey näher ausgeführt. Weder sind die Nerven selbst die Beweger […], noch geben sie

---

93 Die vitalen autonomen Anpassungsleistungen des Herzens an die peripheren Kreislaufverhältnisse sind als *Frank-Starling-Mechanismus* bekannt. – Im sogenannten Aschoff-Tawara'schen Knoten werden die elektrischen Impulse zwischen Vorhöfen und Kammern verzögert übergeleitet, was ebenfalls dazu beiträgt, dass sich das Herz laufend an Blutmenge und Druckverhältnisse funktionell anpassen kann.

94 In der traditionellen chinesischen Medizin (TCM) wird der Puls als Ausdruck der Körperbeschaffenheit des ganzen Menschen angesehen. Er wird über längere Zeit gefühlt bzw. »gelesen« und kann aufgrund seiner unterschiedlichen Qualitäten zur diagnostischen Beurteilung von Gesundheit und Krankheit herangezogen werden.

den ›Befehl‹ des Gehirns weiter. [...] Vielmehr moduliert der Nerv die *muskuläre Eigenbewegung* [Hervorhebung HJS] wie durch die ›Intervention eines Richters‹, so dass Harmonie und Rhythmus entstehen« (Fuchs 1992, 83).

Schließlich ist auf die Unterschiede zwischen den Schrittgebern von Herz und Hirn einzugehen. Ein besonders wesentlicher Unterschied liegt in der Variabilität der Impulse. Die Erregungsfrequenz des Herz-Reizleitungssystems bleibt im Laufe des Lebens im Wesentlichen konstant, wogegen das Gehirn eine Vielzahl unterschiedlicher Eigenrhythmen ausbildet. Diese endogenen Hirnrhythmen (wie die sog. Alpha-, Beta-, Gamma- und Deltawellen) werden von den Rhythmen erworbener Schrittgeber, schließlich von den evozierten Potentialen und Bereitschaftspotentialen aktueller Leibestätigkeiten und Umweltereignisse überlagert. Während die Rhythmen des Herz-Reizleitungssystems im Wesentlichen beständig und – im gesunden Zustand – permanent das ganze Leben über mit durchschnittlich etwa gleicher Frequenz erfolgen, werden die zerebralen Auslöser immer wieder modifiziert sowie »aus-« und »angeschaltet« (Inhibition – Desinhibition).

Eine weitere Parallele zwischen Herz und Hirn stellt die Einsatzmöglichkeit *künstlicher Schrittgeber* zur Stimulation der Organe dar. Bei schweren Herz-Rhythmusstörungen kann die Funktion des natürlichen Herzschrittmachers (Sinusknotens) durch einen künstlichen Impulsgeber mit Batterie ersetzt werden. – Entsprechend beginnt sich heute der Einsatz künstlicher *Schrittgeber im Gehirn* zur elektrischen Stimulation der Hirnaktivität durchzusetzen. Ziel ist es, krankhafte Veränderungen der Erregungsbildung im Gehirn zu regulieren. Durch Applikation elektrischer oder magnetischer Reize kann eine unzureichende oder übermäßige Erregungsbildung bestimmter Hirnareale kompensiert werden mit dem Ziel, die körperliche und geistige Leistungsfähigkeit zu verbessern. Mit Hilfe der Hirnstimulation kann die Hirnaktivität bei neurologischen wie auch bei psychiatrischen Erkrankungen therapiert werden (zum Beispiel M. Parkinson, schwere Formen der Epilepsie und therapieresistente Depressionen; Coenen et al. 2015).

Man unterscheidet zwischen sogenannter tiefer Hirnstimulation (THS) und oberflächlichen Stimulationsverfahren wie zum Beispiel der transkraniellen *Magnetstimulation* (*TMS*). Bei der *tiefen Hirnstimulation* werden Elektroden operativ ins Gehirn implantiert. Damit können tiefer gelegene Strukturen wie Basalganglien und Thalamus erreicht und dort »*dauerhaft hochfrequente kurze elektrische Impulse*« appliziert werden, »*um so neuronale Funktionskreise zu modulieren*« (Kuhn et al. 2010, 105). Dieses Verfahren ist u. a. bei M. Parkinson, bei bestimmten Formen der infantilen Zerebralparese, bei Tremor und insbesondere bei generalisierten Dystonien mit teilweise erstaunlichem Erfolg angewandt worden. Es wird auch in therapieresistenten Fällen von Epilepsie und Depression eingesetzt (Kuhn 2010; Mayberg 2012). –

Die *Magnetstimulation* (TMS) erfolgt hingegen transkraniell durch die unversehrte Schädeldecke hindurch mittels aufgelegter Magnetspule oder Elektrodenkappe (Übersicht s. Paulus 2009). Dieses Verfahren hat bei fokalen Dystonien, wie zum Beispiel bei Schiefhals, Schreibkrampf, Lidkrampf etc. erste Erfolge gezeigt (Kranz et al. 2010) und wird auch bei Angststörungen eingesetzt (Machado et al. 2012). – Mit beiden Methoden wird die pathologisch veränderte Aktivität von Hirnarealen beeinflusst mit dem Ziel, Lebensqualität und Leistungen des Patienten zu verbessern.

Die Methoden der therapeutischen Hirnstimulation stehen bislang noch im Versuchsstadium. Sie sind teilweise umstritten, und zwar nicht nur wegen der ungenügenden technischen Ausreifung. Zu den Einwänden gegen die *tiefe Hirnstimulation* (THS) gehören auch ethische Bedenken, da es bei einem Teil der Patienten zu Wesensveränderungen mit sozialen Problemen kommt:

> »So berichtet etwa die Hälfte der Befragten, nach der tiefen Hirnstimulation habe sich die Beziehung zu anderen deutlich verändert, wobei dies [...] in den meisten Fällen als negativ erlebt wird und Konsequenzen bis hin zu einer Trennung haben kann« (Woopen, zit. nach Vetter 2012).

Schließlich tragen manche Autoren Bedenken, dass auch Manipulation und Fremdbestimmung bzw. ein entsprechender Missbrauch dieser Methoden nicht ausgeschlossen werden können. Indem sich die Schnittstelle Gehirn/Computer durch den technologischen Fortschritt heute zunehmend in Richtung einer gewünschten oder behaupteten »Verbesserung des Menschen« verschiebe, schlagen manche Wissenschaftler vor, Neuroprothesen nicht mehr nur zur Lebenserleichterung schwer kranker Patienten, sondern auch zur Leistungssteigerung (Neuro-Enhancement) gesunder Menschen, somit für eine Art Doping einzusetzen (Simm 2011). Die damit aufscheinende ethische Problematik wirkt bedrohlich: Menschen könnten möglicherweise unter Druck geraten, wenn sie sich Forderungen zu artifizieller Leistungssteigerung, zum Beispiel in schulischem oder wirtschaftlichem Zusammenhang, nicht zu unterwerfen bereit sind. –

Ähnlich wie beim künstlichen Herzschrittmacher spielen bei der Hirnstimulation nicht eine neuronale Informationsübertragung, sondern lediglich Stärke (Amplitude) und Frequenz der auslösenden Impulse eine Rolle. Eine Übertragung kodierter inhaltlicher Informationen zwischen Gehirn und Peripherie ist weder bei der natürlichen Hirnfunktion noch bei der künstlichen Hirnstimulation bekannt.[95] Damit ist der Sinn neuronaler Auslöserfunktionen, wie schon mehrfach ausgeführt, nicht mit den Begriffen der Neurokybernetik und Informationstheorie zu beschreiben. Um Hirnprozesse zu substituieren und die Interaktion zwischen Zielorgan und Umwelt zu verbessern, stellt sich vielmehr die anspruchsvolle Aufgabe, die jeweils geeignete Reizstärke und Stimulationsfrequenz herauszufinden. (Das gilt auch für die bei Neuroprothesen, das heißt bei künstlichen Armen, Händen, Fingern und Beinen verwendeten Computerprogramme. Auch bei diesen kommt es zu keiner Übertragung inhaltlicher Informationen vom Chip auf die Erfolgsorgane, sondern lediglich zu einer optimierten Stimulation, die dem Prothesenträger eine *selbständige* Umweltintegration ermöglichen und erleichtern soll.)

Der therapeutische Einsatz der nichtinvasiven transkraniellen Magnetstimulation (TMS) geht anscheinend mit einer Förderung von Regenerationsprozessen sowie erhöhter Neuroplastizität einher, wie die Therapieversuche bei fokalen Dystonien und bestimmten Sehstörungen nahelegen. So kann bei Sehstörungen mit peripher eingeschränktem Gesichtsfeld bzw. Tunnelblick (zum Beispiel aufgrund einer Schädigung des Chiasma und Nervus Optici) eine navigierte Stimulation der entsprechenden Hirnregion zur Erweiterung des Sehfeldes, das heißt zu ei-

---

95 Weil keine Übertragung von Informationen durch das Zentralnervensystem auf die Peripherie oder umgekehrt stattfindet, stellt eine Bewusstseinsmanipulation durch neuronale Fernsteuerung ganz offenbar keine reale Gefahr dar. Science-Fiction-Romane und -Filme sowie populärwissenschaftliche Darstellungen, die ein Szenario der Beeinflussung des menschlichen Gehirns durch externe Sender aufbauen, unterstellen damit zu Unrecht, dass das Bewusstsein durch Anschluss an einen zentralen Sender (Matrix) beeinflusst und der Mensch mittels Neurostimulation aus der Ferne gesteuert werden könnte. Obwohl diese Besorgnis unbegründet erscheint, weil kodierte Informationsübertragung weder bei der künstlichen noch bei der natürlichen Erregungsleitung des Gehirns vorkommt, sind dennoch gezielte Manipulationen der Hirnfunktion elektrischer bzw. medikamentöser Art denkbar, die wie erwähnt (Vetter 2012) in der Tat zerstörerisch auf Empfinden, Wahrnehmen und Denken wirken können.

ner graduellen Regeneration des Sehvermögens führen (Schmidt et al. 2012). Eine weitere mögliche Anwendung der Magnetstimulation und ähnlicher Verfahren wäre, bei Patienten im Wachkoma die Hirnfunktion anzuregen, um damit eine Restitution des zerebralen Eigenrhythmus zu erreichen (▶ A. 1).

3

Bewegungsrhythmus und -gestalt – Synchronisation und Bindungsproblem (Konsequenz von Singers Theorie)

Parallel mit der Ausbildung von Bewegungsrhythmen entstehen, wie oben gezeigt, Eigenrhythmen von Zellclustern im Zentralnervensystem. Auf diese Weise bilden sich zum Beispiel beim Gehen entsprechende Schrittgeberneurone im Rückenmark aus. Diese generieren regelmäßige Impulse, welche die rhythmische Bewegung der Beine und das Mitpendeln der Arme stimulieren (»*spinale Rhythmusgeneratoren*«, Wiesendanger 1997, 95). Sie machen die Gehbewegung ökonomischer und erklären u.a., warum das Gehen nach einiger Zeit leichter wird sobald man »in den Rhythmus kommt«. Aufgrund der Rückkoppelung von Gangrhythmus und neuronalen Schrittgebern synchronisieren sich Gliedmaßen und Zentralnervensystem verstärkt bei regelmäßiger Übung (Laufen, Wandern usw.). Menschen mit Übung sind dadurch im Vorteil gegenüber anderen mit nur gelegentlicher Betätigung. Die Bedeutung von Neurorhythmen und Rhythmusbildung für das Handeln im Allgemeinen hat Wiesendanger hervorgehoben:

> »Die Lokomotion des Menschen erfolgt rhythmisch. Rhythmen sind aber auch in vielen anderen Verhaltensäußerungen anzutreffen: Bei der Atmung, dem Kauen, Kältezittern, Schwimmen, Armschwingen beim Gehen, Tanzen, Singen und Musizieren; in unregelmäßigerer Form auch beim Sprechen und Schreiben. Es ist anzunehmen, dass die neuronale Organisation der Gangrhythmen beispielhaft ist für die Organisation des rhythmischen motorischen Verhaltens überhaupt. Allen Rhythmen gemeinsam ist die große Flexibilität, ihre Unterordnung und ihr Einbau in ein intentionales und zweckmäßiges Programm. Rhythmenbildung in neuronalen Populationen ist eine fundamentale Erscheinung in der Neurobiologie« (Wiesendanger 1997, 97).

Die neuronale Organisation rhythmischen Verhaltens wird auch an ungewollten Wiederholungen von Akten deutlich. Jeder einzelnen Reflexbewegung liegt ursprünglich eine ganze Serie rhythmischer Entladungen im ZNS zugrunde, die in der Regel jedoch stark gedämpft werden, so dass gewöhnlich nur eine einmalige Bewegung stattfindet (sog. *Rückwärtshemmung*). In manchen Lebens- und Krankheitssituationen mit verringerter Dämpfung der neuronalen Resonanzen können sonst einmalige Reflexbewegungen mehrmals hintereinander auftreten. Dazu gehören zum Beispiel Zustände nervöser Übererregbarkeit[96] wie Tics und andere Stereotypien. Auch das ungewollte Wiederholen von Gesten und Reden, häufig zum Zweck der Selbstversicherung und Verstärkung, Echolalien, Stammeln usw. weisen auf eine ungenügende Dämpfung bzw. Inhibition der zerebralen Eigenrhythmen hin.

Die von Wiesendanger hervorgehobene »*große Flexibilität*« der Bewegungsrhythmen sei am Beispiel des Gehens näher ausgeführt. Die rhythmische Gehbewegung ist flexibel und variabel – nicht etwa gleichförmig, wie man infolge der relativ monotonen zentralnervösen Schrittgeberimpulse annehmen könnte. Generell passt sich der Gang des Menschen an die jeweiligen Umweltgegebenheiten an. Jeder Mensch macht individuell veränderliche Schritte, die sich sowohl an der Umgebung, Bodenoberfläche, Steigung usw. als auch an der eigenen Leibesbeschaffenheit, der Länge der Gliedmaßen, den bisherigen Gewohnheiten und zukunftsgerichteten Intentionen usw. orientieren. So wird man zum Beispiel den Fuß je nach Situation leichter oder fester aufsetzen, den Schritt vergrößern oder

---

96 Zum Beispiel zeigt die Reflexprüfung bei übererregbaren Menschen (Schilddrüsenüberfunktion u. ä.) unkontrollierte Muskelzuckungen und Reflexe, die öfters wiederholt in rhythmischer Folge auftreten.

verkleinern, verlangsamen oder beschleunigen usw. – Wie das Schreiten des Menschen werden auch die typischen Bewegungsformen von Tieren, das Schleichen der Katze, die Gangarten des Pferdes wie Schritt, Trab, Galopp usw. von den zentralnervösen Schrittgebern nicht mechanisch gesteuert, sondern lediglich rhythmisch stimuliert. Bewegungen von Mensch und Tier sind phänomenologisch ästhetischer Ausdruck der aktuellen *Einpassung* des Leibes in die natürliche Umwelt (Buytendijk 1956, 356ff). – Zu ergänzen ist, dass neben der aktiven Eigenbewegung auch deren Hemmung, etwa beim Innehalten und Verzögern, Freiheitsgrad und Flexibilität der Bewegung erhöhen.

> Um die Vielfalt lebendiger Bewegungen zu ermöglichen, genügt es nicht, dass die Extremitätenmuskulatur durch die sekundäre und primäre motorische Hirnrinde evoziert wird. An der menschlichen Fortbewegung sind noch weitere ältere und jüngere Hirngebiete beteiligt, deren hemmende (inhibitorische) und enthemmende (desinhibitorische) Impulse ebenfalls dazu beitragen, die Interaktion mit der Umwelt zu modulieren. So wird die Flexibilität der Bewegung erst durch die zusätzliche Mitwirkung von Kleinhirn und Basalganglien erreicht. Diese wirken teils beschleunigend und enthemmend, teils verlangsamend und hemmend auf die Aktivität der Motoneurone im Rückenmark ein und sind damit die Voraussetzung für eine an die Umwelt angepasste Bewegungsdynamik und Kraftentfaltung. Entsprechend kommt es zum Beispiel bei Kleinhirnstörungen zu einem marionettenhaften Gang mit ungenügender Anpassung ans Gelände. Störungen der Basalganglien führen zu Gangunsicherheiten (Ataxien).[97] Dabei wird der Gang zwar weiterhin rhythmisch impulsiert, wirkt aber unnatürlich steif und ungelenk, da er nicht mehr ausreichend moduliert, verlangsamt oder beschleunigt und damit auch nicht mehr an die gegenwärtige Situation angepasst werden kann. (Die bei Ataxien zu beobachtende motorische Ungeschicklichkeit ist derjenigen bei grober Unaufmerksamkeit und starker Ermüdung ähnlich.)
>
> Bekannt ist die bei *Morbus Parkinson* abgeschwächte Neuronenaktivität in der sogenannten Substantia nigra, die zu Verlangsamung, Steifheit und Zittern (Tremor) führt. Umgekehrt gehen Störungen anderer

---

97 Beim Krankheitsbild der Ataxie, einer Bewegungsstörung mit unsicheren, abgehackten Formen, können Bewegungen zwar vollzogen, aber nicht deutlich empfunden und entsprechend auch nicht wirklich beherrscht werden.

Basalganglien, zum Beispiel des Linsenkerns, mit dazu polaren Erscheinungen, mit heftigen überschießenden und unkontrollierbaren Bewegungen einher (*Chorea*). Störungen der neuronalen Inhibition liegen auch dem Tourette-Syndrom zugrunde (s. u.).

Die phänomenologische Bewegungsgestalt geht vom jeweiligen Handlungsziel in der Umwelt aus. Sie ist telo-senso-motorisch (Jung 1976), das heißt auf ein Ziel (telos) ausgerichtet, das vom ganzen Lebewesen empfunden (senso) und aktiv angestrebt wird (moto). Dem wird jedoch die traditionelle »Mosaiktheorie« nicht gerecht, wonach eine Bewegungsgestalt aus kontrollierten Einzelzuckungen von Muskelfasern bestehen sollte. Nach der geltenden neuro-physiologischen Theorie soll die Bewegung mosaikhaft aus einer Vielzahl von Einzelkommandos zusammengesetzt sein. Bei feinmotorischen Muskeln müsste damit jede Nerv-Muskel-Einheit (Motoneuron) von der Nervenfaser mit einem eigenen Programm gesteuert werden. Ob oder wie das im Einzelnen vonstatten gehen soll, bleibt allerdings rätselhaft. Der Physiologe Floeter bemerkt dazu lakonisch, dass eine »ziemlich große Lücke« zwischen unserem Verständnis von den motorischen Einheiten und der eigentlichen Körperbewegung klafft:

> »There is a fairly large gap, however, between our understanding of how motor units and motor neuron pools are organized and how motor behaviours are produced« (Floeter 1999, 889).

Gegen die Annahme, dass neuro-motorische *Kommandos* die Kontraktionen der einzelnen Muskelfasern steuern sollen, sind u. a. Einwände zu erheben, die schon von der Gestaltpsychologie formuliert worden sind (Ehrenfels 1978). Wie eine Melodie als Ganzes nicht aus einzelnen Tönen erklärt werden kann, so auch eine Bewegungsgestalt nicht aus den Einzelzuckungen von Muskelfasern. Was für die *Gestaltwahrnehmung* im Allgemeinen gilt, gilt auch für die besonderen *Bewegungsgestalten* wie das Greifen, Stehen, Gehen, Tanzen, Schwimmen, Kauen, Schlucken usw. Beim Schlucken, einem Paradigma neurokybernetischer Erklärungstheorie, führt primär der Widerstand (»Reiz«) eines Bissens oder Schlucks in Gaumen und Speiseröhre zur reaktiven Schluckbewegung. Es bedarf dafür keines besonderen Schluck-Programms in der Medulla oblongata.[98] Ähnliches gilt auch für

---

98 Der Schluckakt erscheint allerdings dadurch neurophysiologisch besonders kompliziert, dass beim Hinuntergleiten des Bissens (Bolus) eine Vielzahl von Neuronen im Hirnstamm in räumlicher und zeitlicher Folge aktiv werden (»feuern«) müssen, um den in der Speiseröhre abwärts (beim Erbrechen hingegen aufwärts!)

andere Bewegungsgestalten. Stellung und Gang der Beine orientieren sich an der Bodenbeschaffenheit; Hände und Finger antizipieren das Greifen von Dingen (zum Beispiel große Gegenstände mit Händen und Armen, kleinere Objekte mit Daumen und Zeigefinger, dem sog. *Pinzettengriff*); der Griff nach einem Apfel wird durch Lage und Form des Apfels bestimmt usw. – Kurz, die Annahme, Bewegungen seien aus einem Puzzle zahlloser kodierter Einzelkommandos zusammengesetzt, verdeckt den Blick darauf, dass Bewegungen *umweltbestimmt*, das heißt in die Gegebenheiten der Umwelt ganzheitlich *gestalthaft* hinein komponiert sind.

> Gegen das Paradigma einer Bewegungssteuerung und Signalübertragung durch Gehirn und Nervenfasern sind neben phänomenologischen Einwänden auch physiologische Aspekte ins Feld zu führen. So laufen die sogenannten motorischen Nervenbahnen in der gemeinsamen *motorischen Endstrecke* auf den Übertragungsort am Muskel, die sogenannte *motorische Endplatte* zusammen (Konvergenz). Damit würden unterschiedliche Informationen und Kommandos, wie sie theoretisch vom Rückenmark auf die Muskeln übertragen werden sollen, jedenfalls eingeschmolzen und verloren gehen. Die Frequenzmuster neuronaler Erregungen sind nicht qualitativer, sondern quantitativer Art; in ihnen bilden sich keine differenzierten *inhaltlichen* Signale, sondern lediglich Intensität und Dauer der Leistungen ab. Auf gleichartige monotone Erregungsmuster erfolgen ganz unterschiedliche Leistungen wie etwa das Ergreifen eines Apfels oder das Schreiben von Worten.

Mit den hier angestellten Überlegungen lässt sich nun das sogenannte *Bindungsproblem* (»binding«; s. Singer 2007) neu aufrollen. Dieses Problem entsteht, wenn man fragt, wie die verschiedenen Modalitäten von Farbe, Geruch, Form usw., zum Beispiel eines Apfels, im Gehirn zu einer ganzheitlichen Wahrnehmung zusammensetzt werden sollen. Vergleicht man das Gehirn mit einem Computer (was problematisch ist!), müssten die verschiedenen sensorischen Eingänge durch zahlreiche parallele Verrechnungsvorgänge zusammengeführt werden, wofür aber, wie Singer kritisch anmerkt (2007), »*ein einziges koordinierendes Zentrum fehlt*«. Es bleibt daher unklar, wie trotz der bis zu ihrem jeweiligen Endpunkt getrennt verlau-

---

geleiteten Bolus »*durch geordnete Aufhebung der peripheren Hemmung weiterzuleiten*« (Scheurle 2009, 86f). Wollte man diesem Vorgang ein *Programm* zugrunde legen, wäre die darin gegebene *Information* jedenfalls nicht im Nervensystem, sondern in den Muskeln zu lokalisieren.

fenden Nervenkanäle zuletzt eine ganzheitliche Wahrnehmung oder Handlung zustande kommen kann. Aus neurokybernetischer Sicht bleibt völlig unverständlich, warum die sensorischen Bahnen des Hörens, Sehens usw. jeweils blind in Sackgassen im Gehirn enden, statt in einer gemeinsamen Endstation zusammenzulaufen und dort zur Einheit verbunden zu werden. Da im Gehirn wie gesagt kein entsprechendes übergeordnetes Zentrum existiert, ist die Frage, wie das Individuum nach der heutigen Hirntheorie überhaupt eine einheitliche Welt wahrnehmen kann.

Das »Bindungsproblem« ist im Rahmen der Informations- und Zeichentheorie und der damit zusammenhängenden Duplizitätstheorie von Motorik und Sensorik entstanden. Mit der Überwindung dieser Paradigmen löst sich das Problem auf bzw. erweist sich als gegenstandslos. Wie dargestellt sind die neuronalen Erregungen (»Feuern«) *unspezifische* Auslöservorgänge, welche die Bewegungs- und Wahrnehmungsorgane lediglich erregen oder wecken – ohne kodierten Informationsgehalt. Die Wahrnehmung von Dingen und Ereignissen wird weder über die Nerven ins Gehirn übertragen noch in der sensorischen Hirnrinde dekodiert, sondern findet ganzheitlich an ihrem jeweiligen Ort in der Sinneswelt statt. Aus den Nervenzellen des Gehirns taucht *keine zweite Welt* auf (▶ A. 3.4). Weil die Sinnesqualitäten beim Wahrnehmen nicht analytisch gesondert werden, müssen sie auch nicht wieder im Gehirn neu verbunden werden.

Anstelle einer hypothetischen Verarbeitung von Sinnesdaten und Wahrnehmungsfragmenten im Gehirn wird heute die *Synchronisierung* der zerebralen Erregungen als Bindungsfunktion diskutiert. Interessanterweise leuchtet in der modernen Physiologie hier seit langem erstmals wieder eine wirklich neue Idee zur Funktionsweise des Zentralnervensystems auf, eine Art *musikalisches Konzept* zur Verbindung von Leib und Gehirn! Nach Oliver Sacks walten Rhythmus und Resonanz in den *Bindungseigenschaften* des Gehirns, die jedoch in einem übergeordneten Sinn zu verstehen sind:

> »Neurowissenschaftler sprechen manchmal vom »Bindungsproblem« – der Frage, wie verschiedene Wahrnehmungen oder Aspekte der Wahrnehmung verbunden oder vereinigt werden. Was ermöglicht uns beispielsweise, den Geruch und die Empfindungen zusammenzufassen, die durch das Auftauchen eines Jaguars ausgelöst werden? Diese Bindung im Nervensystem wird durch rasches, synchrones Feuern von Nervenzellen in verschiedenen Hirnregionen bewirkt. Wie schnelle neuronale Oszillationen verschiedene Teile im Gehirn und Nervensystem verknüpfen, so bindet der Rhythmus die individuellen Nervensysteme einer menschlichen Gemeinschaft zusammen« (Sacks 2009, 303).

Kommt *Bindung* durch Synchronisierung zustande? – Dieser Ansatz wird u. a. von Wolf Singer in seinem Forschungsprogramm (»binding by synchrony«, Singer 2007) seit mehr als zwanzig Jahren intensiv verfolgt, diskutiert und beforscht (▶ B. 2). Die Beziehung der Synchronisierung zur Gestalttheorie und Kohärenz wird von Singer ebenso hervorgehoben wie die fehlende Synchronisation bei neurologischen und psychischen Störungen (z. B. Uhlhaas und Singer 2006). Allerdings wollen Singer und Mitarbeiter das informationstheoretische Paradigma durch die Synchronisierung nicht wirklich ersetzen, sondern lediglich ein bisschen modifizieren.[99] Darin sehe ich einen Mangel an Konsequenz. Besonders Singer hat die Synchronisationsforschung mit Energie vorangetrieben und zu ihrer internationalen Verbreitung beigetragen. Durch das Festhalten an der Informationstheorie fehlt seinem intuitiven Ansatz jedoch gerade der Clou. Das Verharren im alten Paradigma verhindert den Durchbruch eines neuen, schon zum Greifen nahen revolutionären Denkansatzes der Hirntheorie: Die von Singer selbst offenbar schon mitgedachte, wenn auch nicht explizit gemachte Bedeutung der Synchronisation als neuer Weg zum Verständnis der Hirnfunktion.

---

99 Darauf weisen Singers (2007) Formulierungen zur Synchronisation hin wie: »[...] how information about the relatedness of content is encoded«; »[...] the potential of synchrony as a relational code.« u. ä. – Das Festhalten an der Informationstheorie in der Hirnforschung, trotz ihrer Widersprüche, ist mit dem Widerstand zu vergleichen, den die Medizin oft neuen Theorien entgegensetzt, indem sie stattdessen an früheren Spekulationen festhält. Ich erinnere hier wieder an Harveys Entdeckung des Blutkreislaufs. Es hat über hundertfünfzig Jahre gedauert, bis man in der Medizin bereit war, die Kreislaufidee zu akzeptieren und anachronistische Vorstellungen früherer Jahrhunderte aufzugeben (Goddemeier 2007). – Wie lange wird die Physiologie wohl noch an der überflüssigen und sinnlosen Annahme einer Signal- und Informationsübertragung im Nervensystem festhalten, welche die Materie-Geist-Trennung zementiert? Enthalten doch die »Rhythmen des Gehirns« (Buzsáki 2006) selbst schon den Schlüssel für ein neues Verständnis der Hirnfunktion.

4

Inhibition: Rück- und Neubildung von Fähigkeiten – Lernen und Sprache

Wie bilden sich menschliche Leistungen aus, wie werden Gehen, Greifen, Sprechen usw. erlernt? Lernen beginnt nie am Punkt Null, sondern setzt stets an bereits vorhandenen Fähigkeiten an. Ältere Leistungen wie die Reflexbewegungen müssen gehemmt und abgebaut werden um neue lernen und aufbauen zu können. Während bei Tieren die angeborenen Reflexe überwiegend erhalten bleiben und lediglich moduliert werden, kommt beim Menschen dem totalen Abbau und Absterben angeborener Fertigkeiten größte Bedeutung zu: Der Abbau der angeborenen Extremitätenreflexe kurz nach der Geburt ist offenbar die notwendige Voraussetzung für den Neuaufbau menschlicher Fähigkeiten (▶ A. 6).

So hat das Neugeborene zum Beispiel ein natürliches Gehvermögen mitgebracht, verliert es aber wieder, um an seiner Stelle das aufrechte Gehen und Stehen zu erlernen. Die angeborenen reflektorischen Bewegungsformen seien hier genauer betrachtet! Stellt man den menschlichen Neugeborenen im Achselgriff mit beiden Beinen auf eine Unterlage, beginnt er von selbst zu gehen. Dieser *Gehreflex* bleibt jedoch nur wenige Wochen bis Monate erhalten (Mumenthaler 1986, 4f) und bildet sich mit der verstärkt einsetzenden *peripheren Hemmung* zurück.[100] Ähnliches gilt für den Kletterreflex (s. u.).

Etwa in derselben Zeit (2 Wochen bis 3 Monate postnatal) beginnt der Säugling selbständig den Kopf zu heben. Damit tritt eine neue, selbstintendierte Leistung an die Stelle der gattungsmäßig ererbten. In der Folge des Kopfhebens entwickeln sich weitere selbständige Leistungen wie das Aufrichten, Aufsitzen, Aufstehen und das aufrechte Gehen bis zum Ende des ersten Lebensjahrs – phänomenale Leistungen, die ohne Vorbild in der übrigen Natur sind, über die ausschließlich der Mensch verfügt!

Ebenso bemerkenswert ist die Rückbildung des angeborenen *Greifreflexes* in den ersten Lebensmonaten. Der Greifreflex ist anfangs so stark ausgeprägt, dass sich Neugeborene mit den Händen an einer Stange festhaltend ihr Eigengewicht tragen können. Mit dem Abbau dieses Reflexes lernt der Säugling im ersten Lebensjahr zunächst das einhändige (3.–4. Lebensmonat), dann das beidhändige Greifen (4.–7. Monat). Daran schließt sich, gewöhnlich im 10.–12. Monat, eine sogenannte »Phase des Loslassens« an, in der Kleinkinder die ergriffenen Gegenstände öfter wie absichtlich fallen lassen (Affolter 1992, 47–51). Der Abbau des Greifreflexes, der Aufbau eigenständigen Greifens und vor allem das Loslassenlernen sind notwendige Voraussetzungen für die Entfaltung der *Feinmotorik* der Hand.

Mit der Rückbildung der Reflexe und vermehrt einsetzenden Lernvorgängen kommt es wie oben (▶ C. 4) beschrieben zur Ausbildung hemmender Nervenfunktionen, zur *neuronalen Inhibition*. In den letzten hundert Jahren ist eine Vielzahl sogenannter *Hemmungsbahnen* im zentralen Nervensystem, entdeckt worden, zunächst im Bewegungsbereich, später auch in den Sinnessystemen.[101]

> Das wiederholte Erüben neuer Leistungen geht zunächst mit erleichterter Erregungsübertragung zwischen den Neuronen einher (Fazillitation, »Bahnung«). Durch zusätzliche Faserverbindungen zwischen benach-

---

100 Eine vollständig ausgeprägte *periphere Hemmung* der Willkürmuskulatur tritt anscheinend erst um die Zeit der Geburt bzw. in den ersten Lebenswochen ein. In den ersten Lebenstagen besteht oft noch ein eigentümlich rigider, zähflüssiger, zahnradartig gehemmter Bewegungstypus (sog. *athetotische* Bewegungsform). – Die Wirkung der peripheren Hemmung wird in manchen Kulturen durch den Brauch des engen Wickelns von Säuglingen in den ersten drei Monaten unterstützt.

101 Inhibition im Bewegungssystem: Sherrington 1906, 1947; Inhibition in den Sinnessystemen: Békésy 1970.

barten Neuronen wird die Intensität der synaptischen Übertragung gesteigert. Synapsen, die auf diese Weise mit dem Auswachsen zusätzlicher Nervenfasern reagieren, werden als Hebb-Synapsen bezeichnet.[102] Durch häufige Aktivierung der Neurone kommt es zum Auswachsen neuer Nervenfasern und zur Ausbildung neuer Synapsen, damit zu stärkerer neuronaler Vernetzung. Es kann längere Zeit (Tage und Wochen, manchmal Monate und Jahre) dauern, bis der Mensch die Sicherheit und Stabilität einer neuen Leistung erworben hat. Dabei entstehen vielfältige neuronale Verbindungen zwischen den Hirnkorrelaten des Bewegens und Tastens, des Sehens und Sprechens, des Denkens und Hörens usw. (▶ A. 7). Auch die Verbindungen zwischen Hirnkernen, Kleinhirn, limbischem System und Formatio retikularis (ARAS-System) werden neu gebahnt, ihre Resonanzbeziehung zu den Vollzugsorganen organisiert. Das enorme Wachstum des kindlichen und in geringerem Maße noch des jugendlichen Gehirns geht im Wesentlichen auf die Ausbildung entsprechender neuronaler Verbindungen zurück.

Die abgebauten älteren Gewohnheiten und Fähigkeiten sind damit jedoch nicht völlig verschwunden, sondern schlummern weiterhin latent unter den neuen Fähigkeiten. So bleibt zum Beispiel der Kletterreflex unterschwellig unter den erworbenen Fähigkeiten des Stehens und Gehens bestehen. Fallen bei Nervenerkrankungen, bei Schlaganfall etc. die exzitierenden Hirngebiete bzw. die jeweiligen Hemmungsneuronen aus, kommen auch die unterdrückten Reflexe wieder zum Vorschein: Der *Kletterreflex* (Babinski-Reflex) tritt nach Unterbrechung der Pyramidenbahn und anderen zentralnervösen Erkrankungen (Schlaganfall, Multiple Sklerose u. a.) wieder auf; der *Greifreflex* kann zum Beispiel in Gefahren wie beim Absturz aus großer Höhe wieder einsetzen usw.

Das *Erlernen der Sprache* erweist sich als ein zum Gehen- und Greifenlernen analoger Vorgang. Auch beim Sprechenlernen tritt die neue Fähigkeit an die Stelle einer vorher schon vorhandenen Leistung. Und zwar baut das Sprechen des Kleinkinds auf den *angeborenen Saug-, Lutsch-, Ess- und Kau-* sowie den *Atembewegungen* auf. Sprechenlernen erfordert eine zeitweilige *Hemmung der Essbewegungen*. Am Ende des ersten Trimenons setzen spontane Lallübungen ein (sog. Lallphase), die sich bis etwa zum 9.–11. Lebensmonat fortsetzen. Im Zusammenhang mit der Phonation im Kehlkopf kommt es zur Umwandlung der Esswerkzeuge in Sprachwerk-

---

102 Nach dem amerikanischen Psychologen Donald O. Hebb. Sog. Hebb-Regel: »Neurons which fire together, wire together.«

zeuge. Mundraum, Zähne und Zunge werden zur Phonierung von Sprachlauten genutzt und zum Organ kommunikativer Lautäußerung umgewandelt. Dass der ursprüngliche Esstrieb beim Menschen gehemmt werden muss um Sprachleistungen mit denselben Mundwerkzeugen zu ermöglichen und umgekehrt (gilt später auch noch!) entspricht der Reduktion und Beherrschung triebbedingter Reaktionen überhaupt. – Anatomisch wird dieser Vorgang von einer Senkung des Kehlkopfs (Deszensus) im ersten Lebensjahr begleitet, die mit einer Verlängerung des Halses und Vergrößerung von Rachenraum und Kehlkopf einhergeht. Zur Ausbildung eines eigentlichen Halses kommt es aus anthropologisch-paläontologischer Sicht erst beim neueren Menschen (Homo sapiens sapiens). Die Verlängerung des Halses mit Deszensus des Kehlkopfs fehlt dagegen bei Menschenaffen sowie bei früheren, nur fossil erhaltenen Menschenformen.[103]

Bei der Umwidmung der Mundwerkzeuge zu differenzierten Sprachorganen ist eine Entspannung der Mundmuskeln durch die *periphere Hemmung* die unerlässliche Bedingung. In der Folge bilden sich die inhibitorischen Interneurone aus, welche die angeborene Kau- und Essmotorik beim Sprechen hemmen. Dadurch erklärt sich, dass die Neurone der sogenannten motorischen Sprachregion (Broca-Zentrum) bezeichnenderweise in der Nähe der repräsentativen Hirnregion der Mund- und Zungenmuskulatur liegen.[104] Damit dieselben Organe der Nahrungsaufnahme, je nach

---

103 Die Streckung der Halspartie führt zu einer Verlängerung und »Befreiung« des Kehlkopfs (Larynx; Verhulst 1999, 351–356). Derselbe Vorgang wie im ersten Lebensjahr des Kindes zeigt sich nach paläontologischen Untersuchungen in der Entwicklung rezenter Menschenformen (Tattersall 2004). Die Neandertaler (homo sapiens neandertalensis) verfügten noch, wie aufgefundene Knochenreste bezeugen, über »den gleichen kurzen Rachenraum (Pharynx) wie Menschenaffen und konnten deshalb offenbar nur ein begrenztes Lautspektrum produzieren« (Tattersall 2004, 68). Erst der verlängerte Pharynx der heutigen Menschenformen (Cro-Magnon-Mensch, Homo sapiens sapiens) ermöglichte die Vergrößerung des Larynx und damit »die volle Bandbreite von Lauten, die für eine artikulierte Sprache notwendig sind« (Tattersall 2004, 67). Während ältere Menschenformen wie der Neandertaler zwar bereits über aufrechten Gang, Feuer und Werkzeuggebrauch (Faustkeile) verfügen, lässt sich nach Tattersall aus den gefundenen Überresten – die beim Neandertaler noch ohne symbolische Grabbeigaben sind – nicht jene höhere Kultur mit ausgebildeter Sprache und Denken erkennen, auf welche zum Beispiel das Vorkommen von Sterberitualen beim Cro-Magnon-Menschen hinweist.

104 Das Broca'sche Sprach-Zentrum ist in der Nähe der sogenannten *motorischen Felder* der Mund- und Zungenmotorik lokalisiert, was die Beziehung der *die Essmotorik hemmenden Neurone* zu den *die Sprachmotorik evozierenden Neuronen*

Umweltsituation und Intention, wahlweise zum Essen oder zum Sprechen verwendet werden können, bedarf es beständiger Wechselwirkung zwischen hemmenden (*inhibitorischen*) und auslösenden (*exzitatorischen* bzw. desinhibitorischen) Neuronen.

Ein spielerischer und lautschöpferischer Vorgang ist das frühkindliche Lallen, bei dem alle erdenklichen Laute und Lautkombinationen erprobt werden, wie sie in den verschiedenen Sprachen der Erde vorkommen. Wenn die schöpferische Lautproduktion gegen Ende des ersten Lebensjahres versiegt (*Reduktion des Lallens*), kommt es stattdessen zur Produktion erster verständlicher Worte in der Muttersprache (Affolter 1982, 307; Grimm 1995, 714). Im Zusammenhang mit der Lauterzeugung etwa von Vokalen, von Blase- und Reibelauten, Explosiv- und Zischlauten etc. bilden sich die inhibitorischen und *exzitatorischen* Neurone der beiden Sprachzentren des Gehirns aus: Das *Broca-Zentrum* im Stirnhirn entsteht durch aktive Sprechbewegung und produktive Lauterzeugung in Mund und Kehlkopf, das *Wernicke-Zentrum* im Schläfenlappen durch aktives Hören und differenziertes Verstehen von Lauten und Worten.

Sprachverstehen und aktive Sprachproduktion bilden sich gemeinsam aus, was die neurophysiologisch enge Verbindung zwischen Sprechen und Hören erklärt. Beim Sprechen werden gleichzeitig beide Sprachzentren aktiv. Bei Ausfall nur eines der beiden Sprachzentren treten typische Sprachstörungen auf, die sich von der Entwicklungsgeschichte der beiden Hirnareale herleiten: Bei Ausfall des Broca-Zentrums mit sog. *motorischer Aphasie* ist überwiegend die aktive Sprachproduktion beeinträchtigt, während das Sprachverstehen gewöhnlich erhalten geblieben ist. Bei Ausfall des Wernicke-Zentrums dagegen (sogenannte »*sensorische Aphasie*«) kommt es sowohl zum Verlust des Sprachverstehens als auch zum Versiegen der aktiven Sprachproduktion, da ohne gleichzeitiges Sprachempfinden kein sinnhaftes Sprechen möglich ist.[105]

---

erklärt: Das motorische Sprachzentrum liegt in Area 44 und 45 nach Brodmann, die neurologischen Korrelate der Mund- und Zungenmotorik liegen im unteren Teil der vorderen Zentralwindung des primären motorischen Rindenfeldes (M1; Area 4 nach Brodmann); beide sind somit einander unmittelbar benachbart.

105 Eine genauere Analyse der Sprachstörungen bei Ausfall des Broca- bzw. Wernicke-Zentrums macht deutlich, warum die heute übliche Bezeichnung »motorische« bzw. »sensorische Sprachstörung« wenig aussagt. Hirnbedingte Sprachbehinderungen müssen stets detailliert beim jeweiligen Individuum beschrieben werden, um die Art der Störung deutlich zu machen. Die pauschale Bezeichnung

Werden Hirngebiete von ihren peripheren Zielorganen abgekoppelt und funktionslos, bilden sie sich zurück. Länger dauernde Hemmungsprozesse und Funktionsstörungen führen generell zum Untergang von Körpersubstanz (Atrophie der Muskeln und Sinnesorgane zugleich mit dem Abbau der entsprechenden Hirnrepräsentationen). Der Absterbevorgang ist eine physiologische Notwendigkeit:

> »Der Abbruch alter, störender Verbindungen durch Absterben oder Funktionslosigkeit nicht benutzter Zellen ist [...] für die Entwicklung neuer Verhaltensweisen mindestens genauso wichtig wie der Aufbau neuer neuronaler Verbindungen« (Birbaumer und Schmidt 1997b, 155).

Das Unterlassenkönnen (»Loslassen«) gewohnter Bewegungsleistungen ist der erste Schritt zum Aufbau neuer Leistungen, etwa beim Erlernen neuer Sportarten oder musikalischer Techniken. Das macht verständlich, warum das Einüben von Lernvorgängen mit der Einbuße früherer Sicherheiten verbunden ist. Um neue Bewegungsformen zu erlernen muss man zwangsläufig auf die Beständigkeit bisher gewohnter Leistungen verzichten, was häufig zu *Lernkrisen* führt. So kommt es beispielsweise beim Klavierüben anfangs oft zu Verkrampfungen, die den weiteren Fortschritt blockieren. Entscheidend ist dabei das Loslassen und Lockerwerden der Finger, um aus der Entspannung heraus die Tasten zu treffen. Bei jedem neuen Lernschritt müssen wieder andere erworbene Bewegungsformen unterlassen werden, bis die neue Leistung flüssig geworden ist. Das *Unterlassen »falscher« Bewegungen* ist ein kardinales Element jedes Lernvorgangs, das zum Aufbau von Hemmungsneuronen führt und ungeeignete Reaktionen verhindert oder jedenfalls minimiert.

> Bei Ausfall inhibitorischer Neurone durch Hirnverletzungen und -erkrankungen kommt es zu tiefgreifenden körperlichen und seelischen Störungen. So führt ein Ausfall der zentralen absteigenden Hemmungsbahnen zu überwiegender Exzitation und Überreaktion der Muskeln (Spastik, zum Beispiel nach Schlaganfall, Querschnittslähmung, Hirnschädigung nach Sauerstoffmangel u. ä.). – Dagegen sind hyperaktive Störungen und Krankheiten wie Tics, Tourette-Syndrom und Chorea, sowie auch ADHS und »Restless-Legs«-Syndrom u. ä. umgekehrt durch den Verlust hemmender Hirnfunktionen bedingt. Die davon betroffenen

---

einer »motorischen« bzw. »sensorischen Sprachstörung«, wie sie aufgrund der dualen Theorie von Motorik und Sensorik von Nerven und Hirngebieten noch immer in Lehrbüchern steht, ist heute überholt (s. a. Weiller et al. 2011).

Patienten sind ihren haltlos überschießenden Muskelreaktionen in der Regel hilflos ausgeliefert.

Erhöhte Aufmerksamkeit auf die gegenwärtige Bewegung kann jedoch in manchen Fällen eine erstaunliche Assistwirkung haben: So berichtet Oliver Sacks von einem Chirurgen mit Tourette-Syndrom (einer Nervenerkrankung, die mit extrem ausfahrenden, unkontrollierbaren Bewegungen einhergeht), der trotz seiner Erkrankung in der Lage ist, durch Konzentration auf die gegenwärtige Bewegung ruhig und geschickt zu operieren – solange er nicht abgelenkt oder gestört wird (Sacks 1995, 118ff). – Wie kann trotz der tiefgreifenden Hirnstörung Ruhe und Sicherheit in die Hand des Chirurgen einkehren? Die heutige Neurologie hat dafür keine Erklärung. Im Sinne der vorigen Ausführungen könnte jedoch in derartigen Fällen die *periphere Selbsthemmung* subsidiär an die Stelle der ausgefallenen Hirnkernfunktionen treten (▶ C. 4 und 7). Erhöhte Aufmerksamkeit auf die Gliedmaßen scheint die fehlende neuronale Bewegungshemmung, wenn auch nur bedingt und zeitlich eingeschränkt, zumindest in einigen wenigen besonderen Fällen ersetzen zu können.

5

Die frontale Hemmung

Stirnschädel und Frontalhirn sind beim Menschen, im Vergleich mit anderen Vertretern des Primatenstamms, von besonders auffallender Größe (▶ B. 1, Abb. 4; Verhulst 1999, 357f). Im Frontalhirn konzentrieren sich die neuronalen Hemmungsbahnen, die mit der Ausbildung von Erwartungen und der Verzögerung von Handlungen einhergehen wie sie jeder Handlungsplanung zugrunde liegen. Planen setzt voraus, dass unmittelbares Reagieren auf die Umwelt unterdrückt, dass abgewartet werden kann. Die *Hemmungsneurone* halten mit den angeborenen vitalen Triebregungen auch die gesellschaftlich unerwünschten, dem Kulturmenschen großenteils aberzogenen, sowie die im Lauf der eigenen Entwicklung überholten Leistungen gleichsam *unter Verschluss*. Erst die Hemmung der für das Zusammenleben ungeeigneten, »unsozialen« Regungen ermöglicht es dem Individuum, sich in die Gemeinschaft einzugliedern, sich an sie anzupassen. Angeborene instinkthafte Reaktionen werden zurückgedrängt, um das Leben in der Gesellschaft zu ermöglichen.

Demzufolge haben die Hemmungsneurone des Stirnhirns eine kaum zu überschätzende Bedeutung für die Sozialisation in der Gruppe. Ähnlich wie beim Menschen ermöglichen auch bei in größerer Gruppe lebenden

Affen erst die entsprechenden Hemmungsprozesse, dass sich das einzelne Individuum in die Horde einfügen kann. Wird das Stirnhirn bei Affen im Tierexperiment entfernt, werden sie zum Sozialleben unfähig, zeigen Verhaltensauffälligkeiten, werden von der übrigen Gruppe ausgeschlossen oder einfach nicht mehr beachtet (Damasio 1997, 114).

Zur Entdeckungsgeschichte der *frontalen Hemmung* gehört die Krankengeschichte von Phineas Gage, Mitte des 19. Jahrhunderts, die Damasio (1997) eindrucksvoll geschildert hat. Die Geschichte des Patienten Gage macht deutlich, welche zerstörerische Wirkung ein Wegfall der frontalen Hemmung für das geistige Leben des Menschen hat.[106] Trotz des Untergangs größerer Teile des Stirnhirns nach schwerer Schädelverletzung waren bei dem Patienten zunächst kaum Störungen festzustellen. Erst nach einigen Monaten zeigte sich, dass fast alle der im Kulturleben erworbenen Hemmungsprozesse weggefallen waren mit der Folge, dass »höhere« moralische und kulturelle Leistungen durch den Einbruch »niedrigerer«, ungehemmt triebhafter Handlungsimpulse laufend gestört und unterbrochen wurden. Der Kranke war nicht mehr in der Lage, sich bestimmten Interessen- und Aufgabenbereichen dauerhaft zuzuwenden. Seine Aufmerksamkeit wurde ständig durch Umweltreize, Triebregungen und Bedürfnisse (Appetite, Angst, Aggression, Fluchtreaktionen usw.) in Beschlag genommen, seine intentionale Aufmerksamkeit und Zuwendung auch von selbst gewählten Gegenständen abgelenkt. Vorsätze und Willenshandlungen mit konsequenten Aktfolgen, Einhalten von Vereinbarungen, Zurückhaltung und Beherrschung emotionaler Akte waren nicht mehr möglich. Der in seinem früheren Leben vorbildliche Gage zeigte nun Unbeständigkeit und Unzuverlässigkeit, Haltlosigkeit, verbale Ungehemmtheit (Schimpfen, Fluchen) und geistige Verwahrlosung. – Die Darstellung Damasios zeigt eindrucksvoll, wie nahe die Hemmungsfunktionen des Stirnhirns den höheren geistigen Fähigkeiten des Menschen stehen, ohne dass der Geist deshalb im Gehirn zu lokalisieren wäre!

Neuere Experimente von Beauregard et al. (2001) unterstreichen diese Befunde. Sie zeigen entsprechende Auswirkungen der moralischen Einstellung auf die Hirnaktivität bei folgendem Versuchsaufbau: Männlichen Versuchspersonen wurden erotische Filmclips gezeigt mit der Aufgabe, beim Anschauen ihren triebhaften Gefühlen *entweder* freien Lauf zu lassen (erste Gruppe) *oder* diese zu unterdrücken bzw. sich innerlich davon zu

---

[106] Damasio 1997, insbesondere 31–35, 113–116. Man muss diese Krankengeschichte lesen, die in der Kürze hier nicht ausreichend wiedergegeben werden kann!

distanzieren (zweite Gruppe). Wie die aufgenommenen Hirnscans zeigten, traten in der ersten Gruppe verstärkte neuronale Aktivitäten in Mandelkern und Hypothalamus sowie im Schläfenlappen auf, die der emotional erotischen Ebene und den Empfindungen der Genitalregion zugeordnet werden können. Bei Männern der zweiten Gruppe dagegen, die angehalten worden waren, ihren sexuellen Phantasien *nicht* nachzugeben, war die Aktivität in Mandelkernen und limbischem System verringert. Zugleich traten im Stirnhirn (*präfrontale Region*) erhöhte Aktivitäten als Anzeichen verstärkter Hemmungsprozesse auf.

Anschließend wurden die Versuchspersonen nach ihren Empfindungen gefragt, die in eine *Skala erotischer Wertigkeit* eingeordnet wurden. Bei der zweiten Gruppe waren die bewussten Emotionen im Sinne der vorgeschlagenen Zurückhaltung tatsächlich gehemmt worden: Indem die Männer die erotische Stimulation *nicht* zuließen bzw. bewusst unterdrücken, waren ihre sexuellen Gefühle auf der *Skala* deutlich weniger stark als die der anderen Gruppe. Damit stand die hemmende Stirnhirnaktivität in offenbarem Zusammenhang: Die neuronale Aktivität der erogenen Althirngebieten ging bei derjenigen Gruppe zurück, die sich von den erotischen Gefühlen distanziert hatte. Zugleich trat im Stirnhirn eine erhöhte Aktivität als Ausdruck verstärkter Hemmungsprozesse auf. Ursache dafür ist nach Spitzer, dass

> »das Netzwerk von Mandelkern, Thalamus und Schläfenlappen«, welches die triebhaften Empfindungen auslöse, unter dem hemmenden »*Einfluss frontaler kortikaler Bereiche*« durch die »moralische Einstellung« inaktiviert worden sei: »Seine Aktivierung [das heißt die des »erogenen Netzwerks«] war unter der Bedingung, die Gefühle zu hemmen bzw. sich von den Emotionen zu distanzieren, nicht mehr nachweisbar« (Spitzer 2006, 18f).

Man beachte: Wie schon beim Abklingen des Bereitschaftspotentials im Gehirn nach Unterlassen einer intendierten Handlung erwähnt (▶ B. 5, S. 112) ruft hier nicht das Gehirn das Verhalten hervor, sondern vielmehr umgekehrt: *Die intentionale Zurückhaltung verändert die Hirnfunktion.*[107] –

In der Hirnforschung stehen heute zwei sich widersprechende Ansichten zur Stirnhirnfunktion einander gegenüber. Lehrbücher und populär-

---

107 Zur Wechselwirkung zwischen Verhalten und Stirnhirnfunktion siehe C. 3, Anm.[77] – Inzwischen ist in zahlreichen Studien die Wechselwirkung zwischen den Amygdalae bzw. weiteren Hirnkernen und praefrontalem Kortex bei emotionalen Störungen untersucht worden, so u. a. bei Angsterkrankungen: Dannlowski et al. 2011; Domschke und Dannlowski 2010; Hayes et al. 2012; Klumpp et al. 2012; Yassa et al. 2012.

wissenschaftliche Darstellungen stellen das vordere Frontalhirn meist als Ort höherer *geistiger Leistungen* dar. Hier sollen Besinnung und Überlegung, Konstruktion, Konzeptverarbeitung, Planen u. ä. stattfinden. Das Stirnhirn (präfrontaler Kortex) wird mit Motivation, Absicht und Bewusstsein in Verbindung gebracht. Diese Vorstellung folgt dem dualistischen Konzept Descartes' und postuliert implizit die Präsenz von Geist im Gehirn. – Demgegenüber heben u. a. Damasio (»Descartes' Irrtum«!), Spitzer und Fuchs besonders die *Hemmungsfunktionen* des Stirnhirns hervor. Wenn auch letztlich beide Vorstellungen auf dasselbe hinaus laufen, ist doch die Vorstellung einer geistigen Funktion des Frontalhirns zumindest irreführend, ein »kartesisches Mißverständnis«. Obwohl die Weckung und Inhibition vitaler, triebhafter und emotionaler Verhaltensweisen hier stattfinden, haben die höheren geistigen Leistungen des konstruktiven Denkens und Planens selbst ihren Ort nicht im Gehirn, sondern entstehen im ganzen Menschen (▶ B. 4). Weil die triebhaft emotionalen Reaktionen des Menschen nach Verlust der frontalen Hemmungsfunktionen jedoch nicht mehr beherrschbar sind, können sublimere geistige Leistungen sich nicht mehr behaupten.

6

Wahrnehmungsentscheidungen in unsicherer Umwelt

Die neuronale Hemmung (Inhibition) angeborener und habitueller Fähigkeiten ist die Bedingung für die unbewusste Selektion von Akten und das Treffen entsprechender Wahrnehmungsurteile. Um ein Urteil fällen zu können, muss man zunächst innehalten. Wie reagiert das Gehirn bei schwierigen Entscheidungen in unsicheren Lebenssituationen? Wie entscheidet man bei undeutlicher Sicht, etwa bei dichtem Regen, Nebel oder in der Dämmerung, ob man einen Menschen oder einen Busch vor sich hat? Und was geschieht dabei im Gehirn? Die Frage ist mit Hilfe bildgebender Methoden (Hirnscan) genauer untersucht worden.

Bei Wahrnehmungsentscheidungen werden unterschiedliche Stirnhirnbereiche aktiviert (Heekeren et al. 2006). Bestimmte Gruppen von Nervenzellen im Frontalhirn reagieren spezifisch auf die Wahrnehmung unscharfer Gegenstände bzw. auf deren unsichere oder alternierende Bedeutung. In entsprechenden Experimenten wurden Versuchspersonen Wahrnehmungsaufgaben mit Bildern von Häusern oder Gesichtern gestellt, deren Konturen ineinander übergingen bzw. mit der Umgebung verschwammen.

Sie sollten entscheiden, um was es sich jeweils handelte, um Häuser oder Gesichter. – Wie die Versuche ergeben haben, reagieren bei unsicherer Wahrnehmung andere Neurone mit vermehrter Aktivität als beim deutlichen Wiedererkennen. Bestimmte Hirnzellen feuern nur, wenn zum Beispiel ein Haus oder ein individuelles Gesicht *nicht* sicher identifiziert werden kann. Die gefundenen Neuronengruppen reagieren selektiv und spezifisch auf den *Grad der Unsicherheit*, unter dem man herauszufinden sucht, was man wirklich sieht.[108]

Entscheiden diese spezifischen Neurone nun darüber, was ich sehe? Bedeutet der Titel der Untersuchung, »Wahrnehmungsmechanismen zur Entscheidungsfindung im menschlichen Gehirn«, dass das Gehirn *für uns* entscheidet oder nur, dass bestimmte Hirnstrukturen an einer schwierigeren Entscheidung mit beteiligt sind? Offenbar letzteres: Die aktivierten Neurone dienen teils der Evozierung bzw. Hemmung intrinsischer Gedächtnisleistungen, teils der Kontrastschärfung – ähnlich wie die bekannten kontrastverschärfenden Rezeptorprozesse bei der visuellen und haptischen Formwahrnehmung.

Es ist eine bekannte Erfahrung, dass intensivere Anstrengungen nötig sind um undeutliche, unbekannte Gestalten zu erkennen als deutlich umrissene und gut bekannte. Beim gegenwärtigen Wahrnehmen undeutlicher Gestalten kommt einerseits deren Mehrdeutigkeit mit ins Spiel (▶ A. 4, Abb. 3), andererseits die konkrete Lebenssituation in der die Sehwahrnehmung stattfindet. Hier ist oft längere und intensivere Aufmerksamkeit erforderlich, um durch Prüfen und Erwägen zum sicheren Schluss zu kommen. Die visuelle Gestalt (»Figur«) muss dabei aus dem Hintergrund (»Grund«) gleichsam erst herausplastiziert werden.

Aus den genannten Experimenten ist keinesfalls zu schließen, dass die Wahrnehmungsinhalte von den beteiligten Neuronen im Gehirn *produziert* oder *gemacht* würden. Wie es nicht vom Auge abhängt, ob ich ein Gesicht, ein Haus oder einen Balken sehe, sondern von der realen Gestalt vor mir, hängt es auch nicht von den *Entscheidungsneuronen* (»decision-making neurons«) ab, welche Gegebenheiten ich sehe, sondern allein von der gegenwärtigen Interaktion zwischen Sinnesorgan und Umwelt (▶ Abb. 6). Um

---

108 »Die Aktivität innerhalb des linken dorsolateralen präfrontalen Kortex ist größer bei leichten als bei schweren Entscheidungen, ist abhängig vom differenzierten Signal zwischen Gesicht-selektiven und Haus-selektiven Neuronen im ventralen Schläfenlappen und sagt die Verhaltensweisen bei der Kategorisierung der Aufgabe voraus« (Heekeren et al. 2006, 859). – Siehe dazu auch Gegenfurter 2006, 50–53.

D Neuronale Schrittgeber und Resonanzen

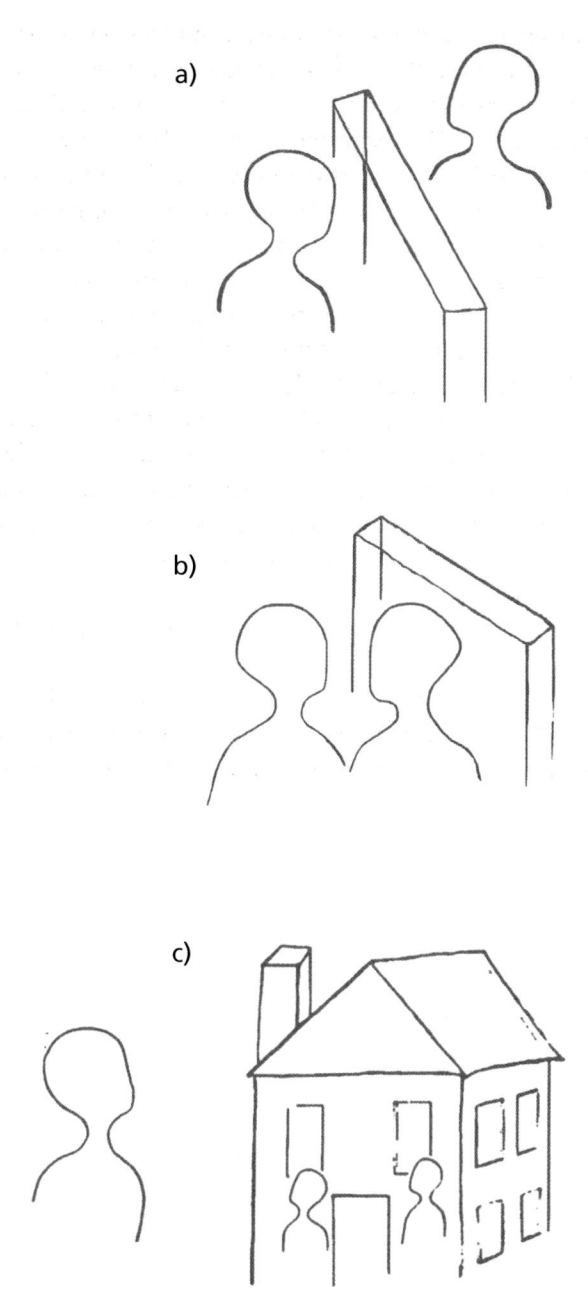

Abb. 6: a) Das Erkennen des Balkens ist wichtiger; b) Das Erkennen des Gesichts ist wichtiger; c) Das Erkennen des Hauses ist wichtiger (© Parthena Tsanakidou)

individuelle Gesichter zu erkennen, müssen andere Sinne bzw. deren sinnesspezifische Neurone mit Resonanz reagieren als bei Häusern. Entsprechend reagieren verschiedene, klar abgesetzte Hirnbereiche im unteren Schläfenlappen auf die Wahrnehmung von unlebendigen Gegenständen, von Tieren oder von Gesichtern (Birbaumer und Schmidt 2001b, 488).

Trifft eine Situation auf ein besonderes Lebensinteresse des Individuums, antworten die jeweiligen Hirnareale darauf mit Resonanz und evozieren die betreffenden Willkürorgane. Das ist aber dann nicht der Fall, wenn ein erlernter oder erworbener neuronaler Hemmungsprozess die Resonanz verhindert. Bedürfnis und Interesse, Trieb und Instinkt, Erfahrung und Gewohnheit etc. bedingen die Körperreaktionen, auf welche hin die jeweiligen Neuronenaktivitäten im Gehirn verstärkt bzw. gehemmt werden – und damit auch, welche Sinneswahrnehmungen sich letztlich durchsetzen. Wird die Intention auf ein Gesicht gerichtet, müssen gleichzeitig die sogenannten *Gegenstandsneurone* gehemmt werden. So wird das Sehen eines Balkens unterdrückt, wenn man aufmerksam ein Gesicht betrachtet und umgekehrt ein Gesicht, wenn man ein Haus ansieht (▶ Abb. 6b und c). Die Frage, welcher von mehreren möglichen Wahrnehmungsinhalten sich durchsetzt, hängt primär davon ab, welcher die größere Resonanz beim Individuum hervorruft bzw. welcher neuronal inhibiert wird: Beim Blick auf einen Balken, an dem man sich nicht stoßen will, wird ein dahinter erscheinendes Gesicht unterdrückt und nicht gesehen (▶ Abb. 6a).

7

Phänomenologie der Sinne – Verkörperung (embodiment)

Wie hängen nun die Strukturen im Gehirn, die beim Wahrnehmen von Balken, Häusern oder Gesichtern etc. aktiviert werden, mit den menschlichen Sinnen zusammen? Leib, Atmosphäre und geistige Welt werden durch Sinne wahrgenommen, die zum Teil weitgehend unbekannt und unbenannt sind. Was für Sinne gibt es überhaupt? Die Unbekanntheit, ja Mißachtung unserer Sinne hat ihre Gründe in einer einseitigen Bevorzugung des intellektuellen Denkens gegenüber dem Wahrnehmen. Wie kommt es zu dieser Abwertung der Sinne? Hier ist weiter auszuholen.

Es gibt zwar phänomenologische, aber keine objektiv-naturwissenschaftlichen Methoden, die das sinnliche Erleben begründen und uns sagen könnten, was wir unter einem Sinn zu verstehen haben. Das Konzept der Sinne bleibt in den traditionellen Wissenschaften fragmentarisch und auf wenige Elemente verkürzt. Insbesondere werden die »inneren Sinne«, die der Sprach- und Gedankenwahrnehmung sowie der Identitätserfahrung zugrunde liegen und mit jeder Gegenstands- und Umweltwahrnehmung verflochten sind, bisher kaum berücksichtigt. Für das Erleben von Worten,

Gedanken, Identitäten und »Wesen« etc. gibt es jedoch ebenso spezifische Auslöserneurone im Gehirn wie für die Empfindungen von Ton und Musik, von Geruch und Geschmack, Wärme und Kälte, Schmerz und Lust.

Sinne und Sinnesorgane sind zu unterscheiden. Sinne (Modalbereiche) sind das Medium des Erlebens und Empfindens etwa von Duft, Farbe, Wort, Gedanke, Ton usw., Sinnesorgane sind die dabei aktiven körperlichen Strukturen. Vom Auge als Sehorgan wissen wir, weil wir durch es Licht und Farben erleben, vom Gehör, weil wir Töne und Geräusche empfinden. – Entsprechend lassen sich die jeweiligen Sinnesrezeptoren nur deshalb auf bestimmte Sinne beziehen und mit spezifischen Reizen untersuchen, weil wir selbst entsprechende sinnespezifische Empfindungen haben. Die Sinne sind das Urgebiet der Phänomenologie. Für sie gibt es keine andere Forschungsmethode.

Die Phänomenologie der Sinne ist schon deshalb in die Untersuchung des Gehirns mit einzubeziehen, weil sich die Beziehung von Hirnfunktion und Erleben erst klären lässt, wenn die Sinne genauer differenziert werden.[109] Wie viele Sinne gibt es überhaupt? Erstaunlicher Weise bleibt die Sinnesphysiologie hierauf bislang die Antwort schuldig. Die angegebene Anzahl schwankt meist zwischen fünf und zehn, wobei die Modalitäten von Bewegung (Senso-Motorik), Gleichgewicht und Tiefensensibilität, Wärme- *und* Kälte-, Schmerz- *und* Lustempfindung manchmal zu den Sinnen gerechnet werden, manchmal nicht.

Durch welche Kriterien lassen sich die Sinne phänomenologisch unterscheiden? Nach Helmholtz (1896) und Hensel (1985) sind sie aufgrund der *Ähnlichkeit* der qualitativen Sinnesempfindungen zu bestimmen.[110] So ist das Sehen durch die Verwandtschaft von Hell-Dunkel- und Farbempfindungen (Farbmodalität), der Hörbereich durch Ton- und Geräuschempfindungen (Tonmodalität) charakterisiert usw. Entsprechend werden

---

109 Zur Frage, welche Sinne es gibt und durch welche Kriterien sie differenzierbar sind, s. Scheurle 1984.

110 Modalität ist der Oberbegriff, Qualität der Unterbegriff. So ist zum Beispiel *Farbe* eine Modalität; Blau, Gelb, Rot etc. sind Farbempfindungen oder -qualitäten. Entsprechend umfasst zum Beispiel die *Behagensmodalität* (*Vitalsinn* nach Kant, *Lebenssinn* nach Steiner) die unzähligen Lebensqualitäten von Wohl- und Mißbehagen, von Lust- und Schmerz usw. – Gegenwärtige Wahrnehmungen haben grundsätzlich modale Eigenschaften, auch die gegenwärtig erlebten Gedanken (s. u.). Sogenannte a-modale Wahrnehmungen existieren nicht. Allerdings sind manche Wahrnehmungen, wie beispielsweise erinnerte und wiedererkannte Gedächtnisinhalte, oft zu flüchtig, um die Qualität der Gedanken dabei deutlicher zu erleben.

Tast-, Geruchs-, Geschmacks- und Wärmeempfindungen usw. als eigene Sinne oder *Modalitätenkreise* zusammengefasst. Weiter sind hier die sogenannten *inneren Wahrnehmungen* von Wort, Gedanke und Identität zu nennen, die ebenfalls dem Hauptkriterium qualitativer Sinneserfahrung, nämlich der modalen Ähnlichkeit genügen.

Von Aristoteles wird erstmals das Kriterium der *Spezifität*, der qualitativen Besonderheit und Unersetzbarkeit eines besonderen Sinnes aufgestellt: Jeder Sinn ist *spezifisch*, das heißt seine qualitativen Empfindungen sind nicht durch andere ersetzbar. Wer keine Farben erleben kann und farbenblind ist, kann diesem Mangel nicht durch die anderen Sinne abhelfen. Die Sinnesqualitäten sind primär und auch nicht auf andere Entitäten wie zum Beispiel physikalische Begriffe reduzierbar. Die Farbe Rot beispielsweise kann man nur unmittelbar empfinden, aber nicht auf Wellenlängen, Quanten u. ä. zurückführen[111]; das Hören eines Konzerts ist nicht durch die physikalischen Frequenzspektren der Tonhöhen oder durch eine verbale Beschreibung der Musik zu ersetzen. Die Sinnesqualitäten (Qualia) gehören zu den letztgegebenen, irreduziblen Gegebenheiten der Lebenswelt.[112]

Folgt man dem Modalbegriff von Helmholtz (1896), erweist sich die übliche Fünfzahl der Sinne als unvollständig. Denn es ist deutlich, dass es mehr als nur fünf Sinnesmodalitäten der Hand und des Hauptes geben muss – wenn auch sicherlich keine unbegrenzte Anzahl. Wenige Jahre nach Helmholtz hat Steiner (1917), anscheinend von ähnlichen Überlegungen wie jener geleitet, zwölf Sinne dargestellt, die, wie ich in meinen Untersuchungen (1984, 2010) bestätigen konnte, das Spektrum der qualitativen Gegenwartserfahrung vollständig umfassen.[113] Erst dann nämlich, wenn sämtlichen spezifisch erlebbaren Sinnesempfindungen oder Sinnes-

---

111 »Eine physikalische Wellenlänge kann niemals logisch äquivalent einer Farbe sein, denn die Farbe hat nur Farbqualität und keine Längenqualität. [...] Es hat einen Sinn zu sagen, die Farbe Rot habe etwas Aggressives, aber es ist sinnlos zu sagen, Rot habe etwas Langweiliges« (Hensel 1966, 9).

112 Sinnesqualitäten sind, wie mathematische Begriffe, axiomatisch. – Zur Sonderstellung der Sinne, ihrer Originarität und Nicht-Reduzierbarkeit siehe »*Allgemeine Sinnesphysiologie*« von Hensel (1966, 1985).

113 Steiner hat einen Sinneskreis mit zunächst zehn, dann zwölf modalen Sinnesbereichen aufgestellt (Steiner 1910/1970 und 1917/1983). Seine zuletzt vorgeschlagene Gliederung eines Sinneskreises mit drei Gruppen von je vier Sinnen hat meines Erachtens bis heute Bestand: Die erste Gruppe umfasst die *somatischen Sinne* von Bewegung, Gleichgewicht, Tasten und *Behagensempfindung* (»Lebenssinn«), eine zweite die *atmosphärischen Sinne* von Geschmack, Geruch, Farbe

qualitäten entsprechende Modalbereiche zugeordnet werden können, kann der Sinneskreis als vollständig gelten.[114] Die Unterscheidung von Sinnen und Sinnesorganen ist auch für die Hirnforschung so notwendig wie fruchtbar. Denn grundsätzlich kann ein einziges Sinnesorgan mehrere Modalitäten in sich vereinen. Insbesondere die großen Sinnesfelder von Hand, Auge und Ohr sind »multimodal« (Hensel 1985). So nimmt man im Sehen außer Farbe, Hell und Dunkel noch weitere Qualitäten wie Form und Bewegung, Gleichgewicht und Richtung wahr.[115] Damit beherbergt das »Auge« mehrere Sinne in sich: Neben dem *Lichtsinn* und der Farbmodalität auch den *Bewegungssinn* sowie den *Gleichgewicht-* oder *Lagesinn*: Man nimmt die visuellen Formen von Dingen und Lebewesen wahr, die in einer bestimmten Geschwindigkeit das Gesichtsfeld passieren; man erlebt die Richtungen des dreidimensionalen Raums, das Oben und Unten, Vorn und Hinten, Links und Rechts. – Das Auge beherbergt darüber hinaus noch weitere Modalitäten. So wirken der *Sprach-* und *Gedankensinn* beim Sehen mit, indem zum Beispiel beim Lesen visuelles *Worterkennen* und Gedankenwahrnehmung beteiligt sind. Schließlich wird beim Sehen noch ein spezifischer *Sinn* für das Gesichtserkennen individueller Personen aktiv (»face recognition«, s. u.).

Indem mehrere Sinnesbereiche auf dieselben Sinnesrezeptoren – wie zum Beispiel die Netzhaut des Auges – zurückgreifen, müssen diese von den entsprechenden Hirnarealen selektiv exzitiert werden. Im Ruhezustand unterliegt die Netzhaut zunächst der peripheren Hemmung. Sie muss zu jeder Wahrnehmung erst vom Gehirn geweckt werden. Aus diesem Grund sehen und hören wir trotz offener Augen und Ohren oft nicht,

---

und Wärme, eine dritte die Modalitäten *des Hörens*: Tonsinn, Sprachsinn, Gedankensinn und Ich- oder Identitäts-Sinn.

114 Die Phänomenologie der Sinne wie auch die Kriterien ihrer Gliederung sind allgemein noch wenig untersucht. Um auf eine bestimmte Anzahl von Sinnen zu kommen muss der Modalbegriff von anderen denkbaren Sinnesbegriffen mit Hilfe geeigneter Kriterien phänomenologisch abgegrenzt werden. Meines Erachtens sind dafür die von Hensel (1985) genannten beiden Kriterien der qualitativen Ähnlichkeit und intentionalen Unabhängigkeit hilfreich, wenn auch nicht ausreichend (Scheurle 1984, 78ff).

115 Goethe hat wohl zuerst den phänomenologischen Modalbegriff bestimmt und konsequent angewandt wenn er »behaupte[t], dass das Auge [›Auge‹ hier für Modalität gebraucht, HJS] keine Form sehe, indem Hell, Dunkel und Farbe zusammen allein dasjenige ausmachen, was den Gegenstand vom Gegenstand, die Teile des Gegenstandes voneinander fürs Auge unterscheidet« (Goethe 1947, 88).

sondern müssen für die Modalbereiche der Umwelt erst aktuell erwachen. – Entsprechend sind die vielfältigen Ursachen von *Sinnesstörungen* oft nicht in den peripheren Sinnesstrukturen, sondern im zentralen Nervensystem zu suchen. Obwohl die Netzhaut des Auges intakt ist, kann sie nach Schädigung der sogenannten *sensorischen Felder* im Gehirn für die jeweilige Modalität, zum Beispiel für Farb- oder Personenerkennen, nicht mehr erweckbar sein. Das *multimodale Auge* ist auf die sinnesspezifischen Hirnrindenareale angewiesen, in denen die Ursachen der Sinnesstörungen liegen können (s. u.).

Multimodalität wie beim Auge besteht auch für Hand und Gehör. Über Hand bzw. Haut erstrecken sich die Sinne von Tasten, Gleichgewicht (»Lagesinn«) und Temperatur auch auf die Umwelt. Ebenso hat die Behagenswahrnehmung mit Lust- und Schmerzempfinden (Nozizeption) und vielfältigen weiteren Behagensnuancen wesentlichen Anteil an den Empfindungen der Haut.

Die Sinne von Tasten und Bewegen, Gleichgewicht und Behagen – auch *Leibsinne* genannt – sind die primären Organe der Verkörperung (embodiment) in der frühen Kindheit. Insbesondere durch den Tastsinn entwickeln sich im heranwachsenden Kind mit der Abgrenzung des eigenen Körpers von der Umwelt Gefühl und Erkenntnis des eigenen Daseins und Selbstseins. Ähnliches gilt für die Wahrnehmung von Bewegung und Form, Zeit und Raum (Bewegungssinn). Im Empfinden der haptischen und visuellen Tiefe des Raumes und der drei Raumesdimensionen durch den Gleichgewichtssinn lernt das Kind sich in seiner Umwelt zu orientieren, sich *einzuhausen*. Im Umgang mit der eigenen Verletzlichkeit und den Lebensqualitäten von Wohl- und Missbehagen (Leben- oder Behagensinn) lebt es sich in den eigenen Leib ein.[116]

Die Verkörperungsfunktion der Sinne ist jedoch nicht allein auf die genannten *Leibsinne* beschränkt. Der Mensch verkörpert sich auch durch Sehen und Schmecken, durch das Hören von Liedern und Worten, durch Denken und durch personales Ich-Erkennen. (Man denke beim letztgenannten Sinn an den Kontakt mit Angehörigen wie Eltern, Geschwistern und Kindern, an Partner, Freunde und Arbeitskollegen; die Wahrnehmung des anderen Ichs stellt eine spezifische und unersetzliche Sinnesfunktion

---

116 Eine ungenügende Entfaltung der Sinne geht fast immer mit Behinderung einher (zum Beispiel bei Autismus im Kindesalter). Im weiteren Leben bedeuten Sinnesdefizite oft einen gravierenden Wirklichkeitsverlust, wenn etwa das Gefühl für den eigenen Leib und/oder für die reale Umwelt ganz oder teilweise verloren geht (s. u. zur Anosognosie).

dar). Die Ich-Wahrnehmung, das Erkennen individueller Personen ist als übergreifende Wahrnehmung durch Hören wie durch Sehen gegeben.[117] Neurophysiologisch untersucht worden ist meines Wissens bisher allerdings erst ein Teilbereich des Ich-Sinns, eben das genannte visuelle Gesichtserkennen (*face recognition; Störung desselben: Prosopagnosie*).

Wie gesagt umfasst auch das Hören mehrere Sinne. Qualitativ hervorzuheben ist zunächst der *Tonsinn*. Dieser vermittelt Tonhöhen- und Intervallempfindung sowie die Empfindungen von *Konsonanz* und *Dissonanz* – die wesentliche Polarität tonalen Hörens von Musik (Scheurle 1984, 152ff, 2010, 52ff). Im Hören lassen sich weiterhin die folgenden Modalbereiche voneinander abgrenzen: *Sprachsinn* (Wortwahrnehmung), *Gedankensinn* (Wahrnehmen von Begriffen) und der schon genannte *Ich-Sinn* (Wahrnehmung der Identität).[118]

> Die drei letzten Sinne, die allgemein wenig bekannten geistigen Modalbereiche von Sprach-, Ich- und Gedankenerleben gehören meines Erachtens zu den wichtigsten Entdeckungen der neueren Sinneslehre. Auf ihre *Verkörperungsfunktion*, ihre Qualitäten und neuronalen Strukturen gehe ich deshalb etwas ausführlicher ein.

1. Mit dem *Wort-* oder *Sprachsinn* werden Zeichen und Hinweise unmittelbar als solche empfunden. Gesprochene Sprache besteht aus Lautgebilden mit hindeutendem *Zeichencharakter*. Neben Sprachlau-

---

117 Scheler (1913) hat die Identitätswahrnehmung erstmals als sinnesspezifisches, das heißt nicht nur einfühlendes oder analogisches Wahrnehmungsvermögen phänomenologisch beschrieben. – Steiner (1917) hat die neu entdeckte Modalität als *Ich-Sinn* in das gesamte Sinnesspektrum mit einbezogen.

118 Aristoteles stellt erstmals das Denken in eine parallele Beziehung zu den anderen Sinnen und spricht von einem eigenen *Gedankensinn*: »Es scheint, als sei auch Denken und Überlegen eine Art Wahrnehmen, durch beides beurteilt ja und erkennt die Seele ein Stück Wirklichkeit.« (Aristoteles 1961, 104). – Husserl (1966, 11) spricht von der Gedankenwahrnehmung als dem produktiven »Sinn für die Zeitwahrnehmung«, da aus ihm die Vorstellungen von Erinnerung und Erwartung hervorgehen. – Scheler (1913) hat die unmittelbare *Wahrnehmung des fremden Ichs* erstmals genauer beschrieben und phänomenologisch als eigenständige Modalität herausgestellt. – Rudolf Steiner hat zunächst einen eigenen Sprach- sowie einen Gedankensinn (1910) und, angeregt durch Max Scheler, wie erwähnt auch den spezifischen *Ich-Sinn* (1917) erstmals explizit dargestellt. Der Ich-Sinn hat durch die in den letzten Jahrzehnten entdeckte visuelle Ich-Wahrnehmungsstörung, die Prosopagnosie, seine klinische Bestätigung erfahren.

ten können auch Formen, Gesten, Schrift u. ä. Wortqualitäten haben und in der *Zeichenmodalität* erfasst werden (Schriftsprache, Gebärdensprache der Taubstummen, Blindenschrift usw.). – Durch die Sprache, durch Worte, Zeichen und Namensgebung schaffen wir uns den Zugang zu einer Welt der Wesen.

Zu den neurophysiologischen Sinnesstrukturen der Lautsprache gehören das sogenannte motorische Sprachzentrum im Stirnlappen (Broca-Zentrum) und das sogenannte sensorische Sprachzentrum im Schläfenlappen (Wernicke-Zentrum). Nach Weiller et al. (2011) gehören dazu weitere Teile der Hirnrinde, nämlich ein dem *Verstehen* zugeordnetes System im frontalen Kortex, das um das Broca'sche Zentrum herum und ein der *Nachahmung* zugeordnetes System im mittleren Kortex das um die Sylvische Furche herum gelegen ist. Weiterhin sind zum Beispiel die Neurone der akustischen und visuellen Wortwahrnehmung (Lesen!) sowie deren Hemmungsneurone im Bereich zwischen Schläfen- und Hinterhauptlappen lokalisiert. Primär gehören zum Sprachsinnesorgan natürlich die peripheren Sinnesstrukturen von Ohr und Kehlkopf, Mund und Zunge.

2. Durch den *Gedankensinn* werden Symbole, Wortbedeutungen und Begriffe, Kategorien und Sinnbezüge usw. unmittelbar wahrgenommen, wobei uns Worte und Sprache dafür einstweilen fehlen können (wir suchen dann nach den rechten Worten für die bereits erspürten Begriffe). Gedanken können in ähnlicher Weise als spezifische Qualitäten erlebt werden wie Töne und Farben (s. Anm.[118]). Gedanken sind Lebensprozesse mit einer spezifischen, wenn auch ambivalenten Wirklichkeit, die flüchtiger, aber auch gehaltvoller erscheinen können als Worte und Töne (▶ A. 5). – Die Bedeutung der Gedanken für die Verkörperung im Leib wie für das Sich Einhausen in die Umwelt ist evident. Die Einordnung einzelner Sachen unter Oberbegriffe, des Besonderen ins Allgemeine gibt Gedanken, Dingen und Wesen ihren Ort in der Welt. Mit Hilfe des Denkens sucht der Mensch auch die eigene Stellung im Kosmos zu bestimmen – sucht nach Sinn im Leben.

Für den Gedankensinn gibt es offenbar keine gesonderten sinnesspezifischen Hirnkorrelate. Gehirn und Leib scheinen vielmehr als Ganzes an der Gedankenwahrnehmung beteiligt zu sein; die am Denken beteiligten Auslöser sind daher über die beiden Hemisphären des Großhirns diffus verteilt (s. a. Birbaumer und Schmidt 1997, 184–189).

3. Unter *Ich-Wahrnehmung* verstehe ich das Erkennen eines Individuums an seiner Stimme, seinen Gesichtszügen, seinen persönlichen Äußerungen und Handlungen usw. Durch den Identität- oder Ich-Sinn erkennt man eine andere Person als mit sich selbst identisches Wesen, als Ich-Identität.[119] Unter Personenblindheit (Prosop-Agnosie) ist entsprechend eine auf das Sehorgan beschränkte *Taubheit des Ich-Sinns* zu verstehen. Bei Schädigung der sinnesspezifischen Neurone können die individuellen Gesichtszüge anderer Menschen nicht mehr erkannt, Personen nicht mehr visuell identifiziert werden; das betrifft auch die eigene Person im Spiegelbild, der Betroffene erkennt sich selbst nicht mehr wieder. – Jeder Ausfall der Ich-Wahrnehmung beeinträchtigt das Zusammenleben mit Anderen erheblich, wie es z. B. bei manchen Behinderungen, etwa beim Autismus, bekannt ist.

Zusammenfassend wird durch die drei *inneren* Sinne Geistiges unmittelbar wahrgenommen. Phänomenologisch ist dabei das gegenwärtige Wahrnehmen geistiger Inhalte von den Leistungen des Gedächtnisses zu unterscheiden. Allein im *gegenwärtigen Erleben* wird die wahrnehmbare Wirklichkeit *konstituiert*. Erinnerte Wahrnehmungen an Worte, Gedanken und Personen usw. sind dagegen lediglich Reproduktionen vergangener Erfahrungen; sie werden *(re-)konstruiert*. Den Sinnen erschließt sich die unmittelbare Gegenwart durch wirklichkeitsgesättigte, immer wieder neue *Konstitution*: *Worte* als unmittelbar hinweisende Deutungserfahrung, *Gedanken* als erhellendes Aha-Erleben, *Identitäts-Erleben* als unmittelbar spontanes Wahrnehmen des andern Ich. – Wie oben ausgeführt sind Erinnerungen und Gedächtnisinhalte *sekundäre Eigenproduktionen* (▶ A. 5, S. 62), die *nicht mehr* der unmittelbaren Wirklichkeit angehören und von der lebendigen, allein wirklichen Gegenwartserfahrung zu unterscheiden sind.

Indem Menschen einander mittels des *Ich-Sinns* als identische Personen erkennen, ist die gegenwärtige Erfahrung nicht dasselbe wie das erinnerte Wissen vom Anderen. Man erlebt den anderen Menschen nicht nur als Ansammlung bestimmter Eigenschaften, als Typ oder Funktionsträger,

---

119 Die neuronalen Auslöser für Gesichtserkennen (»*face-recognition*«, Prosop-Gnosie) liegen vorwiegend im basalen Rindenbereich des Schläfenlappens. Ihre Schädigung führt zum Ausfall der Ich-Wahrnehmung, das heißt zur Unfähigkeit, einen Menschen am Antlitz (Prosop) zu erkennen (Farah et al. 1999, 1339ff, s. dort besonders Fig. 52.9, 1355). Obwohl andere Personen bei dieser Störung nicht mehr visuell identifizierbar sind, können sie noch an anderen modalen Äußerungen wie zum Beispiel an der Stimme erkannt werden.

sondern als reale Persönlichkeit, die bei aller Veränderung einen stets gleichen Kern bewahrt. Auf der Identitätswahrnehmung beruht die Beständigkeit persönlicher Beziehungen in Partnerschaft, Familie und Arbeitsverhältnissen etc., weshalb Störungen des Ich-Erlebens diese Beziehungen erheblich ins Wanken bringen können. Ein Ausfall der unmittelbaren Ich-Wahrnehmung geht oft mit gravierenden seelischen Erkrankungen oder Behinderungen einher (sog. Ich-Störungen wie zum Beispiel bei schizophrenen Psychosen, Autismus etc.; s. u.).

Die Ich-Wahrnehmung kann sich sowohl auf das fremde als auch auf das eigene Ich richten. Sie wird u. a. als Zugehörigkeitsgefühl, als »Zu-Dir-Gehören und Zu-Dir-Passen« und entsprechend auch als »Zu-Mir-Passen« etc. zum Beispiel von Reden, Handeln, Haltung, Kleidung, Lebensstil usw. wahrgenommen: »So sehe ich mich – so nicht; das bin ich – das bin ich nicht.«

Insbesondere wird der *eigene Leib* wie selbstverständlich als zum eigenen Ich zugehörig, als Teil des Selbst erlebt: Ich identifiziere mich, bin eins mit meinem Leib. Meine Hand, mein Fuß, mein Kopf gehören zu mir, sind Teile *meines Ichs* (▶ B. 4). Die Verselbstung und Identifizierung durch den Ich-Sinn ist die Basis der *Verkörperung* (embodiment) im eigenen leiblichen Dasein. Umgekehrt ist die körperliche Selbstentfremdung, die sogenannte *Anosognosie*, eben deshalb eine so erschreckende, verstörende Erfahrung, weil sie einer *Entkörperung* gleichkommt (▶ D. 8).

Die Wahrnehmung der Sinne ist uns selbstverständlich – und tritt vielleicht eben deshalb in den Wissenschaften zu sehr in den Hintergrund. Insbesondere der Ich-Sinn ist in Gefahr, im Zuge heutiger Selbstvergessenheit und Psychologisierung des Selbst nicht ernst genommen zu werden. Statt der gegenwärtigen Ich-Wahrnehmung wird häufig nur die Erinnerung an das Ich realisiert. – Schon im Empirismus David Humes sollte das Ich keine echte wirkliche Wahrnehmung, sondern nur ein lose zusammengehaltenes Bündel verschiedener Erfahrungen des Leibes und Verhaltens sein.[120] Immer dann jedoch, wenn die Empfindung des Identischen

---

120 An die Vorstellung, das Ich sei nur ein zufälliges Epiphänomen des Gehirns, knüpft Oliver Sacks (1996b, 76, 219) an, wenn er bei der fehlenden Selbstwahrnehmung bzw. Identifizierung mit dem eigenen Leib (Anosognosie) kritisch auf David Humes Empirismus (1973) hinweist. Die moderne Medizin hat nach Sacks das Ich verleugnet und darin das Erbe der Hume'schen Philosophie angetreten: »*Das Du oder das Ich aber, das überall implizit enthalten ist, wird formal und explizit verleugnet oder nicht zugelassen. [...] das lebendige Ich ist es, das ausgeschlossen wird [...]*« (Sacks 1996b, 216f).

und Nicht-Identischen, des Eigenen und Fremden gestört ist oder wegbricht, wie bei der Anosognosie (s. u.) und den erwähnten Ich-Störungen, wird deutlich, wie fragil und verletzlich die Konstitution des menschlichen Selbstseins letztlich ist. Eigenes und fremdes Ich sind nicht platterdings präsent, sondern sind keimhafter Art; sie sind, wie andere gegenwärtige Wahrnehmungen, jedes Mal wieder neu zu konstituieren, zu realisieren.

8

Wahrnehmungsstörungen

Beobachtungen aus der Psychopathologie und Neurologie ergänzen das Spektrum der genannten Sinne durch ihre Störungen. So kann zum Beispiel ein Schlaganfall zur isolierten Beeinträchtigung der Farbwahrnehmung führen; der Mensch wird farbenblind, während die übrige visuelle Wahrnehmung und das Schwarz-Weiß-Sehen unbeeinträchtigt bleiben (Sacks 1995, 19ff).

Beim selektiven Ausfall des Gesichtserkennens (*Prosopagnosie*), der mit einer Störung spezifischer Neurone im unteren Teil der Sehrinde bzw. im hinteren unteren Schläfenlappen zusammenhängt, werden zwar noch die *Formen* von Gesichtern, nicht mehr aber die individuellen Persönlichkeiten erkannt (Hufschmidt und Lücking 2006, 17). Eine gleichfalls eher seltene Sinnesstörung ist der Verlust des räumlichen Sehens (*Tiefensehschärfe*) bei erhaltener Farb- und Formwahrnehmung (Sacks 2010, 111ff); dabei bleibt der Sehraum flach, ähnlich wie bei einer Fotografie.

In der Klinik verständlich werden diese Störungen meines Erachtens erst, wenn man die Tatsache der *peripheren Hemmung* mit einbezieht. Wie können Hirnschädigungen zu spezifischen Sinnesstörungen führen? Der Grund ist offenbar das Fehlen einer adäquaten Evozierung der Sinnesrezeptoren, die im obigem Beispiel zur Farbenblindheit führen kann. Als Ursache der gestörten Farbempfindung sind lokale Ausfälle in der Sehrinde des Hinterhauptlappens (V4) identifiziert worden. Zunächst befinden sich die Farbrezeptoren der Netzhaut (»Zapfen«) im Zustand der Selbsthemmung und sind somit farbunempfindlich. Bleibt dieser Zustand bestehen, weil die Zapfen aufgrund der Hirnschädigung nicht mehr evoziert werden können, fällt das Farbempfinden aus. Die Netzhaut, obwohl als solche intakt, kann nicht mehr für die Farbwahrnehmung geweckt werden, da die geschädigten Sehrindenareale nicht mehr mit Resonanz auf die farbige Umwelt reagieren. Die Netzhaut (Stäbchen) kann jedoch immer noch durch andere Hirnregionen spezifisch erregt und z. B. für die Schwarz-Weiß-Empfindung oder die Form- und Bewegungswahrnehmung sensibilisiert werden. – Dieser Erklärungsweg gilt entsprechend auch für andere Ausfälle wie zum Beispiel die genannte Prosopagnosie, den Verlust der Tiefensehschärfe, Lesestörung (Alexie), Rechenstörung (Akalkulie) u. a. –

Anschaulich schildert Oliver Sacks (1996a, 1996b, 1997, 2009, 2010) als Neurologe und Essayist die Störungen von Bedeutungserkennen (Gedankenwahrnehmung), Wortgedächtnis und Sprachwahrnehmung, Identitätswahrnehmung (Ich-Sinn) und weitere Sinnesstörungen wie sie u. a. beim Autismus auftreten. So kommt etwa der enge Zusammenhang von Tastsinn und Verkörperung beim Autismus darin zum Ausdruck, dass Autisten einerseits das Gefühl haben, nicht wirklich da zu sein und intensive Körperberührung ersehnen, andererseits dennoch aber den Körperkontakt mit Anderen nicht ertragen und meiden (z. B. Temple Grandin 2005; Sacks 1995, 362-366). – Weitere Störungen, die Sacks in seinen Fallbeschreibungen darstellt, seien im Folgenden beispielhaft angeführt.

Menschen die sich durch die Wortsprache nicht mehr adäquat mitteilen können fühlen sich in der Regel sozial hilflos. Manche Patienten entwickeln jedoch Strategien, durch welche sie trotz totalen Sprachverlusts mit Hilfe von Gesten und anderen Verhaltensweisen auf relativ hohem Niveau mit anderen kommunizieren. An einem Beispiel aus seiner Praxis berichtet Sacks (2010, 32–52) von einer Patientin nach Schlaganfall, die trotz kompletten Ausfalls der Lautsprache eine emotionale und intelligente Kommunikation mit anderen entwickelt. Hierbei zeigt sich, dass der Sprach-Sinn als Fähigkeit erhalten geblieben ist, obwohl die zugehörigen Hirnstrukturen ausgefallen sind. Das phänomenologische Sprachvermögen und -bedürfnis, der *Sinn für die Sprache,* steht offenbar über dem ausgebildeten *Sinnesorgan* (▶ S. 183ff). Wohl deshalb kann eine Rehabilitation manchmal auch in aussichtslos erscheinenden Fällen von Sprachverlust doch noch erfolgreich sein.

Oft treten beim Ausfall eines Sinnes kompensatorische Ersatzleistungen auf, die aber dennoch die ursprüngliche spezifische Wahrnehmung nicht ersetzen können. So reicht beispielsweise die bei Ausfall der Ich-Wahrnehmung (Prosopagnosie) entstehende Ersatzleistung an die spezifische Persönlichkeitserfahrung nicht heran: Wenn ein Prosopagnostiker andere Menschen nicht mehr visuell identifizieren kann, wird er den Mangel auf andere Weise doch zumindest teilweise zu kompensieren versuchen. So wird er das individuelle Gesicht eines Bekannten, das ihm unbekannt und fremd vorkommt, dennoch aus typischen Merkmalen wie zum Beispiel besonders starken Augenbrauen, einer auffallenden Nase usw. indirekt *erschließen*. Er wird die andere Person dann an diesen Merkmalen indirekt wahrnehmen, ohne sie durch den Ich-Sinn spezifisch als identisches Individuum erkennen zu können.[121] Offenbar bleibt auch bei Ausfall der Ich-Wahrnehmung das Bedürfnis bestehen, die andere Persönlichkeit zu erfahren; denn sonst bliebe ganz unverständlich, warum überhaupt eine kompensatorische Ersatzleistung gebildet wird.

Der Ich-Sinn hat, neben der Fremdwahrnehmung, eine selbstbezogene Komponente, eben die Wahrnehmung des eigenen Körper-Selbst. Das Gefühl, als leibliches Wesen zu existieren, kann selektiv gestört sein kann (*Anosognosie*). In einer autobiographischen Skizze beschreibt Oliver Sacks eine solche Störung der Körperselbst-Wahrnehmung nach schwerem Sturz mit Fraktur und anschließender Operation seines einen Beins (»Der Tag, als mein Bein fortging«, 1996b). Eindrucksvoll schildert Sacks seine Verstörtheit, als sein Bein nicht mehr zu ihm zu gehören schien – ein Zustand, der 17 Tage lang anhielt.[122] – In ähnlicher Weise schildern andere Patienten mit Anosognosie, dass die betroffene Gliedmaße nur »wie zufällig« am übrigen Leib hängt oder »wie ein Fremdkörper« phantomartig neben ihnen im Bett liegt (Sacks 1996b, 74ff). Mit dem Verlust der Selbstwahrnehmung und des Zugehörigkeitsgefühls der Gliedmaßen geht das Vertrauen auf die Existenz des eigenen Leibes oder Körpers verloren (*Ent-*

---

121 Kandel 1996, 407. – Weitere Strategien, um eine bestehende Personenblindheit zu kompensieren, werden von Sacks u. a. aus persönlicher Erfahrung beschrieben (1996a, 40; 2010, 82–110).

122 »Und in diesem Augenblick kannte ich es nicht mehr. ... *kannte ich mein Bein nicht*. Es war mir ganz und gar fremd, es gehörte nicht zu mir, es war mir nicht vertraut. ... Ich konnte dieses Ding nicht mehr als «mein», als Teil von mir begreifen. Es schien in keiner Beziehung zu mir zu stehen. Es war absolut *nicht ich*, und doch – es schien unmöglich – war es an mir befestigt ...« (Sacks 1996b, 69f).

körperung). Als besonders erschreckend beschreibt Sacks, wie mit dem Selbstgefühl des Beins zugleich die Erinnerung daran verschwindet. An die Stelle, an der einmal sein Bein war, ist stattdessen ein Nichts bzw. ein unheimliches Fremdheitsgefühl getreten. – Die der Empathie nur schwer zugängliche Anosognosie tritt u. a. nach Nervenverletzung, nach Hirnschädigung oder nach chirurgischen Eingriffen an Gliedmaßen u. ä. auf.

Schließlich seien noch zwei seltenere psychische Störungen erwähnt, die ebenfalls in den Bereich der Ich- bzw. Personenwahrnehmung fallen. Zum einen das sogenannte *Capgras-Syndrom*, zum anderen eine (bislang noch namenlose) Störung mit Ich-Blindheit und fehlender Selbstbeurteilung nach Schädigung des Frontalhirns, die Damasio (1997) beschrieben hat. – Beim Capgras-Syndrom sind individuelles Gesichts- und Personenerkennen erhalten, andere Menschen werden weiterhin als die betreffenden Individuen *erkannt*, werden aber nicht mehr als diese *anerkannt*. Patienten mit Capgras-Syndrom nehmen zum Beispiel die eigene Mutter oder einen Freund zwar noch als die ihnen von früher bekannte Individualität wahr. Sie sind aber misstrauisch und glauben, dass diese »in Wirklichkeit jemand anderes« mit möglicherweise anderen Absichten, somit eine der jeweiligen Individualität nur untergeschobene *fremde Person* sei (Schmidtke und Wallesch 2006, 8.). Der Andere wird somit zwar erkannt, aber nicht für die wahre, sondern für eine fremde, nur vorgetäuschte Person gehalten. – Über das kuriose psychiatrische Krankheitsbild hinaus ist hier phänomenologisch eine Störung des Ich-Sinns zu erkennen.

Die zweite, noch namenlose Störung ist die Unfähigkeit, sich selbst richtig einzuschätzen und über sich zu urteilen, während neutrale Sachzusammenhänge und analoge Probleme anderer Menschen ohne Schwierigkeiten beurteilt werden können. Damasio (1997, 64–85) berichtet über einen von ihm zu begutachtenden Patienten, der selektiv an der Unfähigkeit zur Selbsteinschätzung und fehlender Willensgerichtetheit leidet, dessen Urteilsvermögen in Bezug auf andere Personen jedoch intakt ist: Er kann logisch klar denken, Dinge scharfsinnig analysieren und realistisch einschätzen. Er weiß im Allgemeinen was richtig und wichtig zu tun wäre – aber nur, solange es um andere Menschen oder um allgemeine Fragen, nicht wenn es um ihn selbst geht. Der Patient ist ich-blind und handlungsunfähig sobald er eine wichtigere Entscheidung für sich selbst treffen soll (etwa eine Reise antreten, eine Versicherung abschließen u. ä.). Diese ausschließlich *selbstbezogene Entscheidungsschwäche*, wie sie in geringerer Ausprägung auch mancher »Gesunde« bei sich entdecken kann, ist ebenfalls zu den Störungen der Selbstreferenz bzw. des Ich-Sinns zu rechnen.

9

Neuronale Gedächtnisspuren und *Leibgedächtnis* – die Delokalisation von Fähigkeiten

Beim Gedächtnis steht meist das Erinnern trivialer Einzelheiten im Vordergrund. Das verdeckt die Tatsache, dass das Gedächtnis einen prozessualen Lebenszusammenhang herstellt, in welchem die Einzelheiten zu einem umfassenden Kontinuum verschmelzen. Wie entsteht der kontinuierliche Zeitstrom des Gedächtnisses, in den Vergangenheit und Zukunft eingebettet sind?

Phänomenologisch ist das Gedächtnis Teil eines polaren Spannungsfeldes, das im Gegenwartserleben entsteht und sowohl Vergangenheit als auch Zukunft umgreift. Im bewussten Erleben der Gegenwart entsteht eine rückwärtsgerichtete Spannung zur Vergangenheit hin (Retention) und eine vorwärtsgerichtete Spannung zur Zukunft hin (Protention; Merleau-Ponty 1966, 473f; Husserl 1965, 388ff). In einem Gespräch versteht man das gegenwärtig Gemeinte erst durch Rückbezug auf die zuletzt gesagten Worte (Retention). Umgekehrt kennt man im täglichen Leben die Erwartung die sich beim Anhören einer Rede schon auf die nächsten Worte des Sprechenden richtet (Protention). Ein weiteres Beispiel hierzu ist das Musikhören, bei dem die zuletzt gehörten Töne mit den nachfolgenden zur gegenwärtigen Melodie bzw. zur musikalischen Aussage verschmelzen. Ohne die Spannung zu Vergangenheit und Zukunft würden wir keine Rede verstehen und keine Melodiegestalt erleben, sondern nur einzelne abgerissene, sinnlose Worte ohne inneren Zusammenhang bzw. Töne ohne musikalischen Bogen hören. – Durch Protention und Retention entsteht der Spannungsbogen, der die einzelne menschliche Biographie wie auch die Geschichte der Menschheit zu einem umfassenden Gedächtniskontinuum verschmelzen lässt.

In physiologischer Beziehung reduziert sich die Frage nach dem Gedächtnis im Wesentlichen auf das Studium seiner Auslöser im Zentralnervensystem. Die neuronalen Gedächtniskorrelate gehören zu den bevorzugten Forschungsgegenständen der experimentellen Neuropsychologie und Neurophysiologie des 20. Jahrhunderts und zu den mit am besten untersuchten Resonanzprozessen im Gehirn. Die neuronalen Auslöser der verschiedenen Gedächtnisarten lassen sich bis in die Mikrostrukturen, die molekularen Veränderungen und die genetische Ausstattung der Zellen hinein verfolgen.[123]

Phänomenologisch stehen die neurophysiologischen Gedächtniskorrelate in Korrelation zu den Lebensebenen, auf denen sie entstanden und als Kurz- und Langzeitgedächtnis bezogen sind. Während beispielsweise das Kurzzeitgedächtnis an reversible neuronale Vorgänge im Großhirn (Neokortex) gebunden ist, ist das Langzeitgedächtnis auf die dauerhafte Umwandlung und Veränderung von Struktureiweißen in Althirn und Neokortex angewiesen (u. a. Neubildung von Nervenzellen im Hippokampus; s. u.). Die das Leben prägenden Ereignisse der frühen Jugend (Langzeitgedächtnis) bleiben das gesamte Leben über im Wesentlichen verfügbar. Dasselbe gilt für das in der Kindheit erworbene *intrinsische* oder *prozedurale Vollzugsgedächtnis*, durch welches früher erlernte Leistungen wie etwa Gehen und Stehen, Essen und Trinken, Schwimmen und Fahrradfahren, Sprechen und Denken usw. das ganze Leben über (unbewusst) reproduzierbar bleiben. Dabei werden die Handlungen entweder gar nicht oder erst dann bewusst, wenn sie im Vollzug begriffen oder bereits abgeschlossen sind.

Gegenüber dem Langzeitgedächtnis sind die Reaktionen des Kurzzeitgedächtnisses, insbesondere das ultraschnelle sogenannte *sensorische Gedächtnis*, an kurzfristige synaptische Vorgänge gebunden, die sich danach

---

123 Übersicht zur Gedächtnisforschung: Siehe Kandel 2006.

sogleich wieder zurückbilden, womit die Inhalte wieder vergessen werden. Mit dem Kurzzeitgedächtnis können Lebewesen auf aktuelle Ereignisse blitzartig reagieren, ohne dass davon neuronale Gedächtnisspuren im Gehirn zurückbleiben und das künftige Verhalten auf Dauer verändert würde. (Man benutzt das *sensorische Gedächtnis* etwa um sich Daten und Telefonnummern u. ä. zu merken, die nach wenigen Sekunden wieder vergessen sind; ▶ B. 5, Anm.[68]) Dagegen beruht das Langzeitgedächtnis auf strukturellen Nervenveränderungen, die langfristig erhalten bleiben und für das spätere Erleben und Verhalten bestimmend bleiben.

Den verschiedenen Formen der Gedächtnisstörung entsprechen unterschiedliche neuronale Auslöser. So sind etwa beim rückwärtsgerichteten Gedächtnisverlust (sog. *retrograde Amnesie*, zum Beispiel nach Gehirnerschütterung) die Gedächtnisspuren der letzten Sekunden oder Minuten vor dem traumatischen Ereignis ausgelöscht, während das Langzeitgedächtnis aus der Zeit davor weiterhin erhalten bleibt. Dagegen wird bei einer vorwärtsgerichteten Gedächtnisstörung (*anterograde Amnesie*) die Ausbildung von Gedächtnisspuren in der Zeit nach der Schädigung verhindert. Es kommt zum pathologischen Verlust der allgemeinen Merkfähigkeit: Patienten können sich nicht mehr daran erinnern was gerade passiert ist. Für sie fängt das Leben gleichsam jeden Augenblick wieder neu an.

Durch Wiederholung ähnlicher Sinneserfahrungen und Handlungen bilden sich im Gehirn neuronale Auslöser zur Reproduktion der betreffenden Gedächtnisleistungen aus (▶ D. 4). So kann das Gedächtnis durch Mnemo-Techniken verbessert werden, indem zum Beispiel bestimmte Wahrnehmungsreihen wiederholt durchlaufen werden (*Memorieren*), was wiederum über Hebb-Synapsen die Ausbildung auslösender Hirnkorrelate fördert. Weiterhin spielt für das Erinnern- bzw. Nicht-Vergessen-Können die »Aktualität des Unerledigten« eine Rolle (sog. *Zeigarnik-Effekt*[124]): Nicht erledigte Vorsätze und Aufträge werden eher behalten und besser erinnert als schon erledigte, bei denen man nicht mehr von der zukunftsgerichteten Gedächtnisspannung (Protention) ergriffen ist!

Wie für das *Behalten* spielen auch für das *Vergessen* von Gedächtnisinhalten neuronale *Hemmungsprozesse* eine wesentliche Rolle. So wird die Erinnerung an ein bestimmtes Ereignis durch ein unmittelbar darauf folgendes zweites zugedeckt (»Maskierung«). Durch verstärkte *Enthemmung* (neuronale Desinhibition) kann umgekehrt das Gedächtnis manchmal zu

---

124 Zeigarnik-Effekt, s. Hofstätter 1973, 122.

Extremleistungen gesteigert werden. Autisten haben oft ein erstaunlich detailgenaues Bilder- und Zahlengedächtnis, das über Jahrzehnte anhält. Bei normalen Menschen können sich manchmal wichtige Erinnerungen gerade zur rechten Zeit einstellen oder sich genialisch mit inspirativem Denken und Handeln verbinden (*Kairos, Déjá-Vue-Erlebnis* u. ä.).

Das Behalten- und Reproduzieren-Können von Gedächtnisinhalten wird durch *Hemmungsneurone* modifiziert und beeinträchtigt. Indem die sogenannte *rückläufige Hemmung* das Behalten früherer Ereignisse negativ beeinflusst, scheint Vergessen kein bloß passives Geschehen, sondern ein aktiver Vorgang zu sein:

> »Das Vergessen erscheint [...] nicht eigentlich als ein passives Verlieren, sondern eher als ein aktives Verlernen, das sich der Reaktivierung und Reproduktion von Gedächtnisinhalten entgegenstellt« (Hofstätter 1973, 120).

Die Gedächtnisbildung als solche ist somit vom Vorgang des Erinnerns und Vergessens zu unterscheiden. Die vergangenen Lebensereignisse prägen sich dem ganzen Leib, jeder Körperzelle ein. Das *Behalten* ist zugleich ein *Erhalten* von Vergangenem: Die Gedächtnisbildung gehört zu den *Lebensprozessen*, die der *Erhaltung des Organismus dienen* (▶ A. 5). Indem sich das Gedächtnis ursprünglich absichtslos und unbewusst bildet, scheint das Bewahren von Vergangenem den Menschen zeitlebens zu begleiten. Die Gedächtnisbildung unterliegt, im Unterschied zum Erinnern und Vergessen, nicht der Willkür, sondern findet als natürlicher Lebensprozess, ähnlich wie Regeneration oder Verdauung, permanent statt. Der *Zugang* zum Gedächtnis wird dagegen mit der Erziehung und Ausbildung der Sinne gepflegt und geübt, wobei wie erwähnt manche Inhalte unterdrückt bzw. wieder »verlernt« werden. Die eingangs genannten Gedächtnisstörungen (Amnesien), die bei Störungen der Hirnfunktion auftreten, scheinen sogesehen Blockaden des *Zugangs* zum Gedächtnis, jedoch keine Unterbrechungen der primären Gedächtnisbildung darzustellen.

Ähnlich wie Vergessen gehört auch unbewusstes *Verdrängen* als reaktiver Vorgang (Freud 1911) zum *Lebensprozess der Erhaltung* (▶ A. 5). Für das Individuum unerträgliche Erinnerungen werden gleichsam unzugänglich bzw. überlagert, der Zugang zum Gedächtnis blockiert und das seelische Leiden somit vordergründig beendet. Stattdessen treten in der Folge häufig krankhafte körperliche Symptome auf (*Somatisierung*) welche zeigen, dass der übrige Leib die verdrängten Erlebnisse nicht verloren hat. Die psychotherapeutische Behandlung und behutsame Konfrontation mit dem Ziel des Aushalten- und Wieder-Erinnern-Könnens verdrängter Inhalte zeigt, dass das Wiedergewinnen der Gedächtniskontinuität eine heilsame Wirkung haben und den ins Stocken geratenen Lebensfluss wieder herstellen kann. –

Von phänomenologischem Interesse ist die Anbindung des Gedächtnisses an die neuronalen Strukturen des *Riechsinns*. Die Auslöserneurone von Gedächtnisleistungen im Hippokampus gehören zum sogenannten limbischen System und sind ursprünglich Teile des *Riechhirns*. Geruchsorgan und Riechhirn gehören zu den entwicklungsgeschichtlich ältesten Teilen des Sinnesnervensystems. Geruch und Erinnerung, instinktive Reaktion und neuronale Gedächtnisspur hängen phänomenologisch wie neurobiologisch eng zusammen. Gerüche lösen bei Tieren nahrungsbezogene, sexuelle, ökologische und soziale Triebreaktionen, Appetite usw. aus, signalisieren Gefahren, rufen Abwehr, Zuwendung und Schutzreaktionen wach usw. – Die Verwandtschaft zwischen Geruch und Gedächtnis scheint auf eine für Mensch und höhere Tiere ursprünglich gemeinsame Urvergangenheit hinzuweisen.

Erinnern und Wiedererkennen stehen beim Menschen in Analogie zur animalischen Riechreaktion. Während Tiere biologische Zusammenhänge durch den *Geruch* instinktiv erkennen, wird beim Menschen diese Aufgabe zum großen Teil vom *Gedächtnis* übernommen (Scheurle 2010, 33). Indem dieser sich anstelle von Gerüchen an den Gedächtnisspuren in der Umgebung orientiert, können bei ihm entsprechende *Schlüsselsituationen* die neuronalen Resonanzen verstärken und die entsprechenden Leistungen des Wiedererkennens und Erinnerns erregen wie bei Tieren die Gerüche. – Gedächtnis und Geruch stehen auch pathogenetisch in enger Beziehung. So macht sich oft etwa ein Jahr vor dem Auftreten von Demenz eine Beeinträchtigung des Geruchsvermögens bemerkbar, die der Gedächtnisstörung vorangeht und zur Diagnosestellung verwendet wird (Eschweiler et al. 2010). –

Die Gedächtnisproduktion hat zwei Seiten, die eigentümlich paradox anmuten: Zum einen stehen Gedächtnisleistungen phänomenologisch in einem bestimmten Lebenszusammenhang, durch den sie angeregt und wachgerufen werden, weshalb Erinnerung und Wiedererkennen jedes Mal wieder andere, nie ganz identische Erlebnisinhalte sind (Heraklitischer Fluss). Zum andern werden jedoch Gedächtnisinhalte für unveränderlich gehalten, weil die Vergangenheit faktisch abgeschlossen und nicht mehr zu ändern ist. Die erste Tatsache bedingt, dass die Erinnerungsvorstellungen gleicher Gegebenheiten bei erneuter Wiederholung stets zumindest *etwas verschieden* von den vorhergehenden erlebt werden. Aufgrund der zweiten Tatsache neigt man jedoch dazu – im Widerspruch zur ersten – die Existenz unveränderlicher Gedächtnisinhalte anzunehmen, die irgendwo im Leib niedergelegt und gespeichert sein müssten. In Ermangelung einer besseren Theorie erweist sich die zweite Vorstellung gewöhnlich als die stärkere und verdrängt die erste: Im Bedürfnis etwas sicher festzuhalten vergisst man leicht die Variabilität und Lebendigkeit der Erinnerung bzw. die Tatsache, dass die Gedächtnisinhalte bei jedem Vorgang des Erinnerns und Wiedererkennens wieder erneut (re)konstruiert werden, somit zwangsläufig veränderlich sein *müssen*. Die Paradoxie zwischen einer (gedachten) scheinbar unveränderlichen »faktischen« Vergangenheit und der wandelbaren Wirklichkeit gegenwärtigen Erlebens derselben ist eklatant.[125]

Auf jener Vorstellung bauen materialistische Theorien auf, die das Gedächtnis mit einer Informationsspeicherung im Gehirn gleichsetzen. Vom Gehirn sollen Gedächtnisinhalte erzeugt, als Informationen aufbewahrt und daraus bei Bedarf wieder freigesetzt werden. Gestützt wird diese Annahme scheinbar durch Beobachtungen bei Gehirnoperationen im letzten Jahrhundert. So konnte Penfield (1975) während der Gehirnoperation am wachen Menschen durch mechanische Reizung bestimmter Hirngebiete lebhafte Erinnerungen an Ereignisse auslösen, die anscheinend schon lange vergessen waren.

Die Versuche Penfields zeigen allerdings nur die Lokalisation der *zerebralen Auslöser* von Gedächtnisleistungen, aber nicht die Lokalisation des Gedächtnisses selbst. Sie können daher die Vorstellung von einem lokalen Gedächtnisspeicher nicht belegen. Reizung oder pathologische Störung bestimmter Hirnareale, die zum Ausfall des Gedächtnisses führen, beweisen nicht, dass dieses im Gehirn gespeichert gewesen ist, sondern nur, dass die neuronalen Auslöser für Gedächtnisleistungen infolge einer Unterbrechung der im Gehirn kreisenden Erregungen nicht mehr mit Resonanz reagieren.

Die Tatsache, dass die Leistungen des Gedächtnisses nicht mit bestimmten lokalen Auslösern im Gehirn zur Deckung zu bringen sind, ist schon länger bekannt und wird als *Lokalisationsproblem* bezeichnet. Der *künstliche Reizversuch*, bei dem eine lokale Reizung im Gehirn zur Auslö-

---

125 Auf denselben Widerspruch sind wir bereits oben bei der *Konstruktion* von Gedächtnisleistungen und der sog. *Dekonstruktion* bei Derrida gestoßen (▶ B. 5, Anm.[69]). – Gegen die Vorstellung von sicher feststehenden Gedächtnisinhalten richtet sich ein ironisches Aperçu, das Nietzsche zugeschrieben wird: »*Das hast du getan!* sagt das Gedächtnis. – *Das kannst du nicht getan haben!* sagt der Stolz. *Schließlich gibt das Gedächtnis nach.*« Hier besiegt der gewandelte Gedächtnistatbestand die zuvor felsenfeste Überzeugung von dessen Unveränderlichkeit.

sung von Erinnerungen führt (s. o.), entspricht nicht dem physiologischen Vorgang beim *natürlichen Erinnern*. Bei diesem sind mehr oder weniger stets das ganze Gehirn und der übrige Leib mit beteiligt. Der Unterschied zwischen den Befunden künstlicher Reizung und dem natürlichen Erwachen des Gedächtnisses liegt u. a. darin, dass bei letzterem stets umfangreichere Gebiete beteiligt sind als die künstliche Hirnreizung bzw. ein krankhafter Ausfall bestimmter Hirnareale erwarten lassen.

> Ein weiterer Aspekt des Lokalisationsproblems ist, dass bei ein und derselben Leistung zweier Menschen oft ganz verschiedene Hirnareale aktiv werden. So liegen bei verschiedenen Individuen die Hirnaktivitäten beim Sprechen, Rechnen, Klavierspielen usw. keineswegs immer an derselben Stelle im Gehirn. Ein interessantes Beispiel dafür sind u. a. die Hirnbefunde beim Sprechen verschiedener Sprachen. So werden beim Sprechen von Englisch und Italienisch nicht nur die beiden Sprachzentren von Broca und Wernicke sondern darüber hinaus noch weitere Hirnareale aktiviert. Diese sind bei den beiden Sprachen unterschiedlich, wobei die englische Sprache angeblich mehr Hirn beansprucht als die italienische.[126]
>
> Einer der Gründe dafür, warum die neuronalen Repräsentationen von scheinbar gleichen Leistungen an verschiedenen Stellen im Gehirn lokalisiert sein können, liegt offenbar in den unterschiedlichen Anforderungen, die sich verschiedenen Menschen stellen. Lernen ist ein individueller Vorgang, der dem Einen leichter fällt als dem Anderen. Weil Lernvorgänge bei jedem Individuum wieder andere Hürden zu überwinden haben, können auch deren neuronale Korrelate an verschiedenen Orten im Großhirn liegen.

In den Neurowissenschaften hat man die These lokaler Gedächtniskorrelate im Gehirn inzwischen aufgegeben. Allerdings glauben manche Wissenschaftler dennoch auf das Lokalisationsprinzip nicht ganz verzichten zu

---

[126] In der Erklärung von Birbaumer und Schmidt (2001, 404) zu diesem Befund heißt es: »[...] Da die englische Sprache keine konsistenten Beziehungen zwischen der Aussprache einzelner Buchstaben und ganzer Wörter hat, also mehr Transformationen von Orthographie zu Semantik notwendig sind, werden mehr Hirnareale intensiver in Anspruch genommen [...], vor allem die untere frontale Windung und die untere hintere temporale Windung der linken Hemisphäre; bei Italienern, welche diese Transformationen nicht notwendig haben, wird dagegen nur das hintere Planum temporale aktiviert.«

können. So vermutet etwa Singer, dass die Gedächtnisbildung »*nach assoziativen Prinzipien, nicht wie im Speicher eines Computers, wo es für jeden Inhalt eine Adresse gibt [...]*«, sondern »*durch differentielle Veränderungen der Verbindungen zwischen den einzelnen Neuronen*« erfolge (Singer und Ricard 2008, 91f). Manche Forscher nehmen auch an, dass Gedächtnisinhalte auf noch ungeklärte Weise in den »kreisenden Erregungen des Gehirns« verschlüsselt seien. Derartige Vorstellungen sind jedoch rein spekulativ und nicht nachprüfbar. –

An dieser Stelle sei ein Blick auf die Geschichte der materialistischen Gedächtnistheorien geworfen. Das Denkmodell des Materialismus hat seinen Ursprung bereits in der frühen Antike mit der Wachstäfelchenvorstellung der griechischen Stoiker: Die Seele wird mit einer leeren Wachstafel (tabula rasa) verglichen, in welche die Erfahrungen des Lebens eingeschrieben und wieder gelöscht werden. In der Neuzeit übernimmt John Locke dieses Denkmodell, ersetzt nur die antike Wachstafel durch ein unbeschriebenes *weißes Blatt Papier*. Heutige Wissenschaftler sprechen in einer Analogie dazu von »neuronaler Datenspeicherung«, wobei im Gehirn eine kodierte Zeichensprache (analog den Bits und Bytes der Computersprache) unterstellt wird, die von einem »Geist im Gehirn«, einem »inneren Beobachter« erfasst werden soll (▶ Übersicht). Das Gemeinsame des antiken und des modernen Gedächtnismodells ist der beiden zugrunde liegende Dualismus von Materie und Geist: *Materielle* Vorgänge sollen in *immaterielles* geistiges Erleben transformiert und umgekehrt sollen die im Zentralnervensystem umlaufenden kodierten Informationen von einem *inneren Beobachter* im Gehirn gelesen und verstanden werden.

Die populärwissenschaftliche Vorstellung, wonach latente Gedächtnisinhalte in Form kodierter Informationen im Nervensystem abgelegt sein sollen[127], ist kaum weniger naiv als die älteren Vorstellungen von der Seele als innerer Inschrift auf einer Wachstafel oder Papier. Sie scheitert einerseits daran, dass im Gehirn kein inwändiger Geist existiert, der kodierte Informationen lesen oder umsetzen könnte. Andererseits gibt es im Nervensystem gar keine expliziten (inhaltlichen) Signale oder Informationen: Wissenschaftliche Daten zu Gedächtnisinformationen sind nie gefunden worden. Statt kodierter Informationen sind allein die besagten neurophysiologischen Auslöser nachweisbar. Der »Gedächtnisspeicher« im Gehirn

---

127 Schmidt und Schaible (2000, 15) äußern sich zurückhaltend: »*Derzeitige Vorstellungen* (hvg. von HJS) *zur Funktion der Großhirnrinde: Im Kortex ist das Wissen niedergelegt, das im Laufe eines Lebens erworben wird.*«

ist eine Erfindung des Rationalismus, der den Geist gern mit Händen greifen möchte und sich vorgesetzt hat, das Geheimnis des Gedächtnisses logisch zu erklären, ob nun plausibel oder nicht.[128]

Der Erklärungswert des materialistischen Speichermodells schwindet vollends dahin, wenn man unbefangen fragt, wie Gedächtnisinhalte phänomenologisch erlebt werden. Erinnern ist ein aktives und kreatives Geschehen. Erinnerung und Wiedererkennen treten spontan als vorübergehendes Erleben in bestimmten Lebenssituationen auf. *Es existieren jedoch keine Gedächtnisinhalte in der Zeit, in der man sich nicht an etwas erinnert.* Erinnerungen haben, im Unterschied zu den materiell festgehaltenen Gedächtnisspuren, selbst keine dauerhafte Existenz. Gedächtnisinhalte werden im gegenwärtigen Augenblick jedes Mal wieder neu erzeugt, (re-)konstruiert – weshalb man nicht immer und nicht unbeschränkt über sie verfügen kann. Gedächtnisphänomene entstehen und vergehen; sie sind, wie andere lebendige Seelenprozesse, immaterieller oder geistiger Art (▶ A. 5).

Indem der Ursprung des Gedächtnisses, ungeachtet der gefundenen Auslöser im Gehirn, nach wie vor geheimnisvoll bleibt, ist nach anderen Denkmöglichkeiten Ausschau zu halten. Eine solche ist das *Leibgedächtnis* (s. u.). Das Gedächtnis gehört zu den Fähigkeiten, die dem Leib als Ganzem zugehören. So erstreckt sich etwa die prozedurale (implizite) Fähigkeit des Klavierspielens über Finger, Hände, Arme und übrigen Leib. Es schließt Tastsinn, Hörsinn, musikalisches Gedächtnis, inneres Motivverständnis und vieles andere mit ein. Ähnliches gilt für das Beherrschen von Sportarten. Ob jemand über die jeweilige Fähigkeit *aktuell verfügen kann*, hängt jedoch nicht allein vom Leib, sondern auch vom Umraum und vom Zeitpunkt ab. So sind zum Beispiel die Leistungen von Musikern oder Fußballspielern auf die Resonanz aus der Umgebung, auf Empathie und Reaktion der Zuhörer und Zuschauer angewiesen. Zur Umsetzung von Fä-

---

128 Für die materialistische Denkweise der heutigen Biologie und Medizin ist die Immaterialität der Gedächtnis- und anderer Lebensvorgänge, ja des Lebens im Ganzen inakzeptabel (▶ A. 3.4). Einige Wissenschaftler weigern sich hartnäckig, vom menschlichen Geistesleben und dessen spirituellen immateriellen Phänomenen Kenntnis zu nehmen. Es fällt ihnen offenbar schwer, sich vorurteilslos auf die Phänomene von Leben und Seele, Geist und Gedächtnis einzulassen! Im Hinblick darauf scheint mir die Idee Steiners erwähnenswert, das Gedächtnis als eine Metamorphose der immateriellen Wachstumsorganisation (Bildekräfte- oder Ätherleib) aufzufassen, aus der einerseits Lebensprozesse und physische Körpergestalt, andererseits die immateriellen geistigen Erlebnisformen des Erinnerns und Denkens hervorgehen (s. Steiner 1983, 160).

higkeiten gehört die Umwelt, auf welche Leibesglieder und Gehirn *antworten*. (Zum Teil lässt sich die Umwelt auch durch denkendes »Probehandeln«, Freud, ersetzen!)

Leistungen realisieren sich im Wechselspiel von Organismus und Umwelt beim Zusammentreffen geeigneter Umstände. Entsprechend ist die Produktion von Fähigkeiten meist labil. Wird sie gestört, indem beispielsweise ein Glied im Gestaltkreis von Organismus, Gehirn und Umwelt ausfällt – stört etwa beim Klavierspielen auch nur ein schmerzendes kleines Gelenk von Hand oder Finger – kann die Fähigkeit u. U. schon nicht mehr verfügbar sein. (Deshalb treten Künstler oft schon wegen scheinbar unbedeutender Kleinigkeiten nicht mehr auf!)

Hier stoßen wir auf eine tiefere Schicht der Gedächtnisfrage. Was ist unter *Fähigkeit* überhaupt zu verstehen, ist sie eine rein prozessuale, intrinsische Potenz? Mit Fähigkeit meinen wir gewöhnlich ein immaterielles *Vermögen*, nämlich eine bestimmte Leistung wie zum Beispiel Gehen, Sprechen, Singen etc. *hervorzubringen* – noch ganz unabhängig davon, wann, wie und sogar, *ob es überhaupt* faktisch zur entsprechenden Leistung kommt. So ist etwa das *Gedächtnisvermögen* die Fähigkeit zum Erinnern und Wiedererkennen, unabhängig davon, ob man *gegenwärtig* etwas erinnert und wiedererkennt oder nicht. *Sprachfähigkeit* ist das Vermögen, Worte zu produzieren und damit Sachverhalte zu bezeichnen. *Denkvermögen* ist die Fähigkeit, Gedanken zu haben und deren begriffliche Beziehungen untereinander zu bestimmen usw.

Fähigkeiten sind weder empirische Tatsachen noch Struktureigenschaften von Leib und Gehirn, obwohl sie Nervenstrukturen und Verschaltungen (wie zum Beispiel Inhibition und Desinhibition, Ausschüttung von Neurotransmittern etc.) zur notwendigen Voraussetzung haben. Dennoch verfügt der Organismus als Ganzes über das Vermögen des Gedächtnisses, wie sogleich näher zu zeigen sein wird.

Fähigkeiten sind nicht empirisch nachweisbar, weil sie wie gesagt im bezeichnenden Unterschied zur aktuellen Leistung grundsätzlich *nicht materiell fassbar* sind. Sie sind daher weder im Gehirn noch an einer anderen Stelle im Leib lokalisierbar, sondern sind generell *delokalisiert*. Man kann das Vorhandensein einer Fähigkeit aus den faktisch produzierten Leistungen zwar gedanklich *erschließen*, sie bei deren Fehlen aber auch nicht sicher ausschließen. So zeigen die beteiligten Vollzugsorgane selbst nicht, wozu sie fähig sind. Weder Hand und Mund noch zugehörige Hirnstrukturen lassen erkennen, ob jemand die Fähigkeit zum Klavierspielen oder zum Greifen, Sprechen usw. besitzt. Nur die produzierte Leistung ist faktisch gegeben; die Fähigkeit selbst bleibt diskret, verborgen – ein latenter *Lebensprozess*. (Daher auch der Begriff des *impliziten Gedächtnisses*!) Die tatsächliche Konkretisierung von Fähigkeiten, die Leistung selbst, hängt von der Resonanz auf geeignete Umstände und Gelegenheiten, ja vom Glück ab. Sie gehört, fernab mechanischer Verfügbarkeit, dem noch unbestimmten Reich der Möglichkeiten an.

Trotz fehlender Lokalisierbarkeit muss es dennoch lokale Angelpunkte für das Wachrufen von Gedächtnisleistungen geben – wie wären Erinnerungen sonst durch Reizung des Gehirns auslösbar? Auch wenn Erinnerungen nicht neuronal lokalisierbar sind, müssen sie demnach doch irgendwie leibgebunden sein.

Mit dieser Frage erweitert sich der Untersuchungsbereich über das Gehirn hinaus auf den Leib als Ganzes. In der Tat scheinen Leibesglieder und Sinnesorgane, ja der ganze Organismus an Gedächtnisleistungen beteiligt zu sein. Laut Alltagssprache hat man sich Gedächtnisinhalte *einverleibt*. Im Volksmund bewahren die schmerzgeplagten Glieder, die beladenen Schultern, der gebeugte Nacken, die erfreut blickenden Augen, der genießende Mund, die gespitzten Ohren usw. das *leibhafte* Gedächtnis vergangener Ereignisse. – Thomas Fuchs führt zum *Leibgedächtnis* aus:

> »*Der Leib ist nicht nur ein Gebilde aus Gliedern und Organen, ein Ensemble von Empfindungen und Bewegungen. Er ist ein geschichtlich gebildeter Leib, dessen Erfahrungen sich in seinen unsichtbaren Dispositionen niedergeschlagen haben, ebenso wie sich seine sichtbare Gestalt im Wachstumsprozess geformt hat. Indem sich der Leib von selbst in jeder Situation einrichtet, trägt er zugleich seine Vergangenheit in den Umraum hinein. Seine Erfahrungen und Dispositionen legen sich über die Umgebung wie ein Netz, das von den Sinnen und Gliedern ausgeht, uns mit den Dingen verbindet und uns die Welt vertraut macht. Jede Wahrnehmung, jede Situation ist durchdrungen von latenter, leiblicher Erinnerung. ›Was wir Wirklichkeit nennen‹, schreibt Proust, ›ist eine bestimmte Beziehung zwischen Empfindungen und Erinnerungen, die uns gleichzeitig umgeben‹ (Proust 1957, 297). Das explizite, autobiographische Gedächtnis repräsentiert die Vergangenheit nur als vergangene. Das Gedächtnis des Leibes dagegen vermittelt die eigentliche, lebendige Gegenwart der Vergangenheit*« (Fuchs 2008a, 26).

Jeder Augenblick ist durchdrungen von »*latenter, leiblicher Erinnerung*«. Sinnesorgane und Gliedmaßen sind beim Wiedererkennen und Erinnern mehr oder weniger aktiv mit beteiligt. Dabei werden oft diejenigen Erfolgsorgane aktiviert, die bei den jeweiligen Ereignissen involviert gewesen sind: Beim Wortgedächtnis werden zum Beispiel Kehlkopf, Zunge und Zähne, Augen und Ohren, Arme, Beine und Muskeltonus aktiviert (Tonuszunahme, Muskelzucken etc.). Weil das Wortgedächtnis insbesondere an die Aktivitäten des Kehlkopfs geknüpft ist, können vergessene Inhalte oft durch einfaches Drauflos-Sprechen wieder auftauchen (Eco 2004, s. u.).

9 Neuronale Gedächtnisspuren und Leibgedächtnis – die Delokalisation von Fähigkeiten

Weiterhin gehen bildhaftes Erinnern und assoziatives Denken oft mit subtiler Mitwirkung der Augen einher, etwa mit einem nach innen oder rückwärts gewendeten Blick (Verdrehen der Augen, Blick nach oben beim Nachdenken: »Wie war das noch?«). Entsprechend scheint hier das Freisetzen imaginativ-visueller Gedächtnisinhalte durch Aktivierung der Augenbewegung erleichtert (fazillitiert) zu werden.

Ob, wie manche sprachliche Wendungen andeuten, auch andere Organe wie etwa das Herz an der Erinnerung mit beteiligt ist, sei dahingestellt. (Man *beherzigt* etwas, woran man sich aktiv erinnern will; *auswendig wissen* heißt auf Englisch »*by heart*«, auf Französisch »*par coeur*« usw.). Nach einschlägigen psychotherapeutischen Erfahrungen können sonstige körperliche Beschwerden wie zum Beispiel Kopf-, Herz- oder Bauchweh beim Denken an bestimmte Ereignisse auftreten, die auf verdrängte psychische Probleme zurückgehen (s. o.). – Offenbar verliert das Lokalisationsproblem an Brisanz, sobald man den Träger des Gedächtnisses und der Fähigkeiten im ganzen Leib statt nur im Gehirn sieht (▶ A. 2, Anm.[8]).

Dabei behalten die neuronalen Auslöser nach wie vor ihre differenzielle Bedeutung. Erst die Resonanz zwischen den verschiedenen Auslösern kann Handlungen, Gedanken und Sinnesakte zur *rechten Zeit* wecken. Die verschiedenen Arten des Kurz-, Mittel- und Langzeitgedächtnisses entfalten sich wie gesagt in jeweils unterschiedlichen Lebenszusammenhängen. Der biologische Sinn differenter Auslöser des dreigliedrigen Gedächtnisses (Kurz-, Mittel- und Langzeit) liegt offenbar darin, die Leibesglieder und Sinnesorgane jeweils zur rechten Zeit und am rechten Ort zu wecken, das heißt in Situationen, in denen es für Lebewesen von Wichtigkeit ist über die jeweiligen Gedächtnisleistungen zu verfügen. Entsprechend sind auch die jeweiligen Neurotransmitter auf differenzierte Situationen bezogen.[129] Ohne selektive Resonanz der neuronalen Auslöser würden Gedächtnisleistungen an falscher Stelle auftreten oder, umgekehrt, immer gerade dann blockiert werden, wenn sie gebraucht werden. (Ein entsprechendes Bild ergibt sich zum Beispiel bei der Demenz: Hier fallen Gedächtnisleistungen nicht nur aus, sondern treten auch an falscher Stelle auf, sind chaotisch. Das Gedächtnis dient nicht mehr der Orientierung, den Bedürfnissen und Intentionen des Kranken, sondern führt ihn in die Irre.[130])

---

129 Dass weckende und hemmende Neurotransmitter in unterschiedlichen Hirnpartien für unterschiedliche Lebenszusammenhänge und Gedächtnisleistungen von Bedeutung sind, ist bekannt (Deutch und Roth 1999, 207ff). So wirkt das Stresshormon Noradrenalin zum Beispiel ungünstig auf die Leistungen des Mittel- und Langzeitgedächtnisses, umgekehrt Acetylcholin.

Abschließend komme ich auf den Zusammenhang von prozedural unbewusstem *(implizitem)* und episodischem bewusstem *(explizitem)* Gedächtnis zurück. Beim *Vergessen* ist in erster Linie der Zugang zum expliziten *episodischen Gedächtnis* blockiert. Um ihn wieder herzustellen, sucht man sich zum Beispiel an bestimmte Worte zu erinnern um damit die entsprechenden Wortverbindungen zu verknüpfen. Oft tauchen dann die vergessenen Inhalte wieder auf (»Eselsbrücken«).

Nach den obigen Überlegungen zum Leibgedächtnis wirkt auch beim Reproduzieren *expliziter Gedächtnisleistungen* der ganze Leib mehr oder weniger mit. Wie Oliver Sacks überzeugend dargestellt hat, besteht selbst bei völligem Gedächtnisverlust (Amnesie) manchmal noch die Möglichkeit, das Gedächtnis zumindest teilweise zurückzugewinnen. Anknüpfend an einen Roman von Umberto Eco stellt Sacks (2009) Überlegungen an, wie ein totaler Gedächtnisverlust potentiell überbrückt werden kann. Sacks zitiert aus Ecos Roman, dessen Erzähler den Zugang zu seinen verlorenen Erinnerungen »*irgendwie* in seinen Sprachorganen« wiederfindet:

> *»Ich habe angefangen ein Liedchen zu singen. Es kam mir ganz von allein auf die Lippen, spontan wie vorher das Zähneputzen. [...] Ich probierte es noch einmal zu singen, aber als ich darüber nachdachte, fiel es mir nicht mehr ein, [...] Solange ich vor mich hin sang, ohne daran zu denken, war ich in dem Maße wie meine Erinnerung andauerte, und die war in diesem Fall die Änderung meiner [...] wie soll ich sagen, meiner Kehle, mit all den Vorhers und Nachhers, die miteinander verbunden waren, und ich war das komplette Liedchen, und jedes Mal wenn ich zu singen anfing, bereiteten sich meine Stimmbänder darauf vor, die Töne vibrieren zu lassen [...]«* (Sacks 2009, 258).

Aus der »Kehle«, von den »Stimmbändern« löst sich das erinnerte Liedchen, das gesungen werden will, wobei Gedächtnis, Ich und Leib in eins zusammenfallen, indem es heißt: »*[...] und ich war das komplette Liedchen [...]*«. Der lebendige Leib, als der eigentliche Ursprung des Gedächtnisses, erschafft den Zugang zum Lied neu:

> *»Das ganze Lied lässt sich ohne explizites Gedächtnis im üblichen Sinne wiedergewinnen. Es scheint sich auf wunderbare Weise selbst zu erschaffen aus dem Nichts – und doch erhalten wir ›irgendwie‹, so Eco, das ganze Stück«* (Sacks 2009, 259).

Bei Gedächtnisleistungen kommt es offenbar auf zweierlei an: Erstens darauf, dass Erinnerungen unmittelbar aus dem Leib, aus der Kehle usw. auf-

---

130 Zu Gedächtnisleistungen an falscher Stelle kommt es auch zum Beispiel bei allgemeiner Verwirrtheit und Demenz, beim sogenannten Psychosyndrom u. ä. (Schmidtke und Wallesch 2006, 19ff).

steigen, zweitens, dass sie »*irgendwie aus dem Nichts*« entstehen. Dieses »*Irgendwie*« ist trotz seiner Redundanz deshalb sachgemäß, weil der Erinnerungsvorgang nicht wirklich logisch erklärbar ist. Im Freisetzen des Liedes, im Sprechen und Singen produzieren Kehle und Stimmbänder zusammen mit dem ganzen Leib die Erinnerung. Protention und Retention vereinen sich zur schöpferischen *Neubildung* im prozessualen und episodischen Gedächtnis. Man kann nie sicher vorhersagen, was die Tiefen des Gedächtnisses freigeben, ob eine Erinnerung aktuell gelingen wird. Gerade in dieser Nicht-Vorhersagbarkeit liegen Spannung, Reiz und Erfolgserlebnis gesuchten, erhofften und geglückten Erinnerns.

10

Gewohnheit – wie kommt Neues in die Welt?

Nach John Dewey (1931) entspringt menschliches Handeln generell aus der Gewohnheit (*habit*). Aus Gewohnheit wachen wir morgens auf, stehen auf und schreiten zu den täglichen Verrichtungen in gewohnter Reihenfolge. Aus Gewohnheit macht der Organismus das Notwendige im Wesentlichen von selbst. Der Leib ist selbst gleichsam geronnene Gewohnheit.

Wenn wir mit erworbenen Fähigkeiten routinemäßig auf Dinge und Ereignisse reagieren, werden Wahrnehmung und Verhalten durch zentralnervöse Schrittgeber aktiviert. Atmungsneurone, neuronale Schrittgeber des Schlaf-Wach-Rhythmus sowie andere endogene Rhythmen lösen die Sequenzen des täglichen Lebens und Handelns aus. Durch das morgendliche Arousal im Hirnstamm (ARAS-System) werden die Grundaktivitäten des Wachzustands, wie zum Beispiel erhöhte Muskelspannung eingeleitet und aufrechterhalten. Das normale Gehen wird durch Schrittgeberneurone im Rückenmark (▶ D. 3), die erprobten Bewegungsfolgen des An- und Auskleidens, des Waschens, Zähneputzens, Essens usw. werden durch neuronale Schrittgeber im Großhirn (M2-Rinde, rechtsseitig) evoziert. Dabei spielt eine Rolle, dass die Umwelt, auf die der

Mensch reagiert, sich in der gewohnten raum-zeitlichen Ordnung präsentiert, an der sich die Reihenfolge der Akthandlungen orientiert.[131] (Bei ungewohnter Umgebung, nach Ortswechsel, im Urlaub usw. können die bewährten Gewohnheiten versagen, Störung der vertrauten Bewegungsabläufe bis hin zur Orientierungslosigkeit kann die Folge sein.) Trotzdem läuft auch gewohnheitsmäßiges Handeln nicht einfach nur automatisch ab, da man Dinge verzögern und überdenken, unterbrechen und unterlassen kann.

Unbewusste Gewohnheit bestimmt nicht nur das Tun, sondern auch das Lassen. Habituelles Vermeidungsverhalten ist ein wesentlicher Teil des individuellen und sozialen Lebens. Man meidet aus Gewohnheit nicht nur gefährliche und unangenehme Dinge, sondern ist oft auch schon gehemmt wenn es bloß um etwas Neues geht. Die die Hemmungen auslösenden inhibitorischen Neurone des Frontalhirns sprechen u. a. in Situationen an, in denen ein bestimmtes Vermeidungsverhalten zur Gewohnheit geworden ist. Hemmungen bewahren das Individuum einerseits davor, allzu weit von bewährten und sicheren, oder für sicher gehaltenen, Handlungsweisen abzuweichen (▶ D. 5). Andererseits werden Verhalten und Wahrnehmung durch Gewohnheit und Gedächtnis in der Regel auf ein begrenztes, überschaubares Repertoire beschränkt. Im täglichen Leben wird der Status quo bevorzugt, das heißt, statt etwas Neues anzufangen neigt man eher dazu, entweder die letzte Tätigkeit fortzusetzen oder im Zustand der Trägheit bzw. im Ruhezustand zu verharren.

Wäre der Mensch jedoch allein von Gewohnheiten bestimmt, würde er nichts Neues im Leben unternehmen. Das Beharren auf Altbewährtem hat seinen Grund. Neues kann stören, manchmal verstören und sogar lebensfeindlich sein. Zu viel Neues verunsichert, kann das gegenwärtige Leben infrage stellen und den Menschen überfordern. Andererseits sucht er geis-

---

131 Klinische Beobachtungen zeigen, dass insbesondere Läsionen der rechten Hirnhälfte dazu führen können, dass die raum-zeitliche Ordnung zugleich mit dem Sinn für die Bewegung verloren geht. Dadurch kann es zum Sinnverlust der Akte und Aktsequenzen bzw. zu Stockungen im gewohnheitsmäßigen Bewegungsablauf kommen. In der Fallgeschichte »Der Mann, der seine Frau mit einem Hut verwechselte« beschreibt Oliver Sacks einen Musikprofessor mit Hirntumor, der die Fähigkeit zur Orientierung und Einordnung der Dinge im Raum verloren hat, sich aber damit behilft, dass er Lieder vor sich hin singt, in denen die Reihenfolge der täglichen Verrichtungen vorkommt (Anziehlieder, Waschlieder usw.). Wird sein Singsang unterbrochen, verliert der Patient die Orientierung, blickt eine zeitlang verloren vor sich hin und verharrt reglos, bis er irgendwann von neuem mit Singen beginnt (Sacks 1996a, 33f).

tige Anregung und Wandel, ist auf Neues als geistige Nahrung angewiesen und begierig (»Neugier«).

Wie kommt Neues in die Welt? Das physische und psychische Alltagsleben beruht wie gesagt auf bereits gebahnten habituellen Hirnfunktionen, die nur solche Akte freisetzen, die in die bereits bekannte und vertraute Welt passen, aber zu nichts Neuem führen. Somit bliebe der Mensch, gäbe es nur reaktiv hirnbedingtes Handeln, auf die bisher erworbenen Handlungsweisen beschränkt. – Menschliches Handeln ist aber nicht allein vom Nervensystem bestimmt, nicht nur »hirngesteuert«, sondern wird vom ganzen Leib sowie von den Veränderungen in der Umwelt angeregt und durch das Wechselspiel von Unterlassen und wieder Zulassen modifiziert (▶ C. 3). Wenn der gewohnte Tageslauf nicht einfach nur mechanisch abgespult, sondern durch Pausen unterbrochen wird, kann Neues eingreifen. Unterbrechungen und Pausen beleben den Alltag.

Indem das Individuum sich nicht auf die eingefahrenen, bereits erprobten Handlungen beschränkt, sondern hin und wieder innehält, sucht es sich offenbar wieder mit sich selbst und seinem Tun neu zu identifizieren (Ich-Identität). In diesem Bemühen wird es ungeeignete, nicht mehr zu ihm passende Handlungen aufgeben und sich ins Abenteuer des Unbekannten wagen. Zwischen dem Abbau alter und dem Aufbau neuer Fähigkeiten liegt eine kritische Phase (»Muli«), in der das Neue zwar schon erahnt und gewünscht wird, aber noch nicht erreicht und verfügbar ist.

Neues im Leben zuzulassen, Zukunftsgestaltung verlangt vom Individuum, vertraute Gewohnheiten und Sicherheiten aufzugeben, aufzuopfern. Von der Neurowissenschaft fordert dieses Konzept, nicht mechanisch starr zu bleiben, sondern Wandlung und geistige Entwicklung des Menschen zu berücksichtigen. Das haben die Forschungen zur Neuroplastizität des Gehirns schon länger deutlich gemacht (▶ B. 3). Für eine entsprechende Wandlung der Wissenschaft vom Gehirn bedarf es der Abkehr vom Anspruch auf mechanische Operationalität und *Macht*. Neben dem Tun muss das Lassen, das Nicht-Tun, die *Ohnmacht* in die Conditio Humana einbezogen werden. Es bedarf, wie gesagt, neben den positiven Wissenschaften einer *Phänomenologie der Negation* (▶ A. 6).

11

Wirklichkeit und Freiheit – wahnkrankes Subjekt und selbstverantwortliches Ich

Wirklichkeit ist eine Kategorie humanen Lebens, die in den Naturwissenschaften fehlt. Die Wirklichkeit des Individuums ist wandelbar, seine geistige Manifestation fragil (Noë 2010). Für die empirischen Wissenschaften ist die Wirklichkeit unmittelbaren Lebens und Erlebens dagegen nur zufällig und letztlich unwesentlich. Ihre Methoden und Paradigmen sind auf möglichst geringe Störanfälligkeit angelegt, ihre Wirklichkeit ist auf das Erwartete und Planbare, das Mess- und Berechenbare fokussiert und beschränkt. *Die Wissenschaften der Neuzeit konstruieren ihre eigene Wirklichkeit.* – Durch Ablehnung der persönlichen Wirklichkeit des Individuums als zufällig und subjektiv schließt die Naturwissenschaft das Gegenwartserleben aus, an dem jeder Mensch unausgesetzt und notwendig teilhat.

Der Dissenz zwischen objektiver Wissenschaft und phänomenologischem Erleben wird insbesondere am Paradigma einer *statischen Repräsentation*, einer *zweiten Welt im Gehirn* deutlich. Anstelle des unmittelbar lebendigen Selbsterlebens wird ein nicht existentes zweites Wesen (Subjekt, »Geist«) ins Gehirn hinein gedacht (▶ Übersicht). Dieses irreale zweite Ich ist ein Phantom, ein Gespenst, das zur gegenwärtig erlebbaren Wirklichkeit im Widerspruch steht. Gespenstern – zumal solchen die man selbst erzeugt – steht auch die Wissenschaft machtlos gegenüber. Der Annahme vom Geist im Gehirn liegt jedoch wie gezeigt ein Irrtum zugrunde; das Subjekt im Gehirn ist eine Illusion, eine theoretische Fehlkonstruktion.

Die Theorie einer subjektiven Parallelwelt im Gehirn ist aber nicht nur etwas Gespenstisches, sondern auch etwas Bedrohliches. In letzter Konsequenz läuft der Repräsentationalismus auf die *Entwirklichung des Individuums* hinaus. An alltäglichen Beispielen lässt sich zeigen, mit welcher abgründigen Wirklichkeitsferne die Konstruktion eines doppelten Ichs einhergeht, wie abstrus und untauglich sie im praktischen Leben letztlich ist. Gegenwärtiges Handeln und Wahrnehmen der Wirklichkeit sind evidente Vorgänge *in der Außenwelt*. Sie spielen sich nicht in einer illusionären Innenwelt im Gehirn ab, wie sich an folgendem Beispiel aus dem Alltagsleben zeigen lässt:

> Steht man als Fußgänger kurz davor eine Straße zu überqueren, oder als Autofahrer ein anderes Fahrzeug zu überholen, hängt die Entscheidung nicht von einer »subjektiven Konstruktion« in den neuronalen Netzen, sondern von der realen Interaktion des Auges mit der Umwelt, somit vom intentionalen Hinschauen auf die Straße und der Perspektive der dort erblickten Fahrzeuge und Verkehrsteilnehmer ab. Sehen, Hören, Gleichgewichts- und Bewegungserleben, Wortfindung und Gedankenbildung usw. entstehen an konkreten Umweltgegebenheiten. Das Auge tritt beispielsweise mit den Lichtreflexen von Fahrzeugen, mit Verkehrsschildern usw. in Interaktion (▶ A. 5). Dabei erlebt sich der Beobachter in seinem Bewusstsein *unmittelbar auf der Straße*, oft hunderte von Metern vor seinem Fahrzeug – nicht in seinem Inneren, sondern in der Außenwelt, außerhalb des Leibes.
>
> Wäre die menschliche Wahrnehmung nur ein subjektives Geschehen im Gehirn, statt ein wirkliches Erleben in der Außenwelt, wären Autofahren und Überqueren einer Verkehrsstraße unverständliche, ja wahnwitzige Risiken. Der normale Mensch wäre bei der Teilnahme am Straßenverkehr ebenso gefährdet wie ein Wahnkranker der sich in der wahrnehmbaren Welt nicht mehr zurechtfindet: *Die Rolle des Subjekts in der traditionellen Hirntheorie entspricht dem Zustand einer Geisteskrankheit, dem psychiatrischen Bild einer Paranoia, einer Ver-rücktheit.*

Die Hirntheorie kämpft hier mit zwei Glaubensdogmen der modernen Naturwissenschaft:

1. Das Gehirn produziere das Subjekt bzw. das Bewusstsein (Subjektivismus).
2. Die Welt sei »in Wirklichkeit« objektiv und materiell (Materialismus).

Auf den beiden Paradigmen, welche die ganzheitliche Wahrnehmung in theoretisches Subjekt und materielles Objekt auseinanderreißen, beruhen Operationalität und Deutungsherrschaft der Wissenschaft. Beide Paradigmen stehen jedoch wie gezeigt im Widerspruch zum unmittelbaren Gegenwartserleben.

Erklärt man die gegenwärtige Wahrnehmung des Menschen für *nur subjektiv*, hat man damit wahlweise ein Phantom, einen Homunculus, ein zweites Ich oder einen vom Leib abgespaltenen »Beobachter im Gehirn« unterstellt. Damit, und hier liegt die Fragwürdigkeit, ja Infamie dieser verbreiteten Gedankenoperation, wird der Zugang zur gegenwärtigen Wirklichkeit dementiert und das Ich zum Subjekt, zum krankhaft gespaltenen *paranoiden Wesen* erklärt. Wäre die wahrnehmbare Welt wirklich »nur subjektiv«, dann würde, wie gesagt, auch beim normalen Menschen dieselbe Situation wie beim Wahnkranken bestehen.[132] Die Wirklichkeit im täglichen Leben wäre nicht nur – was sie ist – eine kritische, offene und heikle, sondern auch eine völlig unbeantwortbare Frage – was sie nicht ist.[133]

---

132 Fuchs (2013, 43) erwähnt »pathologische Erlebnisformen in der Schizophrenie, in denen Patienten Bilder von Dingen sehen statt die Dinge selbst, und so eine verstörende Subjektivierung ihrer Wahrnehmung erleben. Ihre Umwelt erscheint ihnen dann wie eine [...] Theaterbühne, ja sie beschreiben dies auch so, als werde ihnen ein Film vorgespielt oder *als seien sie selbst Filmkameras.*« Man sieht hier, wie die angeblich vom Gehirn erzeugten subjektiven Bilder in der Tat jener »verstörenden Subjektivierung« bei schizophrenen Geisteskranken entspricht, die mit einer krankhaften Verkennung der Wirklichkeit einhergeht.

133 Siehe Watzlawik 1976: Wie wirklich ist die Wirklichkeit? – Die in Watzlawiks Studie angeführten Beispiele belegen in der Tat, dass Menschen in verschiedenen Welten leben können. Sie beziehen sich jedoch nicht auf die gelingende Integration des Neuen ins Gegenwartserleben, sondern auf Einstellungen die aus der Vergangenheit unkritisch übernommen werden. Wenn der Mensch seine Urteile nur aus der Vergangenheit bezieht, wird er öfters Illusionen und Täuschungen unterliegen, die, wie die optischen Täuschungen, die Gegenwart anscheinend verfälschen (▶ A. 5). Im Unterschied zur *empirischen Einstellung*, die auf den unbewussten Leistungen des Erinnerns und Wiedererkennens beruht und der

Indem der Mensch für unfähig zum Erkennen der Wirklichkeit erklärt wird, wird er in der Tat zum Unterworfenen (sub-jectum) der herrschenden materialistischen Wissenschaft und Ökonomie.

Warum ist diese Gedankenoperation so bedrohlich? Wie eingangs dargestellt versperrt sie dem Menschen den Zugang zu Wirklichkeit und Wahrheit, raubt ihm den Glauben an ein reales Dasein und unterminiert seine Selbstverantwortung (▶ A. 2). Indem die Hirntheorie dem Individuum keine reale Außenschau, sondern nur eine subjektive Innenschau (Introspektion), das heißt eine grundsätzlich autistische, unrealistische und illusionäre Weltsicht zugesteht, spricht sie ihm mit der Wirklichkeit auch eine eigenständige wirkliche Existenz ab.[134] Die Selbstvergessenheit, infolge welcher Wissenschaftler behaupten, persönliches Erkennen sei nur subjektiv und müsse daher durch überpersönliche (z. B. statistische Methoden) ersetzt werden, wird nur noch übertroffen von der Insolenz, mit der sie den von ihnen ausgeübten »*Methodenzwang*« (Feyerabend) zur einzig möglichen wissenschaftlichen Vorgehensweise erklären.

Das entsprechende Problem entsteht auf der Objektseite: Der Materialismus behauptet die Existenz einer objektiven Wirklichkeit, die unabhängig von der Wahrnehmung und Interaktion des Menschen mit der Umwelt ist. Eine solche unabhängige objektive Welt gibt es nicht – zumindest kennen wir keine solche. *Die Objektwelt der positiven Wissenschaften ist ebenso ein Konstrukt, ein Phantom wie das Subjekt.*

Die beiden Paradigmen von Subjekt und Objekt halten wie zwei Felsblöcke das Individuum fest zwischen sich eingeschlossen. Die These einer vom Beobachter unabhängigen physikalischen Objektwelt blockiert den Zugang zur gegenwärtigen Wirklichkeit – und untergräbt damit auch das Fundament der Wissenschaften, die ja ursprünglich die wirkliche Welt erforschen wollen. Die These vom Subjekt im Gehirn entwertet das eigentliche lebendige Ich und spricht ihm den Zugang zur Wirklichkeit ab.

Gegenwart nicht immer gerecht wird, daher auch zu Täuschungen Anlass geben kann, geht das gegenwärtige Erleben mit der von Edmund Husserl beschriebenen phänomenologischen Einstellung stets mit bewusstem Erleben einher (▶ B. 4, Anm.[61]). Das Leben in der Gegenwart ist zwar offen, mehrdeutig und kontingent, beinhaltet aber dennoch den einzigen Zugang zur Wirklichkeit.

134 Dieter Sturma spricht hier von einer *Elimination der Person:* »Menschliche Erfahrung ist in die Lebenswelt eingebettet und vollzieht sich nicht unabhängig von ihr. Die eliminativistischen Varianten der Neurowissenschaften berücksichtigen nicht den Zusammenhang von Körper, Bewusstsein, Handlung und Lebenswelt. [...] Dem Gehirn wird unterstellt, dass es die Person über die wahre Natur ihrer Weltverhältnisse gezielt täusche« (Sturma 2006b, 192f).

Beide Thesen sind falsch. Keine wissenschaftliche Theorie kann das unmittelbare Erleben und konkrete Entscheiden des Individuums ersetzen. Der Mensch in der *ersten Person* steht als Wirklichkeit schaffende und beurteilende Instanz *über der Wissenschaft*. Nur für das Individuum ist die Wirklichkeit wirklich erkennbar, beurteilbar, bedeutsam und letztlich lebensentscheidend. Allein aus der *Ersten-Person-Perspektive* gibt es überhaupt eine konkrete Umwelt und ein reales persönliches, schicksalhaftes Dasein – nicht aber für die Dritte-Person-Perspektive der positiven Wissenschaften. Weil allein das Individuum die Gegenwart zu erfahren und in ihr zu leben vermag, kann auch nur es über die Wirklichkeit urteilen und unabhängige, selbstverantwortliche Entscheidungen treffen.

In der Hirntheorie treffen die beiden Paradigmen der (angeblich) hirnproduzierten Subjektivität und (vermeintlich) wahrnehmungsunabhängigen Objektivität aufeinander. Deshalb besteht hier zugleich die besondere Chance, die Problematik ganz neu aufzurollen: Die wirkliche Welt der Wahrnehmung wird durch die Sinne nicht konstruiert, sondern *konstituiert* (▶ A. 5, S. 50). Die Hörwelt, die Sehwelt, die Tastwelt, die kulturelle und ökonomische Welt usw. sind Realitäten, keine bloßen Konstruktionen. (Man denke etwa an ein Konzert, eine Gerichtsverhandlung, eine politische Versammlung, ein Fußballspiel usw., wo man – würde man anstelle der im wirklichen Leben bewirkten *Konstitution* mit einer bloßen *Konstruktion d*er Ereignisse abgespeist – dies als Zumutung empört zurückweisen würde!) Wie die Lebenswelt selbst entstehen auch die echten Entdeckungen der Wissenschaft nicht durch subjektive Konstruktion im Gehirn, sondern durch geistige *Konstitution*, das heißt durch wirkliche konkrete, aufmerksamkeitsgeleitete Interaktion zwischen Individuum und Umwelt.

Das Erkennen der Wirklichkeit ist, wie die vorangehenden Ausführungen gezeigt haben, kein Abbildungsprozess im Gehirn, sondern eine schöpferische, selbstverantwortliche, in ihrem Erfolg allerdings fragile, immer wieder Zweifeln unterworfene Selbstbesinnung und Weltbeurteilung. Diese fordert das Individuum bis an die Grenzen. Es kann sich auf keine »höhere Instanz« verlassen (auch nicht auf die der Wissenschaft!). Es hat immer wieder Anlass zu zweifeln, ob seine Entscheidung wirklich frei und unabhängig, ob sein Denken sinnvoll und richtig, sein Handeln verantwortlich und wirklichkeitsgemäß ist. – Wirklichkeit und Freiheit wachsen auf demselben Boden, auf dem auch Daseinsverantwortung, Mut und Selbstbestimmung gedeihen. Wir müssen, wie Safranski schreibt, stets fürchten,

> *»in die Bodenlosigkeit subjektiver Einbildung zu versinken, auf uns selbst zurückgeworfen, ohne verlässliche Orientierung, ohne Halt in einer substantiellen Wahrheit. / Es ist die Angst vor der Freiheit, die an eine von einem selbst unabhängige Wahrheit glauben lässt. Man will mit seiner Wahrheit nicht alleine bleiben, und man will den Verdacht loswerden, dass man sie vielleicht nur erfunden hat.*
> *[...] Freiheit macht auch einsam. In der Freiheit erfährt man sich als eine selbständige, selbstverantwortliche, von den anderen getrennte Größe. Das kann ein Gefühl der Ohnmacht und der Angst erzeugen. Freiheit löst aus selbstverständlichen, Geborgenheit gewährenden Bindungen und belastet einen mit der Aufgabe, solche Bindungen selbsttätig herzustellen. Freiheit unterhöhlt die Autorität vorgegebener Wahrheiten und zwingt einen, sich selbst Wahrheiten zu geben oder wenigstens zu wählen, nach denen man sein Leben einrichten will. Das alles heißt: Selbstbestimmung«* (Safranski 2001, 195f).

Wie erwähnt (S. 32) ist die Beurteilung des menschlichen Geistes als *subjektiv* seitens der Wissenschaft nicht wertfrei, sondern abwertend. Dahinter steht eine Herrschaftsideologie, die seit Descartes eine hierarchische Subordination des Leibes unter das Gehirn behauptet und in der Folge auch den Geist selbst als Produkt der Materie interpretiert. – Die Behauptung, menschliches Erleben sei grundsätzlich »nur subjektiv«, entzieht wie gesagt nicht nur dem Individuum den Boden unter den Füßen, sondern ebenso jeder echten Wissenschaft und Forschung. Wirklichkeit und Freiheit sind Forderungen, die der Wissenschaftler an sich selbst stellt und für seine Forschung stellen muss. Das aber gilt für den Menschen generell. Die Einmischung einer »objektiven Wissenschaft« in die geistigen Belange des Individuums, dessen Fragilität, Selbstzweifel, Skrupel und Risiken sie als subjektiv abzutun und dessen Suche nach Wahrheit sie als vermeintlich höhere Instanz zu unterhöhlen sucht, stellt einen unbotmäßigen Eingriff in *Selbstbestimmung* und *Würde* des Menschen dar.

Francis Fukuyama (2003) hat in seinem Essay »Der nasse Computer« dargestellt, warum das Menschenbild der modernen Wissenschaft im eklatanten Gegensatz zur geistesgeschichtlichen Entwicklung der letzten zweihundert Jahre steht. Fukuyama sieht die *Befreiung des Menschen von geistiger Unterdrückung*, wie sie u. a. Immanuel Kant gefordert hat, im Besonderen *durch die Hirntheorie* der modernen Wissenschaft gefährdet. Nach der in der Aufklärung geborenen Idee der Befreiung des Menschen aus »selbstverschuldeter Unmündigkeit« und dem inzwischen politisch erkämpften Recht auf Selbstbestimmung, macht ihn die Wissenschaft erneut zum unselbständigen Subjekt. Sie erklärt ihn für abhängig vom materiellen Gehirn, den Genen etc. und raubt ihm damit »*alle kantische Freiheit und Würde*« (Fukuyama).

11 Wirklichkeit und Freiheit – wahnkrankes Subjekt und selbstverantwortliches Ich

Die Wissenschaft übt heute eine ähnliche Macht über das Individuum aus wie früher die Religion (Feyerabend 1981, 114ff). Wie diese das Dasein des Menschen auf einen mythisch-geistigen Ursprung zurückführt, ist es heute die Wissenschaft, die den Menschen ihren Theorien unterwerfen und ihn auf eine rein materielle Herkunft reduzieren will. Der moderne Materialismus erklärt den Menschen zum Spielball der Atome und Moleküle, der Gene und Neurotransmitter, im Verein mit dem blinden oder makabren Zufall. – An der Deutung des Gehirns scheiden sich die Geister. Das Individuum steht vor der Wahl, sich entweder auf den dornigen Weg in Unabhängigkeit und Freiheit zu begeben, sich den Herausforderungen der humanen Wirklichkeit zu stellen oder sich, abgesichert im Elfenbeinturm der Wissenschaft, von jener zu verabschieden.

Wie Paul Feyerabend (1981) ausführt, kann nur das Individuum, der Bürger selbst aufstehen und seine Rechte gegenüber einer Wissenschaft behaupten, die ideologisch in unzulässiger, suppressiver und gefährlicher Weise in seine geistige Sphäre eingreift. Die Machtträger der Gesellschaft setzen ihre Ziele heute vorzugsweise mit *wissenschaftlichen Argumenten* durch.[135] Um das Individuum in subjektiv unmündiger Beschränktheit zu halten, ist eine Ideologie geeignet, die den menschlichen Erlebnisraum auf die Schädel-Höhle begrenzt.[136] Die Auffassung, das Ich habe kein wirkliches Leben, sondern bloß ein subjektives, von der Hirnmaterie erzeugtes Scheinleben, ist ein gedanklicher Kerker, in den sich der Mensch selbst hinein begibt und aus dem er sich folglich auch nur selbst befreien kann.

---

135 Paul Feyerabend fragt in »Erkenntnis für freie Menschen«: »Wie beurteilt ein Bürger die Vorschläge der Institutionen, die ihn umgeben, von seinem Geld leben und sein Dasein verunstalten, und wie beurteilt er diese Institutionen selbst?« (Feyerabend 1981, 12). Und seine Antwort lautet: »Die Wissenschaften sind [...] Produkte, die der Wissenschaftler zum Verkauf anbietet, und die Bürger entscheiden, ihren Traditionen gemäß, was gekauft wird und was man liegen lässt. Die Wissenschaften sind nicht Bedingungen der Rationalität, der Freiheit, [...] sie sind Waren. Die Wissenschaftler aber sind die Verkäufer dieser Waren, sie sind nicht Richter über wahr und falsch [...]« (Feyerabend 1981, 17f).

136 Siehe dazu Platons Höhlengleichnis: Die Menschen sitzen in einer Höhle mit von der Außenwelt abgewandten Gesichtern. Sie sehen statt der Wirklichkeit nur die Schatten der Dinge, die vom Licht an die innere Höhlenwand projiziert werden. Wer aufsteht und sich ins Freie begibt, um sich in der wirklichen Welt umzusehen und den anderen Höhlenbewohnern davon berichtet, wird von diesen erst verlacht, dann zum Schweigen gebracht und schließlich unschädlich gemacht (Plato 1969b, 249–252). Die traditionelle Weltsicht, die den Menschen zum Subjekt macht, soll niemand ungestraft stören dürfen.

E

Abschluss

Zusammenfassung

Das menschliche Gehirn wird in einer *leibzentrierten Sichtweise* dargestellt. Es hat die Funktion eines Weckorgans mit Auslöser- und Schrittgeberfunktionen und evoziert den Organismus zu seinen leiblichen, seelischen und geistigen Lebensäußerungen. Diese sind Eigentätigkeiten des *ganzen Menschen*. Die körperlichen, seelischen und geistigen Leistungen des Menschen gehen nicht vom Gehirn aus, sondern entspringen unmittelbar aus einem Interaktionsraum, dem *Gestaltkreis* Organismus – Umwelt. Im primären Ruhezustand (»Trägheit«) können Leib und Willkürorgane immer nur in Interaktion mit der Umwelt treten, wenn sie durch neuronale Erregungsübertragung vom Gehirn geweckt werden.

Das Gehirn wird als Partnerorgan des übrigen Leibes verstanden. Es antwortet auf die Umwelt durch Resonanzprozesse, die im raum-zeitlichen Lebensganzen entstehen. Seine Wirkung auf den übrigen Leib ist keine übergeordnet steuernde, sondern eine parallel komplementäre.

Das Gehirn ist keine Insel. Die zentralnervösen Auslöserfunktionen werden durch Resonanz und Synchronisierung der beteiligten Neuronengruppen aktiviert. Mit der Erregung der Willkürorgane verschmelzen Organismus und Umwelt zur funktionellen Einheit. Dazu bedarf es keiner inhaltlichen Informationen und Signale im Nervensystem. Auch höhere Leistungen gehen unmittelbar von den Vollzugsorganen (zum Beispiel die Sprache von den Sprachorganen), nicht vom Gehirn aus.

Der Leib ist nicht nur der Ort positiver, sondern auch negativer Leistungen. Er trägt neben dem Vermögen zur Leistungsproduktion ebenso dasjenige der Selbsthemmung und damit auch der Ruhe und Passivität in sich. Die Lebensprozesse der Bewegung und Wahrnehmung kommen in der Peripherie zur Ruhe, wo sie durch einen physiologischen Vorgang abgelähmt werden (*Ruhe-Membranpotential* der Muskel- und Sinneszellen). Die Negation des Willens, das Unterlassen hat, wie andere negative Leistungen, seine Wurzel in der *peripheren Hemmung* der Willkürorgane: Körperliche Trägheit und Unterlassen, Ruhe und Schlaf werden durch die *Selbsthemmung* des Leibes bewirkt.

Selbsthemmung und Trägheit stehen der neuronalen Weckung von Organaktivitäten antagonistisch gegenüber. Sie führen zur Diskontinuität von Leistungen, zum Entspannen und Aufhören der Eigentätigkeit. Bewusste »Ja-Nein-Entscheidungen« beruhen auf der Fähigkeit zum *freiwilligen Un-*

terlassen. Entscheidungen werden durch das Gehirn unbewusst vorbereitet, ausgelöst und unterhalten (Synchronisation von Erregungsfrequenzen, Aufbau von Bereitschaftspotentialen etc.), aber nicht kausal gesteuert. Die neuronalen Verschaltungen ermöglichen die Interaktion mit der Umwelt, stabilisieren Fähigkeiten und Gewohnheiten, erleichtern Wahrnehmen und Handeln (Fazillitation), legen sie aber nicht fest.

> Zusammenfassend komme ich in der vorliegenden Untersuchung zum Ergebnis, dass Hirnfunktion und Willensfreiheit miteinander vereinbar sind. Die erstere bereitet Handlungen vor, erzwingt sie aber nicht. Willensfreiheit ist keine Sache des Gehirns, sondern des ganzen Menschen.
>
> Dem Unterlassen-Können (»*Veto*«) kommt aus physiologischer Sicht die entscheidende Rolle für die Willensfreiheit zu: Die natürliche Trägheit des Leibes ermöglicht den *negativen Willen*, das Innehalten, das Nicht-Tun, die Pause und eröffnet dadurch den Weg zu freiem Handeln.

Wo ist nun der lebendige Geist? Der Geist ist durch die Selbsterfahrung immer da. Er lässt sich aber auf keine Lokalität wie das Gehirn einengen. Die Phänomenologie von *Unterlassen* und *Zulassen* eröffnet für das geistige Leben neuen Raum. Das *Loslassen* bisheriger Aktivitäten ermöglicht zugleich das *Zulassen* und Aufkeimen neuer Eigentätigkeiten. Zwischen beiden lebt der Mensch bewusst in der Gegenwart, kann spontan handeln und geistes-gegenwärtig sein. Im Übergang von Unterlassen und Zulassen wird der menschliche Geist erfahrbar.

Literaturverzeichnis

Abel G, Engfer HJ, Hubig C (2002) Überlegungen zum Begriff des »Geistes« bei Leibniz. Festschrift für Hans Poser zum 65. Geburtstag. Berlin, New York: Neuzeitliches Denken.

Aertsen A (2010) »Wenn beide versuchen, sich anzupassen« – Von Mensch-Maschine-Schnittstellen, Cyborgs und dem Nachbau des Gehirns. In: Hülswitt T, Brinzanik R (Hrsg.) Werden wir ewig leben? Gespräche über die Zukunft von Mensch und Technologie. S. 137–157.

Affolter F (1992) Wahrnehmung, Wirklichkeit und Sprache. Villingen-Schwenningen: Neckar.

An der Heiden U, Schneider H (2007) Hat der Mensch einen freien Willen? Die Antworten der großen Philosophen. Stuttgart: Reclam.

Aristoteles (1961) De anima. Paderborn: Ferdinand Schöningh.

Aschoff J (1989) Die innere Uhr des Menschen. In: Gumin H, Meier H (Hrsg.) Die Zeit. Dauer und Augenblick. München, Zürich: Piper. S. 133–144.

Asperger H (1944) Die »autistischen Psychopathien« im Kindesalter. Archiv für Psychiatrie und Nervenkrankheiten 117:76–136.

Asperger H (1968) Heilpädagogik. Wien, New York: Springer.

Assheuer T (2005) Hartz IV in der Synapse. In: Die Zeit, Nr. 14 vom 31.3.2005.S.43.

Assheuer T (2011) Normative Askese statt Spekulation. Der kritische Rationalist: Zum 90. Geburtstag des Philosophen Hans Albert. Die Zeit, Nr. 6 vom 03.02.2011.S.48.

Aston-Jones GS, Desimone R, Driver J et al. (1997) Attention. In: Zigmond MJ et al. (Hrsg.) Fundamental Neuroscience. San Diego, London, Boston, New York: Academic Press. S.1385–1409.

Augustinus A (1988) Bekenntnisse. München: Deutscher Taschenbuch-Verlag.

Banet M, Blatteis F, Hensel H (1982) Persistance of normal autonomic thermal regulation after separation of the preoptic area from the hypothalamus in rats. Fed Proc 41:1696.

Barlow M (2004) Die Lehre des F. Matthias Alexander. Alexander-Gedächtnis-Vortrag. Gehalten im November 1965 in London. Übers. von Ruschmann, E. – Sonderdruck für die Gesellschaft der Alexander-Technik, Heidelberg.

Bauer J (2005) Warum ich fühle was du fühlst. Hamburg: Hoffman und Campe.

Bauer J (2012) Dienst oder Bärendienst? Wird das neue Transplantationsgesetz dem Anliegen der Transplantationsmedizin wirklich gerecht? ÄBW 8:337–339.

Beauregard M, Lésvesque J, Bourgouin P (2001) Neural correlates of conscious self-regulation of emotion. J Neuro 21(18):RC165.

Beggs JM et al. (1999) Learning and Memory, Basic Mechanisms. In: Zigmond MJ et al. (Hrsg.) Fundamental Neuroscience. 1443–1447. San Diego, London, Boston, New York: Academic Press.

Beisel MC (2012) Schopenhauer und die Spiegelneurone. Eine Untersuchung der Schopenhauer'schen Mitleidsethik im Lichte der neurowissenschaftlichen Spiegelneuro-

nentheorie. Beiträge zur Philosophie Schopenhauers, Bd.12. Würzburg: Königshausen & Neumann.
Békésy G (1970) Physiologie der Sinneshemmung. München: Goldmann.
Bieri P (1996) Was macht Bewusstsein zu einem Rätsel? In: Metzinger T: Bewusstsein. Paderborn: Ferdinand Schöningh. S. 61–77.
Bieri P (2006) Das Handwerk der Freiheit. Über die Entdeckung des eigenen Willens. Frankfurt a. M.: Fischer.
Birbaumer N, Schmidt RF (1997a) Allgemeine Physiologie der Großhirnrinde. In: Schmidt RF, Thews G (Hrsg.) Physiologie des Menschen. Berlin, Heidelberg: Springer. S. 128–140.
Birbaumer N, Schmidt RF (1997b) Lernen und Gedächtnis. In: Schmidt RF, Thews G (Hrsg.) Physiologie des Menschen. Berlin, Heidelberg: Springer. S. 154–166.
Birbaumer N, Schmidt RF (1997c) Kognitive Funktionen und Denken. In: Schmidt RF, Thews G (Hrsg.) Physiologie des Menschen. Berlin, Heidelberg: Springer. S. 184–191.
Birbaumer N, Schmidt RF (1997d) Wachen, Aufmerksamkeit und Schlaf. In: Schmidt RF, Thews G. (Hrsg.) Physiologie des Menschen. Berlin, Heidelberg: Springer. S. 141–153.
Birbaumer N, Schmidt RF (2001a) Allgemeine Physiologie der Großhirnrinde. In: Schmidt RF, Schaible HG (Hrsg.) Neuro- und Sinnesphysiologie.Stutgart: Thieme. S. 389–409.
Birbaumer N, Schmidt RF (2001b) Kognitive Funktionen und Denken. In: Schmidt RF, Schaible HG (Hrsg.) Neuro- und Sinnesphysiologie. Stuttgart: Thieme. S. 477–493.
Bobath B, Bobath K (1977) Die motorische Entwicklung bei Zerebralparesen. Stuttgart: Thieme.
Boehm R (1966) Vorrede des Übersetzers. In: Merleau-Ponty M, Phänomenologieder Wahrnehmung. Berlin: Walter de Gruyter. S. V–XX.
Bollnow OF (1970) Philosophie der Erkenntnis. Stuttgart: Kohlhammer.
Brandt R (1999) Die Wirklichkeit des Bildes. Sehen und Erkennen – vom Spiegel zum Kunstbild. München: Hanser.
Brockhaus Enzyklopädie (1988) Bd. 7, Begriff »Existenzphilosophie«; (1991) Bd. 14, Begriff »Mensch«; (1992) Bd. 18, Begriff »Resonanz«. Mannheim: Brockhaus.
Brown C (1990) Mein linker Fuß. Berlin: Henssel.
Buchanan I (1992) Geschichtlicher Abriss der Duplizitätstheorie von der Renaissance bis zur Gegenwart. In: Schad W 1992 (Hrsg.) Die menschliche Nervenorganisation und die soziale Frage. Stuttgart: Freies Geistesleben. S. 31–65.
Buddemeier H (2001) Von der Keilschrift zum Cyberspace. Der Mensch und seine Medien. Stuttgart: Urachhaus.
Buddemeier H (2011) Zwischen Wirklichkeit und virtuellem Wunderland. Über die problematischen Innenwirkungen von Computerspielen. Heidelberg: Menon.
Buytendijk FJJ (1956) Allgemeine Theorie der menschlichen Haltung und Bewegung. Als Verbindung von hysiologischer und Psychologischer Betrachtungsweise. Berlin, Göttingen, Heidelberg: Springer.
Buzsáki G (2006) Rhythms of the Brain. Oxford, New York: Oxford University Press.

Buzsáki G, Draguhn A (2004) Neuronal oscillations in Cortical Networks. Neurobiology 304:1926–29.
Carr F (1986) Mozart und Constanze. Stuttgart: Reclam.
Caspers H (1985) Zentralnervensystem. In: Kurzes Lehrbuch der Physiologie. Hrsg. von Keidel D, Stuttgart, New York: Thieme. Kap. 21.
Chapin JK (2004) Using multi-neuron population recordings for neural prosthetics. Nat. Neurosci. 7(5):452–455.
Christ B, Wachtler F (1998) Medizinische Embryologie. München: Urban und Fischer.
Coenen VA, Amtage F, Volkmann J, Schläpfer TE (2015) Tiefe Hirnstimulation bei neurologischen und psychiatrischen Erkrankungen. DÄ 112(31-32): 519-526.
Damasio AR (1997) Descartes' Irrtum. München: DTV.
Damasio AR (2001) Ich fühle also bin ich. Berlin: Ullstein-List
Damasio AR (2005) Der Spinoza-Effekt. Berlin: Ullstein-List TB.
Dannlowski U, Stuhrmann A, Beutelmann V, Zwanzger P, Lenzen T, Grotegerd D, Domschke K, Hohoff C, Ohrmann P, Bauer J, Lindner C, Postert C, Konrad C, Arolt V, Heindel W, Suslow T, Kugel H (2011) Limbic scars: longterm consequences of childhood maltreatment revealed by functional and structural magnetic resonance imaging. Biol. Psychiatry 71:286–293.
Dannlowski U, Kugel H, Franke F, Stuhrmann A, Hohoff C, Postert C, Beutelmann V, Zwanzger P, Lenzen T, Grotegerd D, Suslow T, Arolt V, Domschke K (2011) Neuropeptide S (NPS) receptor genotype modulates basolateral amygdala responsiveness to aversive stimuli. Neuropsychopharmacology 36:1879–1885.
Demokrit. In: Die Vorsokratiker II (1983), übers. von Mansfeld J. 230–345. Stuttgart: Reclam. S.232.
Dennet DC (1994) Philosophie des menschlichen Bewusstseins. Hamburg: Hoffmann u. Campe.
Descartes R (1641/1971) Meditationes de prima philosophia. Übers. und hrsg. von G. Schmid. Stuttgart: Reclam.
Deutch AY, Roth RH (1999) Neurotransmitters. In: Zigmond MJ et al. (Hrsg.) Fundamental Neuroscience. S. 193–234.
Dewey J (1931) Die menschliche Natur. Ihr Wesen und ihr Verhalten. – Zit. nach Bollnow OF 1970: S. 40–44.
Diederichs C, Mühlenbruch K, Heuschmann PU, Ritter MA, Berger K (2011) Prädiktoren für eine spätere Pflegebedürftigkeit nach einem Schlaganfall. Dtsch. Ärztebl. Int 2011; 108(36): 592–599.
Didier JD (1990) Biologie des Begehrens. Wie Gefühle entstehen. Reinbeck bei Hamburg: Rowohlt TB.
Doidge N (2008) The Brain that Changes Itself. Stories of Personal Triumph from the Frontiers of Brain Science. London: Penguin.
Domschke K, Dannlowski U (2010) Imaging genetics of anxiety disorders. Neuroimage 53: 822–831.
Doren A (1914) Die Chronik des Salimbene von Parma. Bd. 1. In: Die Geschichtsschreiber der deutschen Vorzeit. Leipzig.
DuBois-Reymond E (1982) Über die Grenzen des Naturerkennens. Leipzig: Veith & Co.

Dudel J (1997) Informationsvermittelung durch elektrische Erregung. In: Schmidt RF, Thews G (Hrsg.) Physiologie des Menschen. Berlin, Heidelberg: Springer. S. 20–42.

Dudel J (1997) Erregungsübertragung von Zelle zu Zelle. In: Schmidt RF, Thews G (Hrsg.) Physiologie des Menschen. Berlin, Heidelberg: Springer. S. 42–66.

Düker H (1975) Untersuchungen über die Ausbildung des Wollens. Bern: Hans Huber.

Dupont E, Hanganu IL, Kilb W, Hirsch S, Luhmann HJ (2006) Rapid developmental switch in the mechanisms driving early cortical columnar networks. Nature 439: 79–83.

Eco U (2004) Die geheimnisvolle Flamme der Königin Loana. München, Wien: Hanser.

Ehrenfels C (1978) Über Gestaltqualitäten. In: Weinhandl F (Hrsg.) Gestalthaftes Sehen. Darmstadt: Wiss. Buchgesellschaft. S. 11–43.

Elbert T, Pantev C, Rockstroh B (1995) Increased use oft the left hand in string players associated with increased cortical representation of the fingers. Science 270: 305-307.

Epikur. In: Jürß F, Müller M, Schmidt EG (Hrsg.) (1977) Griechische Atomisten. Leipzig: Reclam. S. 203–334; S. 236.

Eschweiler GW, Leyhe T, Klöppel S, Hüll M (2010) Neue Entwicklungen in der Demenzdiagnostik. (Geruchsidentifikation(Dtsch Ärztebl. Int. 2010; 107(39); 677–83.

Farah M et al. (1999) Object and Face Recognition. In: Zigmond, MJ et al. (Hrsg.) Fundamental Neuroscience. San Diego, London, Boston, New York: Academic Press. S. 1339–1361.

Fechner GT (1889) Elemente der Psychophysik. Leipzig: Johann Ambrosius Barth.

Feyerabend P (1981) Erkenntnis für freie Menschen. Frankfurt a. M.: Suhrkamp.

Feyerabend P (1986) Wider den Methodenzwang. Frankfurt a. M.: Suhrkamp.

Fichte JG (1911) Grundlage der gesamten Wissenschaftslehre. Neu herausgegeben und eingeleitet von Medicus F. Leipzig: Fritz Eckardt.

Field R (2005) John Dewey (1859–1952). Internet Encyclopedia of Philosophy. A Peer-Reviewed Academic Resource. Chapter 2.

Flanagan G (1979) Die ersten neun Monate des Lebens. Hamburg: Rowohlt TB.

Floeter MK (1999) Spinal Motor Control, Reflexes and Locomotion. In: Zigmond, MJ et al. (Hrsg.) Fundamental Neuroscience. London, Boston, New York: Academic Press. S. 889–912.

Frankl V (1990) Der leidende Mensch. Bern: Hans Huber.

Frede D (2007) Platon: Wunsch und Begehren. In: An der Heiden U, Schneider H (Hrsg.) Hat der Mensch einen freien Willen? Stuttgart: Reclam. S. 281–294.

Freud S (1911) Formulierungen über zwei Prinzipien des psychischen Geschehens. Gesammelte Werke Bd.8. Frankfurt a. M.: Fischer.

Freud S (1956) Psychopathologie des Alltagslebens. Frankfurt a. M., Hamburg: Fischer TB.

Freud S (1920/1999) Jenseits des Lustprinzips. Ges. Werke Bd.13. Frankfurt a. M.: Fischer.

Frick H, Leonhardt H, Stark D (1987) Spezielle Anatomie Bd. II: Eingeweide – Nervenssystem – Systematik der Muskeln und Leitungsbahnen. Stuttgart, New York: Thieme.

Fromm E (1979) Haben oder Sein. München: DTV.
Fromm E (1990) Die Furcht vor der Freiheit. München: DTV.
Fuchs T (1990) Zur Psychopathologie und Pathogenese des Charles-Bonnet-Syndroms. Fundamenta Psychiatrica 4:181–185.
Fuchs T (1992) Die Mechanisierung des Herzens. Harvey und Descartes. Der vitale und der mechanische Aspekt des Kreislaufs. Frankfurt a. M.: Suhrkamp.
Fuchs T (2006) Neuromythologien. Mutmaßungen über die Bewegkräfte der Hirnforschung. Scheidewege. Jahresschrift für skeptisches Denken, 36: 184–202.
Fuchs T (2008/2013) Das Gehirn – ein Beziehungsorgan. Eine phänomenologisch-ökologische Konzeption. Stuttgart: Kohlhammer.
Fuchs T (2008a) Leibgedächtnis und Lebensgeschichte. In: F. A. Friedrich, T. Fuchs, J. Koll, B. Krondorfer, G. M. Martin (Hrsg.) Der Text im Körper. Leibgedächtnis, Inkarnation und Bibliodrama. Hamburg: EB-Verlag. S.10–40.
Fuchs T (2010b) Karl-Jaspers-Institut für integrative Subjektivitätsforschung an der Ruprecht-Karls-Universität Heidelberg – Projektvorschlag zum Zukunftskonzept der Exzellenzinitiative. Heidelberg: unveröffl. Manuskript.
Fuchs T (2011) Das verkörperte Selbst. Eine ökologische Konzeption für Psychiatrie und Psychotherapie. In: Rissman W (Hrsg.) Was heißt seelische Gesundheit? Körper – Seele – Geist. Würzburg: Königshausen & Neumann. S. 9–25.
Fukuyama F (2003) Der nasse Computer. Die Zeit Nr.2 vom 31.12.03, S. 37.
Gallese V et al.(1996) Action, recognition and the premotor cortex. Brain 119(2):593–609.
Gegenfurter KR (2006) Gehirn und Wahrnehmung. Frankfurt a. M.: Fischer.
Geschwind N (1970) The Organization of Language and the Brain. Science 170: 940–944.
Gibson JJ (1973) Die Sinne und der Prozess der Wahrnehmung. Hrsg. von Ivo Kohler. Bern, Stuttgart, Wien: Hans Huber.
Goddemeier C (2007) William Harvey (1578–1657) – Die Entdeckung des Blutkreislaufs. DÄB 104(20):1375–1377.
Goethe JW (1810/1947) Naturwissenschaftliche Schriften, hrsg. von R. Steiner, Bd.3: Entwurf einer Farbenlehre. Stuttgart: Freies Geistesleben. S. 85–330.
Goethe JW (1977) Gesammelte Werke, Bd.3. West-Östlicher Divan, Gedicht »Selige Sehnsucht«. Zürich: Artemis DTB.
Grah G, Kremkows J, Aertsen A, Kumar A (2010) Computational Science. Wie mathematische Modelle helfen können, unser Nervensystem zu verstehen. Biospektrum 17: 1–2011: 130 (pdf).
Grandin T, Johnson C (2010) Ich sehe die Welt wie ein frohes Tier. Eine Autistin entdeckt die Sprache der Tiere. Berlin: Ullstein.
Grimm H (1995) Sprachentwicklung. In: Oerter R, Montada L 1995: Entwicklungspsychologie. Weinheim: Psychologie Verlags Union. S. 705–757.
Habermas J (1986) Der philosophische Diskurs der Moderne. Frankfurt a. M.: Suhrkamp.
Haggard P, Eimer M (1999) On the relation between brain potentials and conscious awareness. Experimental Brain Research 126:128–133.
Hajos A (1969) Wahrnehmungspsychologie. Stuttgart: Kohlhammer.

Hassemer W (2010) Haltet den geborenen Dieb! – Muss das Strafrecht geändert werden, weil Hirnforscher die Möglichkeit von Freiheit, Schuld und Verantwortlichkeit bestreiten? Ein Plädoyer für reife Rationalität. In: FAZ v. 15.6.2010, Nr. 135, S. 35.

Hayes JP, Hayes SM, Mikedis AM (2012) Quantitative meta-analysis of neural activity in posttraumatic stress disorder. Biol Mood Anxiety Disord 2012;2:9.

Heekeren HR, Marrett S, Banettini PA, Ungerleider LG (2004) A general decision mechanism for perceptual decision-making in the human brain. Nature 431:859–862.

Heekeren HR, Marrett S, Ruff DA, Banettini PA, Ungerleider LG (2006) Involvement of human left dorsolateral prefrontal cortex in perceptual decision making is independent of response modality. Neuroscience 103(26):10023–10028.

Heidegger M (1984) Sein und Zeit. Tübingen: Max Niemeyer.

Heisenberg W (1959) Prinzipielle Fragen der modernen Physik. In: Wandlungen in den Grundlagen der Naturwissenschaft. Stuttgart: S. Hirzel. S. 62–76.

Heisenberg W (1983): Der Teil und das Ganze. Gespräche im Umkreis der Atomphysik. München: DTV

Heisterkamp J (2012) Expedition ins Jenseits. Buchbesprechung zu E. Alexander, Info3, Jan. 2013, 34f

Helmholtz H (1896) Handbuch der physiologischen Optik. Hamburg. Arthur Peter König.

Henkelmann T (1986) Viktor von Weizsäcker (1886–1957). Materialien zu Leben und Werk. Berlin, Heidelberg, New York: Springer.

Henningsen P, Gündel H, Ceballos-Baumann A (2006) Neuro-Psychosomatik. Grundlagen und Klinik neurologischer Psychosomatik. Stuttgart, New York: Schattauer.

Hensel H (1966) Allgemeine Sinnesphysiologie. Hautsinne, Geschmack, Geruch. Berlin, Heidelberg, New York: Springer.

Hensel H (1976) Wahrnehmungsstrukturen und das Problem der Analogie menschlichen und tierischen Verhaltens. Tübingen: Studien zur Arbeit der Freien Akademie Nr. 22.

Hensel H (1977) Zur Problematik des Wissenschaftsbegriffs in der Medizin. In: Biologische Medizin. Grundlagen ihrer Wirksamkeit. Hrsg. von Büttner G, Heinkel K, Hensel H, Hildebrandt G, Orzechowski G, Schaefer KE, Schmid F. Heidelberg: Dr. Ewald Fischer. S. 82–101.

Hensel H (1980) Die Sinneswahrnehmung des Menschen. Referat auf der 1. Sitzung der Freien Europäischen Akademie der Wissenschaften am 25.11.1977 in Herdecke. Musikther. Umschau 1:203–218.

Hensel H (1981) Phenomenal und Neural Structures of Touch. In: Tent L (Hrsg.) Erkennen – Wollen – Handeln. Festschrift für Heinrich Düker zum 80. Geburtstag.

Hensel H (1985) Allgemeine Sinnesphysiologie. In: Kurzes Lehrbuch der Physiologie. In: Keidel D (Hrsg.) Stuttgart, New York: Thieme. S. 15.1–15.10.

Hensel H, Scheurle HJ (1979/2014): Zur Frage der motorischen und sensitiven Nerven. Auszüge aus Werken Rudolf Steiners, Zusammenstellung und Einleitung HH und HJS. In: Schad W (2014) Die Doppelnatur des Ich. Stuttgart: Freies Geistesleben. S. 303-432.

Heraklit: In: Die Vorsokratiker I (1983), übers. von Mansfeld J: 231–283. Stuttgart: Reclam.

Hering E (1905) Grundzüge der Lehre vom Lichtsinn. In: Handbuch der gesamten Augenheilkunde. Bd. 3, Kap. 13. Berlin.
Hildebrandt G (1984) Zur Physiologie des rhythmischen Systems. Erfahrungsheilkunde 33(11):776–788.
Hipp JF, Hawellek DJ, Corbetta M, Siegel M, Engel AK (2012) Large-scale cortical correlation structure of spontaneous oscillatory activity. Nature Neuroscience. Published online 6 May 2012; doi:10.1038/nn.3101
Hofstätter PR (1973) Psychologie. Frankfurt a. M.: Fischer TB.
Hodgkin AL, Huxley AF (1939) Action potentials recorded from inside a nerve fibre. Nature, (London) 144:710–711.
Holst E, Mittelstaedt H (1950) Das Reafferenz-Prinzip. Naturwissenschaften 37:464–476.
Hubel DH, Wiesel TN (1962) Receptive fields, binocular interaction and functional architecture in the cat's visual cortex. J. Physiol (London) 160, 106–134.
Hufschmidt A, Lücking CH (2006) (Hrsg.) Neurologie compact. Stuttgart: Thieme
Hume D (1973) Eine Untersuchung über den menschlichen Verstand. Hamburg: Meiner
Husserl E (1950) Ideen zu einer reinen Phänomenologieund phänomenologischen Philosophie. Erstes Buch. Haag: Martinus Nijhoff.
Husserl E (1952) Ideen zu einer reinen Phänomenologieund phänomenologischen Philosophie. Zweites Buch. Haag: Martinus Nijhoff.
Husserl E (1963) Cartesianische Meditationen und Pariser Vorträge. Haag: Martinus Nijhoff.
Husserl E (1965) Zur Phänomenologiedes inneren Zeitbewusstseins. Gesammelte Werke Bd.10. Haag: Martinus Nijhoff.
Hüther G, Krens I (2007) Das Geheimnis der ersten neun Monate. Unsere frühesten Prägungen. Düsseldorf: Patmos.
Hüther G (2008) Vortrag vom 5.4. am Hardenberg Institut, Heidelberg. Unveröffentlicht.
Hutter A (2009) Halbbildung. In: Bildung als Mittel und Selbstzweck. Korrektive Erinnerung wider die Verengung des Bildungsbegriffs. Zit. S. 219f. Hg. von Axel Hutter und Markus Kartheininger. Freiburg, München: Karl Alber.
Iacoboni M (2009) Woher wir wissen, was andere denken und fühlen – Die neue Wissenschaft der Spiegelneuronen. München: DVA.
Illich I (1999) Zur Geschichte des Blicks. Unveröfftl. Vortragsmanuskript. Universität Bremen.
Iversen LL (1998) Die Chemie des Gehirns. In: Meier H, Ploog D (Hrsg.) Der Mensch und sein Gehirn. S. 99–120.
Jelenik A (2000) Rumänische Kinderheime: Kaspars Hausers Geschwister. DÄ 97(9): A-522/B-422/C-398.
Jenkins WM, Merzenich MM, Ochs MT, Allard T, Guic-Robles E (1990) Functional reorganization of primary somatosensory cortex in adult owl monkeys after behaviourally controlled tactile stimulation. J Neurophysiol 63(1): 82–104.
Jonas H (2003) Das Prinzip Verantwortung. Versuch einer Ethik für die technologische Zivilisation. Frankfurt a. M.: Suhrkamp.

Jung R (1976) Senso-Motorik. Physiologie des Menschen, Bd.14. München: Urban & Schwarzenberg. S. 2–16.

Jürß F, Müller M, Schmidt EG (1977) (Hrsg.) Griechische Atomisten. Epikur, Brief an Menoikos, S. 236. Leipzig: Reclam.

Jüttemann G, Sonntag M, Wulf C (2000) (Hrsg.) Die Seele. Ihre Geschichte im Abendland. Weinheim: Psychologie Verlags Union.

Kahnemann D (2012a) Schnelles Denken, langsames Denken. München: Siedler.

Kahnemann D (2012b) »Als wären wir gespalten«. Spiegel-Gespräch, Der Spiegel 21:108–112.

Kandel E (1996a) Zelluläre Grundlagen von Lernen und Gedächtnis. In: Kandel ER, Schwartz JH, T. Jessel (Hrsg): Neurowissenschaften. Heidelberg, Berlin, Oxford: Spektrum Akademischer. S. 685–714.

Kandel E (1996b) Die Konstruktion des visuellen Bildes. In: Kandel ER, Schwartz JH, Jessel T. (Hrsg): Neurowissenschaften. Heidelberg, Berlin, Oxford: Spektrum Akademischer. S. 393–411.

Kandel E (2006) Auf der Suche nach dem Gedächtnis. Die Entstehung einer neuen Wissenschaft des Geistes. München: Siedler.

Kanner L (1943) Autistic disturbances of affective contact. Nervous Child 2:217–250.

Kant I (1973) Kritik der reinen Vernunft. Stuttgart: Reclam.

Keeser W, Pöppel E, Mitterhusen P (1982) Schmerz. Fortschritte der klinischen Psychologie 27. München, Wien, Baltimore: Urban & Schwarzenberg.

Kleist H (1961) Briefe 1793–1804. München: DTB.

Kleist H (1964) Gesamtausgabe, Bd.5: Anekdoten. Kleine Schriften. München: DTB.

Klimek L, Moll B, Kobal G (2000) Riech- und Schmeckvermögen im Alter. DÄB 97 (14): A 911–A 918.

Klumpp H, Angstadt M, Phan KL (2012) Insula reactivity and connectivity to anterior cingulated cortex when processing threat in generalized social anxiety disorder. Biol. Psychol 2012;89:273–276.

König K (1994) Die ersten drei Jahre des Kindes. Stuttgart: Freies Geistesleben.

Konfuzius (2012) Der gute Weg. Worte des großen chinesischen Weisheitslehrers. Bern, München, Wien: Scherz.

Kornhuber HH, Deecke L (1965) Hirnpotentialänderungen bei Willkürbewegungen und passiven Bewegungen des Menschen. Bereitschaftspotentiale und reafferente Potentiale. Pflügers Archiv 284:1–17.

Kornhuber HH, Deecke L (2007) Wille und Gehirn: Bielefeld, Locarno: Sirius

Kranz G, Shamim EA, Lin PT, Kranz GS, Voller B, Hallett M. (2009) Blepharospasm and the modulation of cortical excitability in primary and secondary motor areas Neurology 73:2031–2036.

Kranz G, Shamim EA, Lin PT, Kranz GS, Hallett M. (2010) Transcranial magnetic brain stimulation modulates blepharospasm A randomized controlled study. Neurology 75(16):1465–1471.

Kretschmer E (1940) Das apallische Syndrom. Zt. für die gesamte Neurologie und Psychiatrie, Bd. 169, 579.

Ku SP, Tolias AS, Logothetis NK, Goense J (2011) fMRI of the Face-Processing Network in the Ventral Temporal Lobe of Awake and Anesthetized Macaques. Neuron, doi; 2/2011.

Kuhn J, Gründler TOJ, Lenartz D, Sturm V, Klosterkötter J, Huff W (2010) Tiefe Hirnstimulation bei psychiatrischen Erkrankungen. DÄB 107(7):105–113.

Kuhn TS (1962) Die Struktur wissenschaftlicher Revolutionen. Frankfurt a. M.: Suhrkamp.

Lafargue P (1966) Das Recht auf Faulheit. Hrsg. von I Fetscher (Hrsg.). Frankfurt a. M., Wien: Europäische Verlagsanstalt.

Lange FA (1902) Geschichte des Materialismus, Bd.1. Leipzig: J. Baedeker.

Laureys S, Tononi G (Eds.): The Neurology of Consciousness. San Diego, London, Boston, New York: Academic Press.

Leibniz G W (1949) Die Hauptwerke. Monadologie. Stuttgart: Alfred Kröner. S. 130–150.

Lenz M, Tegenthoff M, Kohlhaas K, Stude P, Höffken O, Gatica Toss MA, Kalisch T, Dinse HR (2012) Increased Excitability of Somatosensory Cortex in Aged Humans is Associated with Impaired Tactile Acuity. The Journal of Neuroscience 32 (5):1811–1816.

Levine J (1983) Materialism and Qualia: The explanatory gap. Pacific Philosophical Quart 64: 354–361.

Levine J (1996) Qualia: intrinsisch, relational – oder was? In: Metzinger T: Bewusstsein. S. 329–346.

Lewin R (1980) »Is your brain really necessary?« Science 210:1232.

Lewitscharoff S (2011) Blumenberg. Berlin: Suhrkamp.

Libet B, Gleason CA, Wright EW, Pearl DK (1983) Time of conscious intention to act in relation to onset of cerebral activity (readiness-potential). The unconscious initiation of a freely voluntary act. Brain 106(Pt 3):623–642.

Libet B (1985) Unconscious cerebral initiative and the role of conscious will in voluntary action. Behavioral and Brain Sciences 8: 529–566.

Libet B (2005) Mind Time. Wie das Gehirn Bewusstsein produziert. Frankfurt a. M.: Suhrkamp (Englische Originalausgabe: Mind Time. The Temporal Factor in Consciousness. Cambridge (Mass.), London: Harvard University.

Locke J (1968) An Essay Concerning Human Understanding. London: J. M. Dent.

Lorenz K (1964) Das sogenannte Böse. Wien: Dr. G. Borotha-Schöler.

Luhmann HJ, Dupont E, Hanganu IL, Kilb W, Hirsch S (2006) Rapid developmental switch in the mechanisms driving early cortical columnar networks. Nature 439:79–83.

Lurija AR (1993) Romantische Wissenschaft. Forschungen im Grenzbezirk von Seele und Gehirn. Mit einem Vorwort von O. Sacks. Reinbek bei Hamburg: Rowohlt TB.

Lurija AR (1995) Der Mann, dessen Welt in Scherben ging. Reinbek bei Hamburg: Rowohlt TB.

Lurija AR (1996) Das Gehirn in Aktion. Einführung in die Neuropsychologie. Reinbek bei Hamburg: Rowohlt TB.

Lusseyrand J (1970) Das wiedergefundene Licht. München, Hamburg: Siebenstern TBV.

Lutz A, Davidson R, Greischar LL, Rawlings NB, Ricard M (2004) Longterm mediators self-induce high-amplitude gamma synchrony during mental practice. Published online before print November 8, 2004, doi: 10.1073/pnas.0407401101 PNAS November 16, 2004 vol. 101 no. 46. 16369-16373.

Lutzenberger W, Pulvermüller F, Birbaumer N (1994) Words and pseudowords elicit distinct patterns of 30 Hz-EEG responses in humans. Neurosc. Letters 176:115–118.

Mach E (1906) Analyse der Empfindungen. Jena: Gustav Fischer.

Machado S, Paes F, Velasques B, Piedade R, Ribeiro P, Nardi AE, Arias-Carrion O (2012) Is rTMS an effective therapeutic strategy that can be used to treat anxiety disorders? Neuropharmacology 2012; 62: 125–134.

MacLean PE (1974) Triune conception of the brain and behaviour. Toronto: University Press.

Maguire EA, Gadian DG, Johnsrued IS, Good CD, Ashburner J, Frackowiak RS, Frith CD (2000) Navigation related structural Change in the hippocampi of taxidrivers. Proceedings oft the National Academie of Sciences USA 97: 4398-4403.

Malsburg C (1990) Network self organization. In: Zornetzer SF, Davis J, Lau C (Eds): An Introduction to Neural and Electronic networks. S. 421–432.

Mayberg HS (2012) Deep Brain Stimulation Shows Promising Results for Unipolar and Bipolar Depression. Emory University, News Release: Research. Jan 3, 2012.

McCormic DA (1999) «Membrane Potential and Action Potential. In: Zigmond MJ et al. (Hrsg.) Fundamental Neuroscience. S. 129–154.

McGinn C (1996) Bewusstsein und Raum. In: Metzinger T (Hrsg.) Bewusstsein. 183–200.

Matthiessen PF (2006) Der diagnostisch-therapeutische Prozess im interprofessionellen Dialog. In: Matthiessen PF, Wohler D (Hrsg.) Die schöpferische Dimension der Kunst in der Therapie. Frankfurt a. M.: VAS.

Matthiessen PF (2010) Paradigmenpluralität und Individualmedizin. In: Matthiessen PF (Hrsg.) Patientenorientierung und Professionalität – 10 Jahre Dialogforum. Festschrift. 86–112.

Matthiessen PF (2011) Rundbrief Herdecke vom 25.2.2011 (unveröfftl.), Arbeitskreis »Gehirn und Willensfreiheit«, S. 1.

Meier H, Ploog D (Hrsg.) (1998) Der Mensch und sein Gehirn. – Die Folgen der Evolution. München: Piper.

Melzack R (1978) Das Rätsel des Schmerzes. Stuttgart: Hippokrates.

Mensching G (1991) Vernunft und Selbstbehauptung. Zum Begriff der Seele in der europäischen Aufklärung. In: Jüttemann G, Sonntag M, Wulf C (Hrsg.) Die Seele. Ihre Geschichte im Abendland. Weinheim: Psychologie Verlags Union.S. 217–235.

Merleau-Ponty M (1966) Phänomenologieder Wahrnehmung. Berlin: Walter de Gruyter.

Merzenich MM, Kaas M, Sur M, Lin CS (1978) Double representation of the body surface within cytoarchitectonic areas 3b and 2 in »SI« in the owl monkey (Aotus trivirgatus). J. Comp. Neurol 181(1): 41–73.

Merzenich MM, Kaas M, Wall JT, Sur M, Nelson RJ, Fellman DJ (1983) Progression of change following median nerve section in the cortical representation oft the hand in areas 3b and 1 in adult owl and squirrel monkeys. J. Comp. Neurol 258(2): 281–296.

Metzinger T (1996) (Hrsg.) Bewusstsein. Beiträge aus der Gegenwartsphilosophie. Paderborn, München, Wien, Zürich: Schöningh.

Metzinger T (1996) Das Problem des Bewusstseins. In Metzinger T 1996 (Hrsg.) Bewusstsein. Beiträge aus der Gegenwartsphilosophie. Paderborn, München, Wien, Zürich: Schöningh. S. 15–60.

Meyer G, Kotterba S (2004) Parasomnien im Erwachsenenalter. DÄB 101(34–35):2323–2328.

Moore RY (1999) Circadian Timing. The suprachiasmatic nucleus (SCN). In: Zigmond MJ, Bloom FE, Landis SC, Roberts JL, Sqire LR (Hrsg.) Fundamental Neuroscience. San Diego, London, Boston, New York: Academic Press. S. 1189–1206.

Müller HE (2013) Seit Pius IX. – Leserbrief. DÄB 110(12):A 560.

Müller J (1840) Handbuch der Physiologie des Menschen, Bd.1. Koblenz: J. Hölscher.

Müller T (2015) Riechtest sagt Demenz voraus. ÄrzteZeitung, 26.11.15, http://www.¬aerztezeitung.de/medizin/krankheiten/demenz/article/899884/alzheimermarker-¬riechtest-sagt-demenz-voraus.html?sh=1&h=1958971025, Zugriff 05.04.2016.

Mumenthaler M (1986) Neurologie. Stuttgart: Thieme.

Musallam S, Corneil BD, Greger B, Scherberger H, Andersen RA (2004) Cognitive control signals for neural prosthetics. Science 305(5681):258–262.

Nagel T (1974) What is it like to be a bat? Philosophical Review, 83, 435–450.

Nestle W (1956) Parmenides. In: Die Vorsokratiker. Düsseldorf, Köln: Eugen Diederichs. S. 113–119.

Noë A, Wagler C (2010) Du bist nicht dein Gehirn: Eine radikale Philosophie des Bewusstseins. München: Piper.

Oerter R, Montada L (1995) Entwicklungspsychologie. Weinheim: Psychologie Verlags Union.

Orbán J (1999) Derridas Schriftwende. dianoia. Pécs (HU): Jelenkor.

Overdick-Gulden M (2011) Zu der Buchrezension »Im Grenzland des Todes«. DÄB 6: A 277.

Parmenides: In: Die Vorsokratiker I (1983), übers. von Mansfeld J: 284–333. S. 317, Nr.6. Stuttgart: Reclam.

Patzlaff R (2000) Der gefrorene Blick. Die physiologische Wirkung des Fernsehens und die Entwicklung des Kindes. Stuttgart: Freies Geistesleben.

Paulus W (2009) Transkranielle Magnet- und Gleichstromstimulation. Kongressbericht. DÄB 106(9):143–144.

Penfield W (1975) The Mystery of the Mind: A Critical Study of Consciousness and the Human Brain. Princeton: Princeton University Press.

Piaget J (1992) Biologie und Erkenntnis. Frankfurt a. M.: Fischer TB.

Platon (1969) Der Staat, 7. Buch. In: Platon, Werke, hrsg. von Loewenthal E, Bd. 2, 249–333. Köln, Olten: Jacob Hegner.

Plessner H (1975) Die Stufen des Organischen und der Mensch. Berlin: De Gruyter.

Pörksen U (1997a) Plastikwörter. Die Sprache einer internationalen Diktatur. Stuttgart: Klett-Cotta.

Pörksen U (1997b) Weltmarkt der Bilder. Eine Philosophie der Visiotype. Stuttgart: Klett-Cotta.
Portmann A (1979) Nachwort. In: Flanagan G: Die ersten neun Monate des Lebens. Hamburg: Rowohlt TB.: S. 107–117
Prinz, W. (1992) Freiheit oder Wissenschaft? In: von Cranach M, Foppa K (Hrsg.) Freiheit des Entscheidens und Handelns. Ein Problem der nomologischen Psychologie, S. 86–103. Heidelberg: Asanger.
Proskauer HO (1961) Hundertfünfzig Jahre Goethes Farbenlehre und die Fruchtbarkeit ihrer Prinzipien zum Verständnis neu entdeckter Farbphänomene. Sonderdruck aus Zt. Die Drei, 102ff
Raffmann D (1996) Über die Beharrlichkeit der Phänomenologie. In: Metzinger T (Hrsg.) Bewusstsein. S. 347–366.
Rang B (1990) Husserls Phänomenologieder materiellen Natur. Philosophische Abhandlungen Bd. 56. Frankfurt a. M.: Vittorio Klostermann.
Reist K, Scheurle HJ (1995) Dialogaufbau in der Intensivstation bei Schädel-Hirn-Verletzten bei apallischem Syndrom. – Unveröfftl. Manuskript, Kantonsspital Aarau (CH), Operative Intensivmedizin.
Remschmidt H (2000) Das Asperger-Syndrom. Eine zu wenig bekannte Störung. DÄB 97(19):1296–1301.
Richter DW (1997) Rhythmogenese der Atmung und Atmungsregulation. In: Schmidt RF, Thews G (Hrsg.) Physiologie des Menschen. S. 592–603.
Ritter J (1971) Historisches Wörterbuch der Philosophie. Bd. 9 zum Begriff »Sinne«. Darmstadt: WBG.
Rizzolatti G, Fogassi L, Gallese V (2001) Neurophysiological mechanisms underlying the understanding and imitation of action. Nature Neuroscience 2: 661–70.
Rizzolatti G, Luppino G (2001) The cortical motor system. Neuron 31:889–901.
Rizzolatti G, Sinigaglia C (2008) Empathie und Spiegelneurone. Die biologische Basis des Mitgefühls. Frankfurt a. M.: Suhrkamp.
Rohen JW (1971) Funktionelle Anatomie des Nervensystems. Suttgart, New York: Schattauer.
Rohen JW (2002) Morphologie des menschlichen Organismus. Stuttgart: Freies Geistesleben.
Rosslenbroich B (2007) Autonomiezunahme als Modus der Makroevolution – Wissenschaftliche Schriftenreihe für Evolutionsbiologie und Morphologie, Universität Witten/Herdecke.
Roth G (2003) Aus Sicht des Gehirns. Frankfurt a. M.: Suhrkamp.
Saaz J Der Ackermann und der Tod – Ein Streit und Trostgespräch vom Tode aus dem Jahre 1400. In Deutsch übertragen und mit einer Vorrede von Alois Bernt. Berlin: Insel.
Sacks O (1995) Eine Anthropologin auf dem Mars. Reinbek bei Hamburg: Rowohlt.
Sacks O (1996a) Der Mann, der seine Frau mit einem Hut verwechselte. Reinbek bei Hamburg: Rowohlt TB.
Sacks O (1996b) Der Tag, an dem mein Bein fort ging. Reinbek bei Hamburg: Rowohlt TB.

Sacks O (2009) Der einarmige Pianist – Über Musik und das Gehirn. Reinbek bei Hamburg: Rowohlt.
Sacks O (2010) The Mind's Eye. London: Picador.
Safranski R (1987) Schopenhauer und die wilden Jahre der Philosophie. München: Hanser.
Safranski R (1997) Das Böse oder das Drama der Freiheit. München: Hanser.
Safranski R (2001) Wieviel Wahrheit braucht der Mensch? München: Fischer TB.
Safranski R (2009) Ein Meister aus Deutschland. Heidegger und seine Zeit. München: Fischer TB.
Safranski R (2015) Zeit. Was sie mit uns macht und was wir aus ihr machen. München: Hanser.
Sahm S (2010) Ist die Organspende noch zu retten? FAZ v. 14.10.2010, S. 33.
Sandvoss ER (1978) Gottfried Wilhelm Leibniz. Jurist – Naturwissenschaftler – Politiker – Philosoph – Historiker – Theologe. Göttingen: Musterschmidt.
Sartre JP (2005) Das Sein und das Nichts. Versuch einer phänomenologischen Ontologie. Gesammelte Werke in Einzelausgaben. Philosophische Schriften, Bd.3. München: Fischer TB.
Schad W (1971/2012) Säugetiere und Mensch. Stuttgart: Freies Geistesleben.
Schad W (Hrsg.) (1992) Die menschliche Nervenorganisation und die soziale Frage. Bd.1. Stuttgart: Freies Geistesleben.
Schad W (Hrsg.) (2014) Die Doppelnatur des Ich. Stuttgart: Freies Geistesleben
Schaefer KE (1964) Counteracting effects of training in geometrical construction on stress produced by maximal sensory isolation in water immersion. Aerospace Med 35:279.
Scheler M (1913) Zur Phänomenologieund Theorie der Sympathiegefühle. Mit einem Anhang über den Grund zur Annahme der Existenz des fremden Ich. Halle: Max Niemeyer.
Scheler M (1998) Die Stellung des Menschen im Kosmos. Bonn: Bouvier.
Schelling FWJ (1983) Vom Ich als Prinzip der Philosophie. Hrsg. v. HJ Scheurle. Fragen der Freiheit, Folge 164, S. 30–46.
Scheurle HJ (1977) Überwindung der Subjekt-Objekt-Spaltung in der Sinneslehre. Inaug. Diss. Marburg/Lahn (1976). Stuttgart: Thieme Copythek.
Scheurle HJ (1984) Die Gesamtsinnesorganisation. Stuttgart: Thieme.
Scheurle HJ (1986) Der Gestaltkreis Viktor von Weizsäckers als Ausgangspunkt einer neuen Sinneslehre. In: Lamprecht F (Hrsg.) Spezialisierung und Integration in Psychosomatik und Psychotherapie. Berlin, Heidelberg: Springer. S. 31–40.
Scheurle HJ (1989) Älterwerden und Wandlung der Lebensinteressen. Physiologische und philosophische Betrachtungen über das Altern. ngm 1: 21–25.
Scheurle HJ (1992) Der Bewegungssinn und das Problem der motorischen Nerven. In: Schad W (Hrsg.) Die menschliche Nervenorganisation und die soziale Frage. Stuttgart: Freies Geistesleben. S. 66–86.
Scheurle HJ (1997a) Information und Bewusstseinshelligkeit. Was kann die neurophysiologische Forschung zur Untersuchung des Fernsehens beitragen? Medienkrit. Reihe, Bd.1:74–170.

Scheurle HJ (1997b) Neue Wahrnehmungskonzepte im 20. Jahrhundert. Sinne als Gestaltungsaufgabe. In: Hanel B, Wagner R (Hrsg.) Spannungsfeld Kunst. Stuttgart, Berlin: Mayer. S. 13–37.

Scheurle HJ (2001) Die Funktion des Gehirns. Der Merkurstab 3(54):156–170.

Scheurle HJ (2003) Bewusstsein als Phänomen der Peripherie. Ein phänomenologischer Ansatz zu den Fragen von Bewusstsein, Willensfreiheit und Hirnfunktion. Info 3 (3):20–24.

Scheurle HJ (2004) Brain Function and Vegetative State. The Raphael Medical Centre, Tonbridge (Kent UK). Guide 1–12.

Scheurle HJ (2007/2009) Hirnfunktion und Willensfreiheit. Eine minimalistische Hirntheorie. Bad Homburg: VAS.

Scheurle HJ (2010) Übungsbuch Sinne. Zur Wahrnehmung der Gegenwart. Badenweiler: Selbstverlag.

Scheurle HJ (2012) »Wie der Mensch nein sagen kann.« Vortrag an der Privaten Universität Witten/Herdecke am 22.11.2012. Manuskript, Veröffentlichung in Vorbereitung.

Schirrmacher F (2013) Ego. Das Spiel des Lebens. München: Blessing.

Schmidt RF, Schaible G (Hrsg.) (2001) Neuro- und Sinnesphysiologie. Stuttgart: Thieme.

Schmidt RF, Thews G (Hrsg.) (1997) Physiologie des Menschen. Stuttgart: Thieme.

Schmidt S, Mante A, Rönnefarth M, Fleischmann R, Brandt SA (2012) Progressive enhancement of alpha activity and visual function in patients with optic neuropathy: a two weeks repeated session alternating current stimulation study. (Departement of Neurology, Charité-Universitätsmedizin Berlin; Veröffentlichung in Vorbereitung).

Schmidtke K, Wallesch W (2006) Neuropsychologische Syndrome. In: Hufschmidt A, Lücking CH (Hrsg.): Neurologie compact. Stuttgart: Thieme. S. 6–19.

Schmitz H (1990) Der unerschöpfliche Gegenstand. Grundzüge der Philosophie. Bonn: Bouvier.

Schopenhauer A (1851) Nachträge zur Lehre von der Bejahung und Verneinung des Willens zum Leben. In: Parerga und Paralipomena. Kleine philosophische Schriften. Bd.3. Stuttgart, Berlin: Cotta. S. 297–308.

Schultze-Kraft M, Birman D, Rusconi M, Allefeld C, Görgen K, Dähne S, Blankertz B, Haynes J-D. Point of no return in vetoing self-initiated movements. Proceedings of the National Academy of Sciences of the USA, Dec. 2015. doi/10.1073/pnas.1513569112.

Searl J R (1996) Die Wiederentdeckung des Geistes. München: Suhrkamp.

Serkow PN (1936) Elektrophysiologische Untersuchung der peripheren Hemmung im Scherenschließer des Flusskrebses. Pflügers Archiv European Journal of Physiology 237(1):631–638; DOI: 10:1007/BF 01753048.

Shakespeare W (1964) Hamlet. Stuttgart: Reclam.

Sherrington CS (1906/1947) The Integrative Action of the Nervous System. New York: Charles Scribner's Sons.

Simm M (2011) Human enhancement. Homo sapiens 2.0. DÄB 108(46):2474–2477.

Singer W (1994) Putative functions of temporal correlations in neocortical processing. In: Koch L, Davis J (Hrsg.) Large scale neuronal theories of the brain. Cambridge (MA): MIT Press.

Singer W (1998) Der Beobachter im Gehirn. In: Meier H, Ploog D (Hrsg.): Der Mensch und sein Gehirn. Die Folgen der Evolution. München: Piper. S. 35–66.

Singer W (2004a) »Keiner kann anders als er ist. Verschaltungen legen uns fest.« FAZ 8.1.2004, 33.

Singer W (2004b) Hirnforschung und Willensfreiheit. In: Geyer C: Zur Deutung der neuesten Experimente. Berlin: Suhrkamp. S. 30–65.

Singer W (2007) Binding by Synchrony. Scholarpedia, the free peer reviewed encyclopedia.

Singer W, Ricard M (2008) Hirnforschung und Meditation. Ein Dialog. Berlin: Suhrkamp.

Singer W (2009) Consciousness and neuronal Synchronization. In: Laureys S, Tononi G (Eds.): The Neurology of Consciousness. S. 43–52. San Diego, London, Boston, New York: Academic Press.

Singh JAL (1964) Die Wolfskinder von Midnapore. Tagebuch des Missionars. Heidelberg: Quelle & Meyer.

Spitzer M (2005) Musik im Kopf. Hören, Musizieren, Verstehen und Erleben im neuronalen Netzwerk. Stuttgart, New York: Schattauer.

Spitzer M (2006) Frontalhirn an Mandelkern. Stuttgart, New York: Schattauer.

Spitzer M (2012) Digitale Demenz. Wie wir uns und unsere Kinder um den Verstand bringen. München: Droemer.

Steiner R (1910/1970) Anthroposophie – ein Fragment. Dornach (CH): Rudolf-Steiner-Nachlassverwaltung.

Steiner R (1911/1961) Die psychologischen Grundlagen und die erkenntnistheoretische Stellung der Anthroposophie. Vortrag, gehalten beim Internationalen philosophischen Kongress in Bologna. In: Reinkarnation und Karma. Stuttgart: Freies Geistesleben. S. 16–39.

Steiner R (1917/1983) Von Seelenrätseln. 145–169. Dornach (CH): Rudolf-Steiner-Nachlassverwaltung.

Steinvorth U (2007) »Descartes: Willensfreiheit als Verneinungsfreiheit«. In: An der Heiden U, Schneider H (Hrsg.) Hat der Mensch einen freien Willen? Stuttgart: Reclam. S. 128–141.

Stent G (1981) Wie wir unsere Umwelt erkennen. Psychologie heute 4:62–72.

Stier M (2011) Hirnforschung pro Willensfreiheit – Was ist dran? Nervenheilk. 12/2011, 987–991.

Sturma D (1991) Logik der Subjektivität und Natur der Vernunft. Die Seelenkonzeptionen der klassischen deutschen Philosophie. In: Jüttemann G, Sonntag M, Wulf C (Hrsg.): Die Seele. Ihre Geschichte im Abendland. Weinheim: Psychologie Verlags Union. S. 236–257

Sturma D (2006a) Philosophie der Neurobiologie. In: Sturma D (Hrsg.) Philosophie der Neurowissenschaften. Frankfurt a. M.: Suhrkamp TB. S. 7–19.

Sturma D (2006b) Ausdruck von Freiheit. Über Neurowissenschaften und die menschliche Lebensform. In: Sturma D (Hrsg.) Philosophie der Neurowissenschaften. S. 187–214.

Swanson LW, Lufkin T and Colman DR (1999) Organization of the Nervous System. In: Zigmond, MJ et al., 19–37.

Tattersall I (2004) Wie der Mensch das Denken lernte. Spektrum der Wissenschaften I:62–69.

Tao HJ (1996) Management of the Multiple Organ Donor. Head Trauma, Neuro 96, Section G, Chapter 119, 582–584.

Taylor C (1996) Quellen des Selbst. Die Entstehung der neuzeitlichen Identität. Frankfurt a. M.: Suhrkamp TB.

Tent L (1981) Erkennen – Wollen – Handeln. Festschrift für Heinrich Düker zum 80. Geburtstag. Göttingen, Toronto, Zürich: Verlag für Psychologie, D.C.J. Hogrefe.

Thompson RF (1994) Das Gehirn: Von der Nervenzelle zur Verhaltenssteuerung. 2. Aufl. Heidelberg: Spektrum Akademischer Verlag.

Thorpe S (1996) Speed of processing in the human visual system. Nature 381: 520–522.

Tretter F (2007) Gehirn-Geist-Debatte – Wissenschaftstheoretische Probleme im Hinblick auf die Psychiatrie. Nervenarzt 78:498–504.

Tretter F (2008) Kein Gehirn ohne Körper – Die Psychiatrie und das Ich-Erleben. Süddeutsche Zeitung 09.09.2008.

Uehlein FA (1982) Die Manifestation des Selbstbewusstseins im konkreten »Ich bin«. Endliches und Unendliches Ich im Denken S. T. Coleridges. Hamburg: Felix Meiner.

Uhlhaas PJ, Roux F, Singer W, Haenschel C, Sireteanu R, Rodriguez E (2009) Neural Synchrony During Human Development Reflects Late Maturation and Restructuring of Functional Networks in Humans. PNAS 106(24): 9866–9871.

Uhlhaas PJ, Singer W (2006) Neural synchrony in brain disorders: Relevance for cognitive dysfunctions and pathophysiology. Neuron 52:155–168.

Uhlhaas P (2011) Das adoleszente Gehirn. Stuttgart: Kohlhammer.

Varela F (1998) Schlaf, Traum und Tod. Grenzbereiche des Bewusstseins. Der Dalai Lama im Gespräch mit westlichen Wissenschaftlern. München: Eugen Diederichs.

Verhulst J (1999) Der Erstgeborene. Mensch und höhere Tiere in der Evolution. Stuttgart: Freies Geistesleben.

Vetter C (2012) Tiefe Hirnstimulation. Verbesserte Motorik – verändertes Wesen. DÄB 109(15):158f

Vincent JD (1990) Biologie des Begehrens. Wie Gefühle entstehen. Hamburg: Rowohlt TB

Vogel L (1992) Der dreigliedrige Mensch. Dornach (CH): Philosophisch-anthroposophischer Verlag.

Watzlawik P (1976) Wie wirklich ist die Wirklichkeit? Wahn, Täuschung und Verstehen. München, Zürich: Piper.

Weisgerber L (1975) Die anthropologische Reichweite der energetischen Sprachbetrachtung. In: Gadamer HG, Vogler P: Philosophische Anthropologie. Bd. 7. Stuttgart: Thieme. S. 168–203.

Weizsäcker V (1943) Der Gestaltkreis – Theorie der Einheit von Wahrnehmen und Bewegen. Leipzig: Thieme.
Weizsäcker V (1997) Gesammelte Schriften in 10 Bänden, Bd. 4. Frankfurt a. M.: Suhrkamp.
Wellendorf (1993) Mit dem Herzen eines andern leben? Die seelischen Folgen der Organtransplantation. Zürich: Kreuz.
Wenke M (2008) Im Gehirn gibt es keine Gedanken. Würzburg: Königshausen & Neumann.
Wiesendanger M (1997) Motorische Systeme. In: Schmidt RF, Thews G (Hrsg.) Physiologie des Menschen. S. 91–127.
Wiesener H (1964) Entwicklungsphysiologie des Kindes. Berlin, Göttingen, Heidelberg: Springer.
Wiesing L (2015) Das Mich der Wahrnehmung. Frankfurt a. M.: Suhrkamp.
Wiest G (2009) Hierarchien in Gehirn, Geist und Verhalten. Ein Prinzip neuraler und mentaler Funktion. Wien, New York: Springer.
Wijdicks EFM (2011) Brain death. Oxford, New York: Oxford University Press.
Wildenburg D (2007) »Sartre: Bewusstsein und Wille sind eins«. In: An der Heiden U, Schneider H (Hrsg.) Hat der Mensch einen freien Willen? Stuttgart: Reclam. S. 25–38.
Wisnewski G (2013) Organentnahme ist gleich Mord. In: verheimlicht, vertuscht, vergessen. Was 2012 nicht in der Zeitung stand. München: Knaur. S. 207–251.
Wittgenstein L (1984) Tractatus logico-philosophicus. Werkausgabe, Bd. 1. Frankfurt a. M.: Suhrkamp.
Wygotski LS (1977) Denken und Sprechen. Frankfurt a. M.: Fischer TB.
Yassa MA, Hazlett RL, Stark CE, Hoehn-Saric R (2012) Functional MRI of the amygdale and bed nucleus of the stria terminalis during conditions of uncertainty in generalized anxiety disorder. J Psychiatr Res 2012; 46:1045–52.
Zajonc A (1997) Die gemeinsame Geschichte von Licht und Bewusstsein. Reinbek bei Hamburg: Rowohlt TB.
Zigmond MJ, Bloom FE, Landis SC, Roberts JL, Squire LR (Hrsg.), (1999) Fundamental Neuroscience. San Diego, London, Boston, New York: Academic Press.
Zimmermann M (1982) Neurophysiologische Mechanismen von Schmerz und Schmerztherapie. In: Keeser W, Pöppel E, Mitterhusen P (Hrsg.) Schmerz. Fortschritte der klinischen Psychologie 27:46–67.

Sachregister

A

Adoleszenz 82
ADHS 127, 172
Aktionspotential 20, 120, 122
Althirn 75, 197
Amnesie
– retrograde 198
Anästhesie 133
Anosognosie 190 f, 194
ARAS-System 80, 134, 210
Askesis 126
Ätherleib 204
Atome 97, 219
– Theorie einer Welt aus -n 34
– wahre, bei Leibniz 34
Auge 51, 99, 185
Auswendig wissen 207
Autismus 186–188, 193
Autistisch 74, 216

B

Beobachter im Gehirn 32, 203, 215
Bereitschaftspotential 31, 105, 108, 112, 176
Bewegungssinn 93, 185 f
Bewusstsein 29, 34, 108
– neuronale Prozesse 22
– Ursprung des -s 127
– Zeitspanne für das Entstehen von
  - 106
Bewusstsein, gegenwärtiges
– nicht erinnerbar 110 f
Bewusstseinsmanipulation
– durch neuronale Fernsteuerung 158
Bild 57
– perspektivisches 58
Bildgebende Methoden 121
Bindung durch Synchronisierung 166
Bindungsproblem 164

Blutkreislauf
– Entdeckung des -s 154, 166
BP, siehe Bereitschaftspotential 106
Broca Zentrum 92, 170, 188

C

Capgras-Syndrom 195
Charles-Bonnet-Syndrom 60

D

Dekonstruktion 109, 201
Demenz 132, 200, 207
Denken 60, 127, 188–190
Depolarisation 120
Depression
– therapieresistente 156
Dispositionelle Repräsentation 82, 107
Dornröschenschlaf 18, 82, 120
Dualismus
– kartesischer 95
Dualismus von
– Motorik und Sensorik 91

E

EEG 88, 105
– Null-Linien- 67
Ego 22, 32, 76, 87, 97
Einstellung
– empirische, natürliche oder naturwissenschaftliche 57, 66, 100, 110
– moralische 175
– phänomenologische 14, 66, 100, 110, 215 f
Elektroenzephalogramm, siehe EEG 81
Embodiment 15, 50, 126, 186 f, 190
Entscheidung
– freie 113
Epilepsie 81

Erhaltung
- Lebensprozess der 49, 199
Erklärungslücke 13, 17, 22, 30, 93
Erleben
- delokalisiert 30, 42
- geistiges 48
Erste-Person-Perspektive 217
Evozieren 27
Evozierte Potentiale 94
Exzitation 27

F

Fähigkeiten 38, 84, 129, 205 f
- delokalisiert 205
Faulheit 127
Freies Handeln 94
Freiheit 33, 68, 102, 113, 139 f, 218
- absolute 103
- Angst vor der 218
- Unbequemlichkeit der 113
- und Zufall 113
Frontalhirn, siehe Stirnhirn 174, 211
Fuß 99

G

Gang des Menschen 161
Gangrhythmus 160
Gedächtnis 61, 196
- explizites 208
- Kurz- und Langzeit 197
- prozedurales 197, 204
- sensorisches 109, 197 f
Gedächtniskontinuität 197, 199
Gedächtnistheorie
- einer Informationsspeicherung im Gehirn 201
Gedanken
- als Lebensprozesse 61 f, 188
Gedankensinn 188
Gegenwart 14, 48, 107–109, 196, 224
- und Freiheit 113
Gehirn
- als Partnerorgan 18, 140, 223
- dreieiniges 75

- Geist im 21, 31, 214
- Kartierung des -s 37
- Kommunikationsfunktionen des -s 38
- Parallelwelt im 17, 214
- pseudokreative Funktion des -s 17
- Resonanztheorie des -s 94
Gehirn-Computer-Schnittstelle 157
Gehreflex 167
Geist 33
- Begriff des menschlichen -es 17
- kartesischer 104, 114
- lebendiger 224
- Selbsterfahrung des -es 127
Geistesleben 48
Geruch und Gedächtnis 200
Gestaltkreis 15, 31, 39, 87, 205, 223
Gestaltpsychologie 163, 166
Gewohnheit 210
Greifreflex 168

H

Hand 99
Hebb-Regel 169
Hebb-Synapsen 198
Hemmung
- frontale 175
- periphere 12, 18, 120, 123, 140, 152, 185, 192
Hemmung der Gewohnheit 127
Herz 152
- und Hirn 152, 156
Herzfunktion 152
Herzmuskulatur 153
Herzschrittmacher 153
Hierarchisch 20, 38, 98
Hippokampus 75, 197, 200
Hirnkartierung 37, 84
Hirnstimulation 13, 156
- tiefe (THS) 156
- transkranielle, Magnetstimulation (TMS) 157
Hirntheorie
- ideologische Komponente der 21, 218
Hirntod 22, 67

244

Höhlengleichnis 219

I

Ich 19, 73, 90 f, 97
– Erleben 41, 139
– Identität 139, 212
– Sinn 189 f
– Störungen 190
– wahrnehmendes 90 f
Identitätstheorie 44
Individuation 73–75
Informationen
– inhaltliche 223
Informationsübertragung
– neuronale 158
Intelligenz
– motorische 101
Introspektion 32, 216

K

Kindstod
– plötzlicher 148
Kletterreflex 69, 168
Kniesehnenreflex 38
Kohärenz 76, 84
Konfrontation
– psychotherapeutische 199
Konstitution
– der Bilderwelt 60
– der Gegenwart 109
– des geistigen Lebens 47
– des menschlichen Ichs 191
– und Konstruktion 50, 189, 217
– von Bewusstsein 109
Konstruktion
– subjektive 217

L

Lähmung 141
– psychogene 131
– schlaffe 134
Lallphase 169
Leben
– Begriff des -s 46

Lebensprozesse s. Lebensvorgänge
Lebensvorgänge 40 f, 47–49, 62
– Immaterialität der Gedächtnis- und anderer - 204
Leib und Seele
– Kluft zwischen 62
Leibgedächtnis 204, 206, 208
Licht 51, 56, 99
– inneres 51
Lichtbahn 57
Limbisches System 75, 169
Lokalisationsproblem 201
Loslassen 112, 121, 125–127, 172
– Phase des -s 125, 168

M

Mandelkern 31, 176
Materialismus 34, 203
Mechanismus
– Leib als - 18, 105, 136 f
Meditieren 53, 126
Modalbereiche, siehe Sinne
– geistige 187
Modalität 184
Monaden 18, 34, 96–98
– als Lösung des Körper-Geist-Problems 99
Motoneurone 162
Motorik und Sensorik 44, 91, 135, 165
– Dualismus von 86, 92–94, 172
Motorische Endstrecke 164
Multimodalität 186–188
Musikalisches Konzept 18
– zur Bindung von Leib und Gehirn 165

N

Nachbilder 54, 63, 100
– farbige 51
Nacheffekte
– des Denkens 61
– des Tastsinns 54
Neokortex 75, 197
Neuro-Enhancement 157

Neuronale Schleife 94
– offene 82, 107
Neurone
– exzitatorische und desinhibitorische 171
– kanonische 89 f, 111
Neuroplastizität 76, 83, 158, 212
Neuroprothese 158
Nucleus suprachiasmaticus 148

O

Organismus als Mechanismus 136 f
Organtransplantation 67
Orientierungsreaktion 130

P

Parkinson 156, 162
PET = Positionen-Emissions-Tomographie 127
Phänomenologie 14, 19 f, 34, 42, 65 f, 90, 100, 110, 224, 226, 231, 234, 236 f
– der Negation 212
– der Wahrnehmung 87
Phäno-Physiologie 14
Polarisation 120
Pragmatismus 92
Prosopagnosie 187–190, 192–194
Protention 196, 198, 209

Q

Qualia 30, 48, 184

R

Reizleitungssystem (RLS) 153
REM-Phasen 150
Repolarisation 121, 153
Repräsentationalismus 11, 17, 214
Resonanz 12, 20, 28, 37, 80, 165
– Verstärkung durch 81, 84
Resonanzbegriff 84
Resonanzmechanismus 87
Resonanzprinzip 146
Resonanztheorie 18

– musikalische 13
Retention 196, 209
Rückbildungsprozesse 65, 69, 168
Ruhe-Membranpotential 120–122
Ruhezustand 127
– Aufhebung des -s 134

S

Schlaf 119 f, 126
Schlafen und Wachen 150
Schlaf-Wachrhythmus
– zirkadianer 148
Schlafzyklen 150
Schmerz 135, 183
Schmerzzentrum 39, 135
Schöpferische Phantasie 55
Schrittgeber 146, 152, 162, 210
– künstliche 156–159
SCN, siehe Nucleus suprachiasmaticus 148 f
Sehbewegung
– aufopfern 60
Sekundenphänomen 131
Selbsthemmung 41, 127, 129, 140, 152, 173
– s. a. Hemmung, periphere
Sensorische Felder 186
Sensory deprivation 53
Sinne
– innere 182
– Kriterien der 183
– menschliche 68, 182–184
– Nacheffekte der 54
– Phänomenologie der 183, 185
– Verkörperungsfunktion der 186
Sinneskreis 185
Sinnestäuschung, sogenannte 51
Sinusknoten 146, 153
SMA (= supplementäres Bewegungsfeld; supplementary motoric area 106
Somatisierung 199
Spastik 26, 140, 172
Spiegelneurone 14, 85–87
– und freies Handeln 95
Sprache 170, 202

– Erlernen der   169 f
Sprachsinn   187, 193
Sprechen   169
Stammhirn   27, 75, 79, 94
Sterbeprozesse   47 f, 69, 127, 141
Stirnhirn   37, 176, 178
Störung der Gewohnheit   47
Strafrecht   113
Subjektivierung
– verstörende   215
Synapsen
– Hebb-   169, 198
Synchronisation   13, 18, 79, 81, 83, 126, 224

T

Täuschung   50, 53, 61
– Durchschauen optischer -   58
– Nachbild ist keine -   51
– über Willensfreiheit   108
– und das Schwebende der Sinne   57
Thanatologie   66
Time-on-Zeit   106
Time-on-Theorie   108
Tod   65–67, 121
Todesbegriff   47, 67 f
Todeszeitpunkt   22
Tourette-Syndrom   131, 163, 172
Traditionelle chinesische Medizin (TCM)   155
Trägheit   120, 122
– des Körpers   139
Traum   50, 53, 62

U

Üben   129
Unterlassen   41, 65, 68, 108, 112
– in der Rechtsordnung gefordert   113
Urhirn   75

V

Verarbeitung   35, 50, 97, 140
Verdrängung   199
Vergessen   198

Verkörperung   49 f, 76, 186, 190
Verneinungsfreiheit   41
Veto   41, 44, 49, 224
Veto-Entscheidung   114
Vigilanz   150

W

Wachkoma   25, 27 f, 159
Wahrheit   34
Wahrnehmung
– gegenwärtige und erinnerte -   109–111, 189
Wahrnehmungen
– gedankliche   61
Wahrnehmungsentscheidung   178
Wärmezentrum   39
Welt
– geistige   62
Weltverhältnis
– explizites   69
– implizites   69
Wernicke-Zentrum   171, 188
Wille   103–105
– bewusster   106
– negativer   41
– universale Kraft des -ns   103
Willensfreiheit   33, 102, 113, 224
Wirklichkeit   35, 56, 187, 189, 215
– des Individuums   213
– geistige   61
– visuelle   57
Wirklichkeitsverlust   186
Wolfskinder   70
Wörterbuch der Akte   88
Würde des Menschen   218

Z

Zeigarnik-Effekt   198
Zombies
– hirngesteuerte   21
Zukunftsgestaltung   115, 212
Zweite Welt im Gehirn   41, 165, 213
Zweites Ich   17, 30, 41 f, 215
– unwirkliches   17, 213

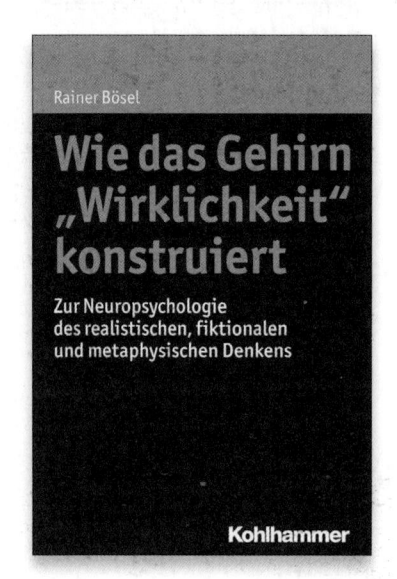

Rainer Bösel

Wie das Gehirn „Wirklichkeit" konstruiert

Zur Neuropsychologie des realistischen, fiktionalen und metaphysischen Denkens

2016. 192 Seiten. Kart.
€ 34,-
ISBN 978-3-17-030265-5

Wie entscheidet das Gehirn zwischen Realität und Fiktion? Anhand von experimentellen Befunden zeigt dieser Band, wie einzelne Regionen des Stirnhirns bei der Fantasieproduktion, bei der Beurteilung des Realitätsgehalts und bei spekulativen Weiterführungen des unmittelbar Wahrgenommenen aktiv werden. So wird erkennbar, dass das Stirnhirn nicht nur an intellektuellen und sozio-emotionalen Funktionen beteiligt ist, sondern auch eine deutende Funktion besitzt. Diese erlaubt es, Erwartungen aufzubauen, in den Kategorien „Als-ob" und „Was-wäre-wenn" zu denken, sowie metaphysische Extrapolationen vorzunehmen. Auswahl und Zusammenstellung der Befunde können einmal mehr deutlich machen, wo sich neuropsychologische und philosophische Fragen berühren.

auch als EBOOK

Leseproben und weitere Informationen unter www.kohlhammer.de

W. Kohlhammer GmbH · 70549 Stuttgart
vertrieb@kohlhammer.de

Kohlhammer 150 Jahre